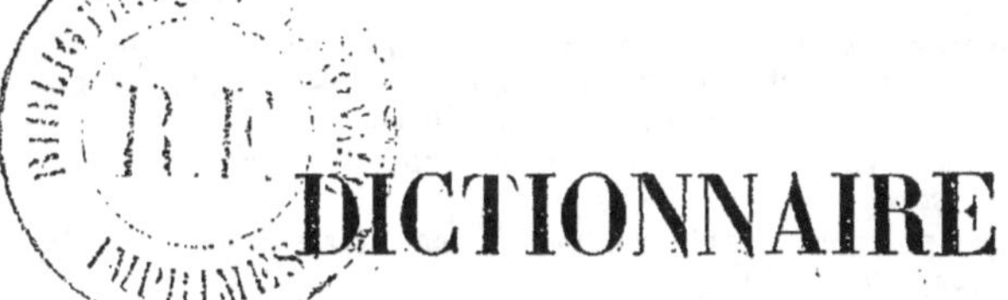

DICTIONNAIRE

DE MÉDECINE ET DE THÉRAPEUTIQUE

PRINCIPAUX TRAVAUX DU Dr CRAMOISY

L'alcoolature d'aconit napel dans le traitement du choléra-morbus épidémique, mémoire présenté à l'Académie de médecine le 16 janvier 1866, et à l'Académie des sciences, le 22 du même mois.

DEUXIÈME MÉMOIRE sur la même question, avec 12 observations détaillées. (*Bulletin de la Société médicale homœopathique de France*, 1865).

TROISIÈME MÉMOIRE, ibidem, avec 70 nouvelles observations détaillées. (*Bull. de la Soc. médic. homœop. de France*, 1867.)

QUATRIÈME MÉMOIRE, ibidem, avec 13 observations détaillées et tirage à part. (*Journ. art médical*, 1879).

Du Trichophyton, des affections qu'il détermine sur l'homme et les animaux, ou recherches et observatio.is sur l'herpès circiné, l'herpès tonsurant, la mentagre, etc. (Thèse inaugurale, Paris, 1851).

PREMIÈRE RÉPONSE aux observations du docteur Audouit sur le Trichophyton. (*Journ. soc. Gallicane*, 1857).

DEUXIÈME RÉPONSE aux nouvelles observations du docteur Audouit sur le même sujet. (*Journ. soc. Gall.*, 1858).

De la scrofulide cutanée superficielle, impetigo figurata. (*Journ. soc. Gall*, 1857).

De la scrofulide cutanée profonde, lupus tuberculeux de Willans. (*Journ. soc. Gall.*, 1857.)

De l'action du manganèse dans les affections squammeuses de la peau. (*Journ. soc. Gall.*, 1857).

Du traitement de la pleurésie purulente et d'autres affections pyohémiques par l'aspiration pneumatique. (*Bull, de la Soc. méd. homœop. de Fance*, 1873).

De l'hystéricisme localisé au larynx. (*Journ. soc. Gall.*, 1858).

Du traitement de la chorée par le bromure de potassium, d'après la méthode de l'auteur. (*Bull. de la Soc. méd. homœop. de France*, 1874).

Mémoire sur le protoxalate de fer, avec plusieurs observations sur la chlorose rebelle guérie par le nouveau sel ferrugineux. (*Bull. de la Soc. méd. homœop. de France*, 1873).

Dela blépharite glandulo-ciliaire et de son traitement radical par l'épilation (*Courrier médical*, 1860).

Conférences sur les phénomènes de la vie faites aux ouvriers de l'Association polytechnique. (*Magasin du foyer, journal des bonnes lectures*, 1867).

Application hygiénique des canules trouées inventées par l'auteur pour le traitement des maladies des femmes. (Mémoire lu à l'Institut, Académie des sciences, le 27 septembre, 1858).

Des ulcérations du col de l'utérus et de leur traitement rationnel. (*Bull. de la Soc. méd. homœop. de France*, 1861).

Etudes des fongosités ou granulations internes de l'utérus. (*Congrès médical de Paris*, 1867).

Quelques remarques pratiques sur les maladies des femmes. (J.-B. Baillière et fils, 19, rue Hautefeuille).

DICTIONNAIRE

DE MÉDECINE ET DE THÉRAPEUTIQUE

OU

GUIDE DES FAMILLES EN L'ABSENCE DU MÉDECIN

PAR

Le Docteur CRAMOISY

MÉDECIN CONSULTANT DE L'HOPITAL HOMŒOPATHIQUE SAINT-JACQUES, A PARIS,
EX-PRÉSIDENT DE LA SOCIÉTÉ MÉDICALE HOMŒOPATHIQUE DE FRANCE,
PROFESSEUR LIBRE DE CLINIQUE DES MALADIES DES FEMMES,
PROFESSEUR DÉLÉGUÉ A L'ASSOCIATION POLYTECHNIQUE,
OFFICIER D'ACADÉMIE,
CHEVALIER DES ORDRES DE CHARLES III ET DE GRÉGOIRE LE GRAND.

> « La vie d'un homme est trop courte pour qu'il puisse découvrir par lui-même tous les secrets de la science; il faut donc réunir en corps toutes les observations des âges précédents, et, s'il est permis de le dire, faire ainsi de tant d'hommes séparés par les siècles un seul homme d'une science infinie. »
>
> GALIEN.

PARIS

LIBRAIRIE J.-B. BAILLIÈRE ET FILS

RUE HAUTEFEUILLE, 19, PRÈS LE BOULEVARD SAINT-GERMAIN

1880

DICTIONNAIRE

DE MÉDECINE ET DE THÉRAPEUTIQUE

OU

GUIDE DES FAMILLES EN L'ABSENCE DU MÉDECIN

PAR

Le Docteur CRAMOISY

MÉDECIN CONSULTANT DE L'HOPITAL HOMŒOPATHIQUE SAINT-JACQUES, A PARIS,
EX-PRÉSIDENT DE LA SOCIÉTÉ MÉDICALE HOMŒOPATHIQUE DE FRANCE,
PROFESSEUR LIBRE DE CLINIQUE DES MALADIES DES FEMMES,
PROFESSEUR DÉLÉGUÉ A L'ASSOCIATION POLYTECHNIQUE,
OFFICIER D'ACADÉMIE,
CHEVALIER DES ORDRES DE CHARLES III ET DE GRÉGOIRE LE GRAND.

> « La vie d'un homme est trop courte pour qu'il puisse découvrir par lui-même tous les secrets de la science; il faut donc réunir en corps toutes les observations des âges précédents, et, s'il est permis de le dire, faire ainsi de tant d'hommes séparés par les siècles un seul homme d'une science infinie. »
>
> GALIEN.

PARIS

LIBRAIRIE J.-B. BAILLIÈRE et FILS
RUE HAUTEFEUILLE, 19, PRÈS LE BOULEVARD SAINT-GERMAIN

1880

PRÉFACE

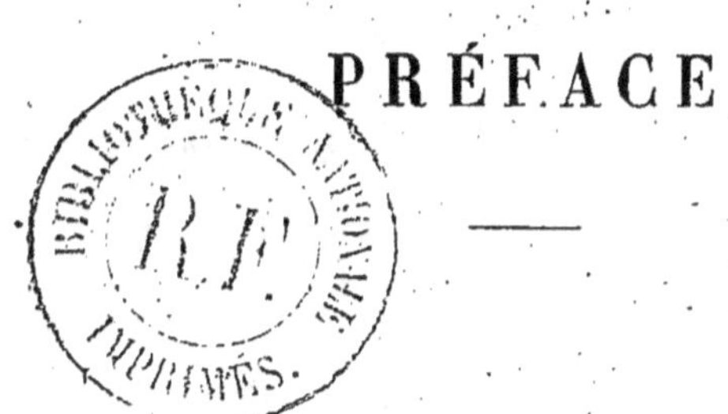

L'ouvrage que je publie est un recueil pratique où sont consignés tous les médicaments qui ont été utilement employés dans les maladies et signalés depuis une trentaine d'années dans les journaux, brochures ou livres de médecine.

Les maladies qui affectent l'espèce humaine sont tellement complexes qu'elles nécessitent une connaissance approfondie de toutes les branches de la médecine. Grâce aux progrès considérables que la pathologie a faits depuis cinquante ans, l'art médical s'est trouvé subitement transformé. Il a marché à pas de géant sur le terrain des découvertes. Des mé-

a

decins éminents l'ont enrichi d'un grand nombre de faits, d'une foule d'observations, qui offrent maintenant une base sérieuse aux efforts des praticiens.

Si la pathologie exige des études patientes et laborieuses de la part de ceux qui se consacrent à l'art de guérir, il n'en est pas autrement de la thérapeutique. Le médecin n'a pas seulement à rechercher la maladie et ses causes ; il doit surtout connaître tous les remèdes qui doivent guérir ou soulager les affections si nombreuses auxquelles notre organisme est assujetti.

Dans ces conditions, on le comprend, la pratique n'est possible que pour les hommes qui l'ont étudié théoriquement pendant de longues années, et qui offrent pour les familles un gage de sécurité qu'on ne saurait trop apprécier.

Mais, si l'art de guérir doit être réservé à des hommes spéciaux, il est cependant des cas où il est possible de se traiter soi-même, tant que la maladie n'offre pas toutefois de

caractère sérieux. Il n'en est pas de même pour
la médecine allopathique qui présente trop de
danger dans l'emploi de ses médicaments et
que l'on ne peut, pour cette cause, se procu-
rer avec facilité. Bien différente est la médica-
tion homœopathique. Les doses infinitésimales
qu'elle emploie, quoiqu'étant d'une efficacité
remarquable pour la guérison du malade, ne
peuvent en aucun cas compromettre son exis-
tence.

Ce sont ces considérations qui m'ont fait
entreprendre ce dictionnaire et lui donner une
étendue beaucoup plus restreinte que celle qui
lui incomberait nécessairement, s'il s'adres-
sait seulement à des savants. Aussi me suis-je
proposé le triple but suivant : faire une sorte
de mémorial ou répertoire qui puisse 1° aider
la mémoire du praticien affairé, 2° diminuer
les incertitudes du médecin débutant, 3° per-
mettre à toute personne atteinte d'une affection quelconque de se soigner utilement dans
les cas sans gravité, et de parer aux nécessités

les plus urgentes dans ceux qui nécessitent le concours du médecin.

En faisant ce travail, fruit d'une longue pratique, où se trouvent rassemblés tous ou presque tous les médicaments dont l'expérience a établi jusqu'ici l'efficacité, j'ai pensé rendre quelques services aux malades et à l'homœopathie. Si j'ai réussi, je serai amplement dédommagé de mes labeurs.

Paris, 1er janvier 1880.

INTRODUCTION

Tout le monde sait que Hahnemann est le fondateur de l'homœopathie, mais beaucoup ignorent ce
que lui a coûté d'efforts et de sacrifices l'œuvre
admirable que nous devons à son génie : je vais
donc en dire quelques mots, tout en esquissant sa
méthode.

Hahnemann naquit à Meissen (Saxe) en 1755 ;
ses parents étaient pauvres ; mais ils connaissaient
le prix de l'instruction, et voulurent que leur fils
participât à ses bienfaits. Dès sa jeunesse, il montra
une ardeur infatigable pour l'étude, et entreprit de
bonne heure des travaux qui le signalèrent à l'at-
tention du monde savant.

Le titre de docteur sembla devoir fixer l'objet de
ses recherches et ses projets d'avenir. Mais son regard contemplait un objectif plus noble et plus
élevé. La science ne lui paraissait désirable qu'au-

tant qu'elle pouvait contribuer au bonheur de ses semblables, aussi la médecine fut-elle pour lui la première des sciences pratiques, et son étude fit qu'il s'adonna tout entier à des travaux de matière médicale et de thérapeutique. Mais il ne rencontra sur ce terrain qu'incertitudes et pauvretés. La médecine ne lui apparaît que comme une science sans principes sûrs dont la pratique ne se concilie pas avec les exigences de sa conscience. Les scrupules l'arrêtent ; il se retire dans la solitude, prêt à recommencer sa carrière. Il lui faut des certitudes, il les cherchera.

Quelques années s'écoulèrent pour lui dans l'étude et la réflexion, au milieu des perplexités que lui créaient les besoins de la vie matérielle. Puis, un jour, il se leva en face de confrères railleurs et de sociétés savantes attardées, et jeta son cri de réforme : *la loi des semblables* et *la matière médicale pure ;* c'est-à-dire : la connaissance des effets physiologiques des médicaments sur l'homme sain, et leur application par voie de similitude de leurs effets avec les symptômes morbides sur l'homme malade.

Lorsqu'il mourut à Paris, en 1843, sa réputation était établie sur des bases inébranlables ; il laissait des ouvrages immortels ; et, sur tous les points du globe, des disciples nombreux propagèrent sa doctrine et assurèrent son triomphe.

Toute l'œuvre de Hahnemann est basée sur ce principe que déjà l'ancienne école exprimait par ces deux mots : *similia, similibus;* Hippocrate l'avait formulé et appliqué lorsqu'il prescrivait, par exemple, l'ipécacuanha à ceux qui vomissaient.

Près de nous, Stahl agissait d'après le même principe lorsqu'il administrait l'acide sulfurique contre les acidités de l'estomac.

Mais, si la loi des semblables était connue avant Hahnemann, nul n'avait songé à en faire la base de tout un système de traitement, nul n'avait cherché à la faire concourir à la guérison de toutes les maladies; et c'est sa gloire inaliénable d'avoir établi sa doctrine sur cette loi universelle, fécondée par la notion des effets purs des médicaments.

Dès lors, le traitement des maladies était entièrement modifié. Le principe « *contraria contrariis* » sur lequel reposaient toutes les notions de la thérapeutique admise, ne présentait plus qu'un non sens. Le médecin combattait la maladie par elle-même. Il y puisait avec certitude les notions, à l'aide desquelles il devait la faire disparaître; elle le guidait sûrement dans le choix du remède qu'il fallait lui opposer. Désormais, aux incertitudes de l'allopathie, succédaient les règles positives d'indications simples et claires. Le médecin n'avait plus à chercher dans son esprit les raisons du choix qu'il faisait du médicament; il trouvait dans la *loi*

des semblables, la raison de ce choix, et son cri-
térium.

I

Contrairement aux systèmes éphémères, nés
d'une idée préconçue et qui n'ont pu résister à la
lumière sur le champ de la pratique, la méthode
hahnemannienne est née de l'expérience. Ce sont
les faits qui ont révélé la *loi des semblables* au fondateur de l'homœopathie ; et c'est là le gage de sa
pérennité.

Hahnemann comprit d'abord qu'il fallait connaître les médicaments dans leurs propriétés réelles,
pour en faire une application rationnelle. Il com-
mença par le quinquina, et en prit successivement
plusieurs doses, en pleine santé ; sous son influence, il éprouva une succession d'accès de fièvre, comme dans une fièvre intermittente réelle.
On savait que ce médicament guérissait cette fièvre ;
il apprenait qu'il la faisait naître aussi. D'autres
médicaments furent expérimentés de la même manière. Il choisit d'abord ceux qui étaient considé-
rés comme possédant une efficacité universelle-
ment reconnue pour la guérison des maladies bien
déterminées ; et il obtint des résultats analogues.

La *loi des semblables* était justifiée par les faits, l'*homœopathie* était fondée.

Toutefois, Hahnemann a un peu trop élargi la sphère de ses applications. La loi des semblables, comme toutes les lois de la nature, est absolue, mais les conditions dans lesquelles on l'adapte sont contingentes. Il n'est pas de principes qui ne fléchissent dans la pratique à l'égard des choses humaines, si variables et si souvent enveloppées de voiles que nulle sagacité ne peut soulever.

II

L'une des conséquences les plus utiles et les plus nécessaires de la réforme accomplie par Hahnemann est assurément celle qui substitue l'*unité du médicament* au mélange de produits pharmaceutiques plus ou moins nombreux.

Comment observer avec exactitude les effets d'un agent médicamenteux, lorsqu'il se trouve mêlé à plusieurs autres possédant des propriétés particulières? Les longues ordonnances de l'allopathie ne peuvent que faire régner l'incertitude dans l'esprit du médecin sur les propriétés des substances qui les composent; l'action d'un médicament s'y trouve souvent neutralisée par celle d'un autre. Et, ce qui est plus fâcheux encore, le traitement des maladies en est singulièrement compliqué, s'il ne constitue pas un danger pour le malade.

Le génie de Hahnemann devait naturellement être frappé de cette anomalie, et ce n'est pas l'un de ses moindres titres à la gloire que d'avoir substitué la thérapeutique de la raison à la thérapeutique de l'imagination.

III

Une autre conséquence de la loi des semblables était de remplacer les doses massives de l'allopathie par des doses beaucoup plus faibles. On ne pouvait plus employer dans les mêmes proportions qu'autrefois, des médicaments doués de la propriété de développer des symptômes analogues à ceux de la maladie. De là les *doses infinitésimales* prescrites par Hahnemann.

L'allopathie a fait de l'exiguïté de ces doses, le principal objet des attaques et des railleries qu'elle dirige contre les disciples de ce grand homme. Elle n'a pas compris qu'ici encore elle se mettait en désaccord avec les prescriptions de la nature elle-même.

Car, enfin, qu'observons-nous dans l'ordre gé-

néral des choses ? Les effets les plus merveilleux,
comme les plus considérables, ne sont-ils pas produits par l'électricité, les propriétés de l'aimant,
les virus, les miasmes, par les agents impondérables
et insaisissables, en un mot par des infiniments
petits ! Or, c'est dans le livre de la nature que lisait
Hahnemann. Les renseignements qu'il y a puisés
lui ont appris à rectifier une foule d'erreurs accep-
tées sans discussion avant lui. C'est par l'étude
approfondie qu'il a faite sur les lois de la nature
qu'il est parvenu à créer une doctrine complète,
L'HOMŒOPATHIE, que l'on peut appeler à juste titre la
médecine naturelle.

IV

Pour toutes les raisons que je viens d'exposer
succinctement, l'avenir de l'homœopathie est désormais assuré. Sa supériorité incontestable sur
l'ancien système de thérapeutique augmente tous
les jours le nombre de ses adeptes. Son corps médical ne laisse rien à désirer sous le rapport de la
science et du dévouement. Si je voulais citer ici
tous ceux de mes confrères qui se sont illustrés
dans la pratique de l'homœopathie, l'énumération
en serait longue assurément. Grâce à leurs efforts

et à leurs travaux, la méthode de Hahnemann fait chaque jour des prosélytes et remporte de nouveaux succès.

V

La préparation des médicaments homœopathiques est une des préoccupations les plus sérieuses des médecins qui ont accepté la réforme de Hahnemann. Je ne puis songer à entrer ici dans de grands détails sur la pharmacologie ; je dirai seulement que les médicaments homœopathiques se trouvent sous trois formes : 1° les *teintures*, 2° les *globules*, 3° les *poudres*.

Les teintures contiennent le principe du médicament dissout dans l'alcool rectifié ; on les étend de la 1re dilution à la 30e et au delà.

Les globules sont des petits grains de non pareilles, analogues à celles que fabriquent les confiseurs ; on les imprègne de teinture médicamenteuse aux diverses dilutions. Ils doivent être préparés par le pharmacien homœopathe, ou sous ses yeux par un homme spécial.

Les poudres sont généralement les médicaments minéraux triturés avec du sucre de lait jusqu'à la 3e dynamisation ou trituration, laquelle sert à faire la 4ᵉ dilution, par sa dissolution dans l'eau ou l'alcool.

Les teintures, les globules ou les poudres s'administrent toujours à petites doses : quelques globules (5 ou 6); quelques gouttes (3 ou 4) pour les teintures; et quelques centigrammes (3 à 5) pour les poudres.

Le meilleur véhicule pour les dissoudre et pour les administrer aux malades est l'eau distillée, ou l'eau pure filtrée, sucrée ou non.

Après avoir rempli un verre ou une bouteille d'eau potable, on y ajoute le médicament choisi, et on l'agite pour qu'il se fasse un mélange intime de la substance et de l'eau.

Dans les maladies aiguës, cette potion sera donnée par cuillerée à bouche aux adultes, et par cuillerée à café aux enfants, toutes les une, deux ou trois heures, et, dans quelques cas, toutes les demi-heures ou tous les quarts d'heure ; on éloigne ou on rapproche les doses suivant que le malade se trouve mieux ou plus mal.

Dans les maladies chroniques, on ne doit faire prendre que deux à trois cuillerées de potion par jour : une le matin, une au milieu du jour et l'autre le soir.

Ces médicaments doivent toujours être pris à jeun, une heure avant de manger ou deux à trois heures après.

On conseille généralement dans les affections aiguës les basses dilutions, depuis la 1re jusqu'à la
12e; et dans les affections chroniques les hautes,
depuis la 15e jusqu'à la 30e dilution et au-dessus.

Ces quelques règles suffiront, je pense, à ceux
qui n'ont aucune notion de l'administration des
médicaments homœopathiques (1).

VI.

Pour qu'un médicament opère sûrement dans
la sphère de sa spécificité; il est important que son
action ne soit pas troublée par l'action intercur-
rente d'autres agents médicamenteux. C'est pour
ce motif que l'homœopathie a mieux, qu'aucune
autre école, apprécié et signalé l'importance du
régime.

Le régime le plus simple consiste à éviter pendant le traitement, les substances d'une digestion
difficile, ou jouissant de propriétés médicinales,
qui peuvent exercer une fâcheuse influence sur
l'action du médicament prescrit et sur les fonctions
du système digestif. Ainsi, pour les boissons, nous

(1) Pour les médicaments, on trouve des boites préparées d'avance
dans toutes les pharmacies homœopathiques *spéciales*.

proscrivons le thé, le café, le vin pur, les spiri-
tueux, les stimulants, les boissons acides ou alcalines, les eaux minérales naturelles ou artificielles ;
mais nous permettons le vin étendu de deux tiers
d'eau, le lait, le chocolat sans arôme, l'eau de
gruau, d'orge, de riz, de gomme sucrée avec du
sucre ou du sirop simple.

En ce qui concerne les viandes, on doit s'abste-
nir le plus possible de charcuterie, de viandes et de
gibiers faisandés, et n'user qu'avec modération de
poissons et de mollusques, moules, huîtres, etc.,
les aliments très épicés doivent être interdits d'une
manière absolue.

Parmi les végétaux, il faut rejeter seulement
ceux qui sont d'une nature âcre, aromatique ou
très acides.

La régularité dans les heures des repas est de
toute nécessité. Il faut éviter avec soin une trop
longue abstinence ou des repas trop copieux. Enfin lorsqu'on est forcé d'apporter de grands chan-
gements dans le régime d'un malade, il convient
de le faire par degrés et avec précaution. Cette ob-
servation est surtout applicable aux personnes que
l'on veut priver des stimulants de toute espèce
(café, tabac, absinthe, etc.) et qui sont habituées
depuis longtemps à en faire un usage journalier.

Pour les soins de la toilette, je fais la même
recommandation : en traitement, éviter l'usage

des substances médicinales ou trop aromatiques qui peuvent avoir pour effet de détruire ou de contrarier l'action des médicaments.

J'ai voulu, dans ces quelques pages, donner une idée de l'homœopathie et des principes qui lui servent de base, et signaler son fondateur à l'admiration de tous. J'ai aussi voulu indiquer la route à suivre pour l'emploi des médicaments homœopathiques et pour le régime à observer, à ceux qui sont étrangers à notre art ou peu familiarisés avec ses lois.

Dr CRAMOISY.

DICTIONNAIRE

DE MÉDECINE ET DE THÉRAPEUTIQUE

A

Abaissement de l'utérus. Collins., helonias dioïca, secal. corn., stann., nux vom., ignat., asterias, asperula, aurum, bains de siège froids, bandage hypogastrique pour maintenir le poids des intestins, merc., sepia.

Abattement physique, défaut de force. Arnica, china, gymnastique.

Abcès. Hepar sulf., solub., silicea, bell., puls., lachesis, ars., graph., hydrarg. dulcis, bryon., cham., phosph., sulf., cyclamen, carbo anim., caust., apis mell., cistus canad., calc., myristica seb.

Abcès (Pour hâter la maturité d'un). Silicea, hepar sulf., carb. ani., iod. kal., bary. carb.

Abcès de l'aisselle. Silic., hepar sulf., merc., graph.

Abcès des amygdales, angine phlegmoneuse ou tonsillaire. Baryta carb., bell., solub., calc., hepar sulf., lachesis.

Abcès de l'anus ou stercoral. Phosph., silic., hepar sulf., merc. dulcis.

Abcès chauds ou phlegmoneux. Hepar sulf., lachesis.

Abcès chroniques des seins avec trajet fistuleux. Phosph., bryonia.

Abcès par congestion. Silicea, hep. sulf., iod. ferr.. iod. kali.

Abcès de la cornée. Silicea, calc., bell., atropine.

Abcès critique. Sulf., hepar sulf.

Abcès du foie. Lachesis, merc., silicea, ars., chlorure d'ammon., acide phénique, ponctionner avec l'aiguille n° 1 de l'appareil Dieulafoy et laver ensuite.

Abcès de la fosse iliaque. Silicea, hepar sulf., merc. dulcis.

Abcès froids ou scrofuleux. Phosph., silic., iod., sulf., hep. sulf., calc. carb., kreos., laches., asa fœt.

Abcès aux gencives. Merc. dulcis, kreosot.

Abcès des grandes lèvres. Merc., apium virus, hep. sulf. ; ouvrir l'abcès le plus tôt possible

Abcès aux mains ou aux pieds. Cataplasme dans une vessie qu'on lie autour du membre, silic., hep. sulf.

Abcès des médiastins. Sulf., hepar sulf., silicea.

Abcès métastatique. Hepar sulf., sulf., silicea, iod.

Abcès de l'œsophage. Silicea, ponction avec l'appareil Dieulafoy.

Abcès des os. Asa fœtida, silic., aurum.

Abcès péri-utérin. Caust., cyclamen, carbo animalis, apis mell., merc. dulcis, ars., bell., bryon., cham., hep. sulf., phosph., lachesis, cal., silicea, cist. canad.

Abcès du poumon. Lachesis, silicea, hepar sulf., canthar., colocynth., china, sulfate de quinine.

Abcès de la prostate. Silicea, hepar sulf.

Abcès pulmonaire des phthisiques. Lachesis.

Abcès rétro-pharyngien. Bryon., merc., hep. sulf., mezereum; ponction avec l'aiguille Dieulafoy.

Abcès des reins. Ponction avec l'aiguille, hep. sulf., silic.

Abcès des seins. Bell., phosph., hep. sulf., silicea, phytolacca, bryon., merc., iodium.

Abcès des seins non formés. Bryonia.

Abcès du tissu céllulo-graisseux des seins. Silicea, hep. sulf.

Abcès urineux. Silicea, hep. sulf.

Abcès de la vulve. Hep. sulf., silicea.

Aboiement hystérique. Puls., ignat., tarentula.

Abolition du mouvement. Cocculus, plumbum.

Absence de désir vénérien. Agnus castus, con. macul.

Absence de douleur pour accoucher. Secale cornutum, puls., actæa racem.

Absence d'érections. Antim. crud., agnus castus.

Absence de flux menstruel. Petroselin., apiol., puls.

Absence de soif. Condurango, Joborandi.

Abus des facultés sexuelles. Agnus castus, sulf.

Acarus scabiei, gale. Sulf., manganum, frictions savonneuses et bains de Baréges ou sulfureux.

Accès d'asthme. Ipeca, samb. nig.

Accès de fièvre consécutive au cathétérisme. Aconit.

Accès hystérique. Chloroforme ou éther en inhalation, ignatia, tarent.

Accès de suffocation. Sambuc nig.

Accidents pendant l'accouchement. Aconit.

Accidents pendant les couches. Aconit.

Accidents de la dentition. Créosote, cham.

Accidents pendant la gestation. Aconit.

Accidents produits pendant l'indignation et le dépit. Ignatia.

Accommodation visuelle (Défaut d'). Con. inac.

Accouchement (Absence de douleurs pendant l'). Secale cornut., actæa drac., bell., opium, nux vom.

Accouchement (Absence de contractions pendant l'). Puls., coffea, opium.

Accouchement douloureux. Chloral en potion, coff., cham., nux vom.

Accouchement difficile. Secale cornut., actæa racemosa, pulsat., chloral en potion et en lavement, verat. alb.

Accouchement facilité par : Actæa racemosa donné pendant le dernier mois ; puls., de la même manière.

Accouchement prématuré (Pour prévenir l'). Sulfate de quinine.

Accumulation des matières fécales dans l'intestin. Podophyll., nux vom.

Acéphalocystes du foie. Voir *Kyste hydatique du foie*.

Acescence ou acidité gastro-intestinale. Saccharate de chaux, sulf. acid., nux v., puls., con. mac., ac. mur., lycop., bismuth., caps. ann.

Achores, teigne muqueuse, eczéma impétigineux. Ruta graveolens, dulc., viol. tricol.

Acide urique en excès, uricémie. Silicaté de soude, benzoate de soude.

Acidités de l'estomac. Saccharate de chaux, rheum, caps. ann., nux. vom., puls., ac. mur., acid. sulfuricum, bismuth., lyco.

Acné en général. Ars., aur., pommade au nitrate acide de mercure, calc. carb., natr. mur., sepia, silicea, thuya, puls., con. mac., carbo, veg., nux vom., kali carb., solub., ant. crud., rhus., chloric., lotions astringentes, lotions phéniquées, iod. kali, tart. emet., sulf., nitri acid., arnica. Lotions avec : soufre pulv., 8 grammes, camphre 0 gr. 50 centig., gomme arabique 1 gr. 50 centig., eau de chaux 60 grammes, eau de rose 60 grammes ; mêlez.

Acné des jeunes gens. Bi-iod. merc., led. pal., calc. carb., pari. quad.

Acné indurata. Sabina, nit. acid., phosph. acid., ledum palustre, créos., clematis, carb. veg., caust., lycop., solubilis, ant. crudum, bell. iod., carb. ani.

Acné punctata. Sulf., sepia, selenium, nitri acid., phosph., digit., drosera, calad., hep. sulf., brom. kali., arsen.; pommade à l'huile de cade, ou au proto-iodure de mercure; iod. kali.

Acné pustuleuse ou vulgaire. Arsénite de cuivre,

brom. kali., ars.; lotions avec : acide chlorhydrique 1 gramme, eau 10 grammes ; pommade à l'huile de cade ou au proto-iodure d'hydrargyre.

Acné rosacée ou couperose. Graph., verat. alb., led. pal., rhus., alum., causticum., carb. anim., ruta graveolens, borax et soufre en pommade, ammon. carb., calc. carb., phosph., ant. crud., met. alb., silicea, bovista, nit. acid., kreos., merc. nit. intus et extra.

Acné sébacée concrète. Deux cuillerées à bouche de glycérine par jour, kali carb., brom. kali, pommade au turbith ; lotion d'ars. de soude, de sublimé, de borate de soude 0,10 centigr.; carbonate de soude 0,30 centigr., glycérine 30 grammes, eau distillée 300 grammes.

Acné sébacée avec hypertrophie. Brom. kali, ant. crud.

Acné simple. Lotions de sublimé, de borax ou d'arséniate de soude.

Acné syphilitique. Nit. acid., thuya, bi-iod. d'hydr., mercur. corrosivus.

Acné du tronc. Huile de cade, pommade au protoiodure de merc.

Acné tuberculeuse. Antim. crud.

Acné varioliforme. Thuya, tart. emet., nit. acid., merc. nit.

Acrodynie, fourmillements des extrémités avec convulsions. Agaricus musc., secal. corn., hyosc. nig., opium.

Acrodynie avec gangrène. Arsen., colch., solan. nigr., laches.

Adénite aiguë. Acon., bell., merc.

Adénite chronique. Con. mac., iodium, merc., argent. nit., phytoloc.

Adénite chronique indurée. Iod., sulf., merc., carb. an., hydras canad.

Adénite chronique fistuleuse. Fluor. ac., silicea, passer un fil par la fistule.

Adénite tubériforme de l'aisselle. Nit. ac., iod., sulf.

Adénite tubériforme du mamelon. Merc., graph., silic.

Adénite tuberculeuse de la marge de l'anus. Phosph., silic., caust.

Adénite ou ganglionite cervicale. Aur., galvanisme avec éponges iodées, merc., apium vir., bellad., arg. nit.

Adénite ou ganglionite syphilitique. Calomel, subl. corrosif, nitr. acid.

Adénite maxillaire. Merc., kreosot.

Adénite suppurée. Passer un fil à travers la glande jusqu'à guérison, silicea, hep. sulf., iod.

Adénopathie strumeuse, inflammation des ganglions lymphatiques, scrofulide ganglionnaire. Calcarea carb., iod., aurum, silic., sulf., scrof. nod., merc., con. mac., phytolac., argent. nit., natr. mur., merc., chin. sulf., ferrum muriat., mang., kali hydriod.

Adhérences de l'iris. Bellad.; atropine, en instillations.

Adynamie. Inula helenium, ars., carb. veg., phosph. ac., baptisia.

Adynamie non fébrile. Carbo veg.

Adynamiques (Symptômes). Phos. ac., ars., baptisia tinct.

Affaiblissement, suite d'excès sexuels. Phosph., sulf.

Affaiblissement des facultés intellectuelles. Sumac venen.

Affaiblissement de la mémoire. Bellad., stram., anacar.

Affaiblissement musculaire. Phosph.

Affaiblissement de la vue. Arnica, asarum europæum, bellad., rut. grav.

Affections constitutionnelles arthritiques. Kali carb., sulf., nit. acid., injections hydriques, calc. rhus., nux vom., caust., lycop., actæa racem., juniperus oxycedrus, huile de cade, veratr. alb., helleb. nig., salicylate de soude, propylamine, arnica, sabina, china, puls., bryon., antim. crud., colchic., iod., actæa spicata, graph., mangan., acid. benzoïcum.

Affections de la bouche. Nitri acid.

Affections broncho-pulmonaires. Ipeca, bryonia.

Affections bulbeuses. Rhus, nitri acid., arsen.

Affections calculeuses. Potage à la farine de maïs, nit. acid., sulf., calc. carb,, kali carb., lycop., ars., coccionella cacti, coccus cacti. Laches., nux vom., berber., puls., silicea, sassapar., parcir., zinc, chelid. maj., merc., cannab.

Affections cancéreuses. Auripigm., ars., carb. veg., sulf., laches., silicea, antim., cru., thuya, calc. carb., nit. ac., phosph., merc., con. mac., iod., hydrast., bell., plumb., secal., amm. mur., arg. oxid.

Affections cardiaques :

1re période	Névralgies, palpitations.	Hydrothérapie, digit., digitaline, acid. hydrocyanique, acon., chloral, brom. kali, laurocerasus, puls., lycop., cact. grand., ars., spig., bella.
2e périole	Cachexie, troubles d'hématose.	Kermès, hydrothérapie, aconit, ipeca, téreb., tolu, ars., coca, calc. carb., phosph., laches., carb. v., gelsem.
3e période	Congestions viscérales.	Eau-de-vie allemande, eau d'Orezza, ou de Bussang, acon., met. alb., hydrothérapie, gaïac, spong. tosta.
4e période	Hydropisies.	Eau-de-vie allemande, pilules Morisson, mouchetures aux pieds, ars., digit., aconit, senega, canthar., sulf., bismuth., spigel.

Affections cardiaques (Régime et hygiène des). Éviter les exercices forcés, les excès de table, les excès vénériens, les émotions, la grossesse, le tabac, les alcooliques, le café, le thé, les bains trop chauds et les bains de vapeur, les brusques variations de température, les altitudes, etc., enfin tout ce qui est susceptible de stimuler le cœur outre mesure. Suivre un régime végétal lacté et surtout habiter la campagne, s'il y a moyen.

Affections cérébrales. Bell., bry., hyosc., merc., opium, ap. vir., natr. m., glonoïn.

Affections cérébrales des enfants. Bellad., 12ᵉ à 30ᵉ, bryon., raser la tête et la couvrir de collodion, opium.

Affections cérébrales chroniques. Sulf.

Affections chroniques. Sepia, sulf., eaux de Cauterets, ars., auripigm., aurum, merc., iod. kal.

Affections chroniques de l'estomac. Phosph., ipeca, atropine, ammon. muriat.

Affections chroniques goutteuses et rhumatismales. Eau de Tœplitz, berb. vulgaris, eaux de Cauterets, Vichy, Néris ; calc. carb., sulf., colchic.

Affections chroniques du rectum. Phosph.

Affections chroniques utérines, squirrhe, vieilles ulcérations. Laurocerasus, arsen.

Affections chroniques (Dans toutes les), débuter par : Sulfur.

Affections du cœur et des valvules. Aconit., ars., bellad., eau-de-vie allemande, lycopodium 30ᵉ, kal. carb., carb. veget., gaïac, ac. cyanhyd., canthar., senega, phosph., sulf., lycopod., gelsem., zinc, apis, œsculus hippocast., colch., ranunculus bulb., acide hydrocyanique, tarent., laurocerasus, bismuth, cact. grandiflora, digitalis, iodium, kalmia latifolia, naja, spigelia, spongia, lachesis, vipera, crotal. horr., coccus cacti., nicotine, aurum, eau de Janos, natr. mur.

Affections cutanées aiguës. Aconit., bell.

Affections cutanées chroniques et invétérées. Verat. alb., helleb., nig., eau de Tœplitz, anthrakokali, ars., laurocerasus, buffo rana.

Affections cutanées aux plis des articulations. Mang., sul., calc. carb., ars., anthrakokali.

Affections convulsives. Chlorof. en inhalations, viscum album., curare, nux v., cupr., hyosc., opium, bell.

Affections sous-diaphragmatiques (Toutes les), Eau de Cauterets (source Mauhourat), pœonia.

Affections sus-diaphragmatiques (Toutes les). Eau de Cauterets (source la Raillère), cham.

Affections des enfants. Chamomilla, coff., bell., ignatia, ac. benzo.

Affections épidémiques et miasmatiques. Allium cepa, camph.

Affections érythémateuses de la peau. Bell., rhus., apis, arnica, copah., graph., merc., sulf., thuya.

Affections d'estomac. Acon., bell., merc., puls., carb. veg., atropine, cham., nux vom., arsen., tart. emet., ammon. mur., ant. crud., veratr., phosph., canthar., silic., graph., ipeca, ap. vir., ac. hydroc.

Affections d'estomac, suite d'alcoolisme. Met. alb., lycop., nux vom., carb. veg., bell., opium, arnica, puls., laches.

Affections exanthémateuses de la peau. Ars., acon., bell., rhus.

Affections des femmes. Cham., nux v., puls., sepia, sulf., ac. benzo.

Affections des femmes enceintes. Cina, gelsem. aconit, bell., calc. c., carb. v., nux vom., lycop.

Affections du foie. Lauroceras., hepar sulf., canthar., puls., podophyllum, chelid. maj., nitri acid., bryonia, eau de Carlsbad, Vichy, Vals, Royat, kali bichrom., lycop., nux vom., phosph., solub., berb. vulg., chlorure d'ammonium, iodium, cham., bell., crotal., ricin. comm., leptandr.

Affections ganglionnaires, scrofulides secondaires. Hydrast. canadensis, iod., iod. kali, con. m., merc., silic., sulf.

Affections de la grossesse. Coccul. indicus, aconit, act., racem., arnica, nux vom.

Affections constitutionnelles, hémorrhoïdales. Phosph., nux vom., œsculus hippocast., sulf., calc. carb., hamam., collin., caps. an., sep., aloès, sulf.

Affections hépatiques chroniques. Iodium, chelid. majus, iod. kali, merc., hep. sulf., leptandria.

Affections hydropiques. Apocyn. cannabi, seneg., bell., acon., helleb. niger, china, ars., merc., tereb., kali carb.

Affections causées par l'humidité. Dulcamara.

Affections inflammatoires. Laurocerasus, aconit, arnica.

Affections internes, suite de rétrocession d'affections de peau. Apis, sulf., hep. sulf.

Affections intermittentes. Sulf. quinine, tarentula, arsen., china, nux vom., aran. diad.

Affections intestinales. Plumb., colocyn., jalap.

Affections de la langue. Apis, nit. acid., merc., iod. kal., acid. mur., ac. fluor.

Affections du larynx. Acide prussique, ars., verbasc. thapsus, arg. met., spongia tosta, atropine, kal. bichr.

Affections ayant des symptômes de malignité. Nux à haute dose, laches., ars., ignat., phosph.

Affections malignes. Arsen., laches., phosph., nux vom.

Affections mercurielles. Lachesis, aur., nit. acid.

Affections de la moelle. Nux v., caust., natr. muriat., laches., arnic., dulc., phosph., bell., secal. c., cicut. vir.

Affections des muqueuses. Hydrast. canad., alumina, amm. mur., antim. tart., ars., bry., puls., petrol.

Affections des membranes séreuses. Bryonia, aconit.

Affections qui occupent la moitié droite du corps. Elaps. corallinus.

Affections qui occupent la moitié gauche du corps. Aconitum lycoctonum.

Affections qui se manifestent le soir. Ant. crud., bella., caust., phosph.

Affections qui se manifestent au printemps. Acon., dulc., verat., lycop.

Affections qui se manifestent l'après-midi. Nit., puls., bell., lycop.

Affections qui se manifestent la nuit. Acon., ars., cham., merc.

Affections qui se manifestent l'été. Nat. mur., carb. veg., thuya.

Affections qui se manifestent l'hiver. Nux vom., rhus tox., camph.

Affections qui se manifestent le matin. Carb. veg., amm. mur., chelid. maj.

Affections qui se manifestent l'automne. Bry., rhus tox., ver. alb.

Affections nerveuses. Merc., nitri acid., eau de Néris, acide hydrocyanique, argent.

Affections nerveuses à longues périodes. Tarent., valerian., agaricus. mus., eau d'Alet, ambr. gris., ignatia.

Affections internes de l'œil. Apis, santon., eau de Ségoura (Espagne), phosph., digit., spigel., copah. bals.

Affections des oreilles. Merc., puls., bell., sulf., tellur.

Affections des organes digestifs. Eau de Condillac, graph., nux vom., graph., plumb., china, phosph., carb. veg., sulf.

Affections des organes génitaux. Puls., apis., clemat., cuprum, solub., agn. cast.

Affections des os. Phosph., bains artificiels d'acét. de fer, silicea, asa fœt., hep. sulf., merc., aur., phos. ac., arg., nit. ac.

Affections des ovaires. Apis, cubeb., magn., chlorure de lithium, bell., merc., plat., puls., bry., hamam.

Affections papuleuses. Ars., agaric. musc., iod.

Affections des paupières. Apis., bell., acon., zinc, ars., sulf.

Affections papuleuses purulentes. Agaric. musc , sulf., caustic., merc., lycop., staphys.

Affections de la peau. Solution de sous-carb. de soude en compresses, hell. nig., graph., ars., con. mac., mezer., sulf., verat. alb., iodium, cistus canadensis, chenilles processionnaires, sepia, natr. mur., bry., calc. carb., phosp., kreosot., merc., nit. acid., dulc., merc., staphys., kal. bichr., mang., clem. erect., selen., zinc.

Affections humides de la peau. Dulcam., iodium,

mercure, hepar sulf., silicea, graph., nitri acid., calcarea carb.

Affections pustuleuses de la peau. Antim., crud., lycop., phosph., cicuta virosa, arsen., iodium, kal. bichrom., lach.

Affections sèches de la peau. Tarent., anthrakokali, petroleum, manganum, hepar sulf., sulf., clem. erect., selenium, ars., zinc.

Affections de la peau avec sécrétion gangréneuse. Ars., apis., carb. verg., lachesis.

Affections de la peau avec sécrétion séreuse. Cantharis, rhus, arsen., caust.

Affections périodiques. Sulf. quinine, arsen., ap. vir., tarent., china, natr. mur., nux vom., cedron., phos. ac.

Affections puerpérales. Térébenthine, arn., acon., calad., calend. off.

Affections pulmonaires. Digital., acon., bry., phosph.

Affections constitutionnelles psoriques ou dartreuses. Sulf., calc., sepia, ars., graph., lachesis, mang., clem. er.

Affections des reins. Chelid. majus, helon. dioïca, cocc. cacti, nitri acid., térébenthine, canth., merc., puls., uv. ursi.

Affections causées par le refroidissement. Aconit, dulcamara.

Affections du sang. Aconit, muriati acid.

Affections saturnines. Lait en boisson, merc., opium.

Affections des séreuses. Ap. vir., ars., iod.

Affections constitutionnelles scrofuleuses.
Sulf., calc., bell., merc., silicea, baryta carb., eau de
Kreutznach, iodium, iod. kali, viola tric., lycop., nitri
acid., eau de Marlioz, huile de foie de morue, agar.
musc., ars., ammon. carb., bi-iod. d'hydr., hep. sulf.

Affections consécutives à la scarlatine. Nitri
acid., bellad., phosph., sulf., bryon., ap. vir., phosph.
acid.

Affections spasmodiques. Coccul., secsle corn.,
oranges amères, glonoïn, aconit.

Affections constitutionnelles sycosiques. Nitri
acid., thuya, calc. carb., graphite, lycop., dulcam.,
caust., teucr. mar., silicea, arsen.

Affections syphilitiques constitutionnelles.
Merc., sublim. corros., phosph., hep. sulf., nitri acid.,
aurum, eau de Kreutznach, condurango, platina, iod.,
sulf., kali hydr., ars., fluor. ac., kreos.

Affections syphilitiques rebelles. Aurum, platina, kali hydriodicum à haute dose.

Affections de la tête. Bovista, bell., sulf.

Affections thoraciques du côté droit. Chelid.
majus.

Affections des tissus fibreux. Aconit, bichrom.
kali, rhododendron, rhus.

Affections traumatiques. Arnica, calend., ruta
graveolens, con. macul.

Affections utérines. Urtica dioïca, chelid. maj.,
helon. dioïca, sel ou eau de Krankeneil intus et extra,
eaux de Cauterets (source le Petit), eau de Marlioz, mandragore, eau minérale de Couzan, sous-nitrate de bismuth
en poudre sur le col, bellad., tarent., carduus marianus,

apis, perchlorure de fer, buffo rana, le bois de cyprès, cannabis sativa, hydrastis canad., lilium tigrinum, æsculus hippocastanum, aletris farinosa, aurum mur., eaux de Bagnères-de-Bigorre, de Capvern, gelsemin., magnésie, tannin, actæa racemosa, apocyn. canab. laurocerasus, caulophyllum, sepia, chlorure de lithium, ars., mézereum, conium, lycop., verat. alb., helleb. nig., collinson., senecio, asterias, murex pur., sabina, secal. corn., arnica, bell.

Affections utérines avec ténesme anal et vésical. Bromure de camphre, canthar.

Affection des valvules aortiques. Aconit, phosph.. apium vir., nitrum, ars., laches., cact. grand., calc. carb., verat. alb., naja, iod., carb. veg., spong. tost., kalm. lat.

Affection de la valvule mitrale. Digit., acon., spigel., ars., tabac., lachesis, vipera torva, naja, china. elaps corallinus, curare, eau-de-vie allemande, phosph.. cact. grand., calc. carb., verat. alb., carb. veg., spong. tost., iod., kalm. latif.

Affections vénériennes des sujets affaiblis et scrofuleux. Nitri acid., aur., fluor. ac., hep. sulf., iod. kal.

Affections vermineuses. Cina, stann., acon., allium cepa, spongia tosta., sulf., calc. carb., mer., spigel

Affections de la vessie. Chelid. maj., caust., canthar., tereb.

Affections de la vessie avec émission involontaire d'urine. Caust., nit. ac., cina, ac. benz.

Affections des vieillards. Agnus castus.

Affections des voies urinaires. Clematis erecta,

apis, coccionella cacti, coccus cacti, potage à la farine de maïs, canth., nux. v., phosp., coff., hyosc., opium.

Affections des yeux. Lithium, bellad., actæa racemosa, euphrais., rut. gravcolens.

Agalaxie, privation de lait. Agnus castus, dulcam., pulsat., asa fœt., galvanisme, calc. carbonica, zinc., caust.

Aggravation des maladies par un temps orageux. Caust., rhodod., phosph., lachesis.

Agitations des enfants. Brom. kali, apis mell., cham.

Agitation avec gaieté ou tristesse sans motifs. Tarent.

Agitation nerveuse. Coffca, thea.

Agitation nocturne. Brom. kali, oranges amères, camph., chamom.

Aigreurs des enfants. Rheum, sulf. ac., nux vom.

Aigreurs d'estomac, pyrosis, dyspepsie acide. Aci. sul., ac. mur., nux vom., carb. veg., lycop., con. mac., pulsat., caps. ann., bismuth.

Aigreurs des femmes enceintes, dyspepsie gravide. Columbo, nux vom.

Aines (Douleurs dans les). Cubeb.

Albugo, taches de la cornée. Senega, cannab. sat., silicea, calc. carb., æthus. cynap., spong. tosl., sulf., natr. mur., opium, nitr. acid., arsen.

Albuminurie, maladie de Bright. Aurum, helonias dioïca, plumbum, ferr., chelid. maj., tereb , apis, ars., dulc., iodure de calcium, iodium, solub., arsénite de potasse, natrum carb., elaterium, genêt à balai, gomm. gutt., tannin à haute dose, bellad., canthar., helleb. nig., acon., aur. mur., nitri acid., merc., digit., phosph., china, bryon., nux vom., nit. d'uran., tarentula, colchicum aut.

Albuminurie des femmes enceintes. Cinnabaris.

Alcoolisme. Opium, nux vom., bell., arsen., arnica, merc., zinc., lycop.

Alcoolisme (1re période). Nux vom., bell., opium.

Alcoolisme (2e période). Puls., arsen., arnica.

Alcoolisme (période cachectique). Bell., ars., calc. c., laches.

Algidité. Opium, verat. alb., carb. veg.

Aliénation mentale. Hyosc. nig., bell., stram., aconit., ars., platin., puls., ignat., opium, nux vom., ap. vir., aurum, veratrum album, hell. n., anac., sulfure de carbone, salamand.

Aliénation mentale furieuse. Apis mell., veratr. alb., helleb. nig., stram., opium.

Aliénation mentale non fébrile. Galvanisme, helleb. nig., verat. alb., aurum.

Allaitement artificiel. Farine lactée Nestlé ; bon lait de vache 250 grammes, eau bouillie 750 grammes, sucre 15 grammes ; bon lait 75 grammes, infusion de mauve sucrée 25 grammes.

Allaitement (Épuisement par l'). Sirop de biphosphate de chaux, tisane de son, phosph., calc. car., china, ferrum.

Allongement hypertrophique du col utérin. Iodium intus et extra, eaux d'Ussat, merc., graph., con. mac., silic., aurum, bromum.

Alopécie, calvitie, chute des cheveux. Fluoris acid., ars., frictions avec le baume Opodeldoch, nat.

muriat., baryta carb., sulf., calc. carb., phosph.,
mangan., stront., aloès, ap. vir., canth., graph., phosph.
acid., fluor. ac., aurum, mezereum, oleander.

Alopécie anémique. Sulf., calc. c., phosph., mang.,
stront.

Alopécie herpétique. Ap. vir, aloès, graph., canth.,
phosph. acid.

Alopécie syphilitique. Nit. acid., fluor. acid., ole-
and., mezereum, aur. mur., iod. kal.

Amaigrissement extrême. Osmium, nux v., sulf.

Amaurose, amblyopie, goutte sereine. Phosph.
a ., bellad., cina, ferrum, gelsemin., menyanthes,
stram., lithium carb., ars., aur., anacard. orient., ammoniaque, arnica, con. mac., bains de mer, phosph.,
sulf., nux vom., santonine, galvanisme, eau de Tœplitz,
agar. musc., china, kali carbonic., eau de Segoura (Espagne), calc. c., merc., ignat., caustic.

Amaurose congestive. Bell., calc. c., stram.,
merc., phosph.

Amaurose nerveuse. Phosph. ac., aurum, ignat.,
caust., gelsem., cina.

Amaurose albuminurique. Santonine.

**Amaurose due à une lésion cérébrale ou ocu-
laire**. Bell., calc., verat., stram., aurum, phosph., nat.
muriat., merc , apis, digit., spigel., copah.

Amaurose hystérique. Phosph., sepia, platina,
cina, aurum, phosph. ac., ignat., caust., gelsem.

Amaurose rétino-choroïdienne. Santonine, apis.
phosph., aurum, ipeca.

Amblyopie liée à des troubles digestifs. Nux
vom., graph., china, carb. veg., ap. vir., laches.

Amblyopie par lecture. Ruta graveolens.

Aménorrhée, aménie, absence du flux menstruel, suppression des règles. Iod., puls., sepia, senecio aureus, natr. muriat., aloès, apis, caust., sulf., aconit., apiol, lilium alb., nux mosc., tabac, bicarbonate de soude, artemisia, galvanisme, caulophyllum, bains de Pennès, kali carbon., cubeb., graph., castoreum, lycop., silicea, phosphure de zinc, aur., ars., apocyn. cannab., aletris farinosa, cimifuga racemosa, agnus cast., con. mac., arnica, rhus, secale cornut., bryon., nat. c., calc. c., ignat., bell., merc.

Aménorrhée hystérique. Gelsem., bell., ignat., valer., ambra gris., tarent., mosch., asa fœt., ars., cham., act. racem.

Aménorrhée chez les femmes d'une pauvre organisation. Xanthoxilum fraxineum, puls., con m., kali carb., calc. carb., natr. m., laches., sulf.

Aménorrhée chez les femmes tuberculeuses. Cubeb., iod., sulf., phosph.

Aménorrhée par anémie. China, graph., sepia, iodium, ferrum.

Aménorrhée par émotion morale. Aconit., coffea, opium, verat. alb.

Aménorrhée par pléthore. Bell., opium, sabina, bryon., senecio.

Aménorrhée par refroidissement. Nux vom., acon., puls., dulcam.

Amnésie, perte de mémoire. Anacard.

Amour du changement. Apium vir.

Amour contrarié. Phosph. acid., phosph., ignatia.

Ampoule. Apis, canthar., ars., rhus tox.

Amygdales (Engorgement chronique des). Sublim. corros., baryt. carb., phytolacca, laches., hep. sulf., bell.

Amygdalite, angine tonsillaire. Baryt. carb., merc. solub., bell., sulf., lachesis, cyanure d'hydrarg., kali chloric., phytolacca, aconit., hep. sulfuris.

Analgésie, absence de sensibilité. Ignitia, brom. kali, cupr., argent., aurum, platin.

Anaphrodisie, impuissance. Sulf. carbon., brom. kali., ignat., sulfur, nux vom., sepia, agn. c., con. mac., lycop.

Anasarque, ascite, hydropisie. Tereb., acon., ars., cantharis., helleb. nig., senega, apocyn. cannab., tarent., solan. nigr., china, colchic., apis, sulf., cobalt, buffo, clematis vitalba, merc., kal. carb., hyosc. niger.

Anasarque albumineuse. Tannin à hautes doses, arsen., ap. vir., aurum, tereb., plumb., digit.

Anasarque par lésion cardiaque. Apocyn. cannab., ars., senega, eau-de-vie allemande, verat, alb. spon. t., naja, phos.

Anasarque opiniâtre. Hyosc. nig.

Anasarque scarlatineuse. Digit., stram., phos., bryon., sulf., ap. vir.

Anémie. Ferrum, protoxalate de fer, helonias dioïca, bell., stram., hyosc., opium, arnica, nux vom., lachesis, pyro-phosphate de fer citro-ammoniacal, lacto-phosphate de chaux, bains de mer, de Pennès, de Kreutznach, perchl. ferri, eau de Vals, bains artificiels d'acétate de fer, china, merc., sulf., arsen., silicea.

Anémie par croissance rapide. Calc. carb., phosph. calc., silicea, sulf.

Anesthésie, affaiblissement de la sensibilité. Plum., platina, alum., galvanisme, bains artificiels d'acétate de fer.

Anesthésie des extrémités inférieures. Aluminium, con. mac.

Anévrysmes. Lycop., lachesis, carb. veget., galvanisme, flexion forcée, calc. carb., phosph., guaïac.

Anévrysme de l'aorte. Saignées et diète, lachès., lycop. carb. veg., puls.

Anévrysmes artériels. Compressions digitales.

Anévrysme traumatique. Incision et ligature de l'artère, perch. ferri.

Anévrysmes variqueux. Puls., gelseminum sempervirens, hamam., lycop., sulf. fluor. acid.

Angines. Nitri acid., bell., coton dans les oreilles, ap. vir., sanguinaria, solub., cinnabaris, kal. bichrom.

Angine aphtheuse. Cyan., merc., kali bichrom., arsenic.

Angine bénigne, érytémateuse, pultacée ou herpétique. Bell., solub., lachesis, cistus canadensis, coccus cacti, gelsem., naja, kali bichrom., kali chloricum, aconit., dulcamara, ars., cyan. merc.

Angine catarrhale. Bichrom. kali, aconit, bell., apium vir., merc. sol.

Angines chroniques. Nitr. acid., chlorate de potasse, alum., sulf.

Angine commune ou phlegmoneuse. Bell., solub., baryt. carb., ap. vir., hep. sulf., laches.

Angine couenneuse, diphtérie. Apium virus, brôme, cantharis, hep. sulf., guaïac, phos., cyan. d'hydrarg., phytolacca, bellad., laches., baryta carb., bryonia, un vaporum d'eau de mauve près du lit de l'enfant dans lequel on ajoute toutes les quatre heures 1 gramme de cinabre, plumbum, arsenicum, bi iod. d'hydrarg., helleborus niger, sanguinaria canadensis, solubilis, fumigations de brome dans eau salée, cautériser la gorge avec acide phénique pur, chlor. de potasse, nitri acid., bicarb. de soude, insufflation d'alun et de tannin, iode, ablation des amygdales, china, sucer constamment des petits morceaux de glace, kal¹ bichr.

Angine couenneuse grave. Lachesis.

Angine gangréneuse, angine maligne. Lachesis, nitri acid., sublim. corrosif, sulfuri acid., ars., musc à hautes doses.

Angine glanduleuse, papillaire ou granuleuse. Bell., sulf., hep. sulf., iodium, sepia, nux vom., ars., aurum, carbo veg., phosph., senega, acide chromique et glycérine en badigeon, merc., caust.

Angine granuleuse chez les dartreux et les hémorrhoïdaires. Ambre gris, brom. kali, réalgar, ars., aurum, eau du Mont-Dore, bi iod. d'hydrarg., sulf., merc., caust.

Angine des hémorrhoïdaires. Æsculus hippocast., bell., sulf. nux vom., caps. ann., sulf., sepia, ignat., aloès.

Angine avec mucus épais. Ipeca, fumigations de brome, kali bichrom., cyan. merc.

Angine nerveuse. Cham., lachesis, bellad.

Angine œdémateuse. Apium vir, merc., bell., canthar., sulf.

Angine avec paralysie. Glace, nux vom., électricité, bell., coccul., bary. carb., aurum mur., argent. nit.

Angine pharyngée vasculaire. Kali bichrom., hyos., merc. cya., laches., sulf., dulcama., nux vom.

Angine de poitrine, sternalgie. Acon., cuprum., zinc., bryon., act. racemosa, acet., cup., laurocerasus, vip. torv., bell., tarent., vichy, sambuc. nig., tabac., ars., nux vom., spigelia, coffea, acide hydrocyanique, nitrite d'amyle, cactus grandiflora, naja tripudians, galvanisme, cocculus.

Angine scarlatineuse. Acide phénique, merc., bell., phosph., sulf., acon.

Angine striduleuse, faux croup. Moschus, plumb., ipeca, aconit., tart. emet., hepar sulf., spongia tosta, bellad., drosera, nux vom., bryonia, merc., coral. rub.

Angine avec symptômes asphyxiques. Brom., trachéotomie, opium, arnica, acon., carb. veg.

Angine syphilitique profonde. Bi iod. d'hydrarg., iod. kali, oxyde rouge d'hydrarg., sublimé corrosif, aur. muria., nitr. acid., thuya, fluor. acid., hep. sulf.

Angine syphilitique superficielle. Bichrom. kali, iod, kali, merc. solub., thuya, nit. acid.

Angine tonsillaire, amygdalite. Bell., solubilis, lachesis, cyanure d'hydrarg., kali chloric., baryta carb., sulf., phytolacca, aconit, hep. sulf.

Angioleucite, inflammation des vaisseaux lymphatiques. Bell., solub., collodion élastique, china, laches., sulf., iod.

Anorexie, absence d'appétit. Nux vom., ars., puls., sulf., china, ant. tart., calc. carb., nat. m.

Antéflexion utérine. Sepia, nux vom., ignatia, asperula, aurum, merc., secal. c., collins., helonias, iod. ferr.

Antéversion utérine. Sepia, nux vom., ignatia, asperula, aurum, ferrum, thuya, merc., iod. fer., sec. cor.. collins., helonias.

Anthrax bénin. Bellad., ars., phytolacca, collodion, eau calendulée en applications chaudes, compresses d'eau froide renouvelées à chaque instant, tarentula, lachesis, arnica, secale, pus d'anthrax, séton à travers la base de la tumeur, silicea, acide phénique, nux vom., sulf.

Anthrax malin, charbon, œdème malin. Ars., lachesis, apis, china; ars. 2ᵉ, 1 gramme, axonge 10 grammes; bell., silicea.

Antidote des poisons minéraux acides. Magnésie hydratée, aur., eau de savon, bicarbonate de soude, eau albumineuse.

Antidote des poisons végétaux. Camph., eau albumineuse.

Anus (Phlegmasie de l'). Nitri acid., æsculus hippoc., aloès, thuya, phosph.

Anus (Fissure à l'). Ratanhia, graph., ignat., plum., nit. ac.

Anus (Fistule à l'). Acide fluorh., nitri acid., berberis, graphite, phosph., mandragore, collins., puls., silicea, sulf., causticum, staphys., merc. iod., pæon., calc. c.

Anus et du rectum (Phlegmasie de l'). Copaivæ balsam., phosph., aloès.

Anus (Prurit de l'). Lycop., sulf., nitri acid., sulf. ac., chelid. m., sep., hydrast. can., ap. vir.

Anus (Ténesme, épreintes de l'). Collins., ignat., mercur., arsen., nux vom., ipeca, aloès.

Anxiété cardiaque par excès prématurés. Phosp. acid., china, digit., curare.

Anxiété et débilité corporelle et cardiaque. Phosph. acid., china, digit., curare.

Anxiété précordiale. Ars., aconit, arnica, zinc.

Aortite. Aconit, apis, ars., lachesis, nux vom., bell., merc., calc. car.

Aortite des goutteux. Collins., nux vom., calc. carb., ars., ap. vir.

Apathie. Solub.

Aphasie. Nerium oleander, stram., lycop., ignatia, valéri ne, laches.

Aphonie. Caust., ars., aur., antim., crud., baptisia, hep. sulf., laches., galvanisme, eau du Mont-Dore, acon., carb. veg., arnic., bary. car., arg. m.

Aphonie accidentelle. Acon., carb. veg., caust., arnica,

Aphonie chronique. Hep. sulf., caust., laches., bary. c., arg. m.

Aphonie catarrhale. Caust.

Aphonie des chanteurs. Bichrom. kali, causticum, hepar sulf., nerium oleander, calendula, carbo veg., lachesis, solub., douches froides, nux vom., phosph., aconit, bellad.

Aphonie hystérique. Nux mosch., platina, ignatia, mosch., calc. c., électricité, pulsat., cham., asa fœt., bell., valer., amb. gr.

Aphonie des ivrognes. Nux vomica, ars., puls., merc.

Aphonie par paralysie. Cuprum, phosph., plumb., nux vom., bell., baryt. c., coccul., baryt. m., arg. nit.

Aphrodisie, désirs vénériens exagérés. Cannab. ind., cannab. sativa, canth., digit., brom. kali, merc., carb. v., ammon. carb., brom. kal., camphr. brom., china, plat., sulf.

Aphrodisiaque (Anti-) de la femme. Caladium seguinum.

Aphrodisiaque (Anti-) de l'homme. Lupulin.

Aphthes. Ars., borax, merc., acide fluorique, acide sulfurique, acide muriatique, chlorate de potasse, hep. sulf., hydrarg. dulc., helleb. nig., allium sativ., laches., canthar., nux vom.

Aphthes accidentels. Merc. s., borax, ars., alli. sat.

Aphthes par récidive. Ars., laches , canth., acid. mur., nux vom.

Aphthes des nouveau-nés. Apium virus, borax.

Aphthes syphilitiques. Acide fluor., merc., ac. nit.

Apoplexie. Acon., bell., baryta carb., nux vom., opium, arn., acide cyanhydrique, con. macul., hyosciam. niger., plumb., glonoïne, arnica, cocculus.

Apoplexie avec assoupissement. Opium, glonoïne, gelseminum.

Apoplexie cérébrale, coup de sang. Opium, aconit, bellad., baryta carb., veratrum alb., helleb. nig., nux vom., arnica.

Apoplexie et hémiplégie grave. La térabdelle opérant la saignée et la révulsion, opium, aconit, bell., arnica.

Apoplexie nerveuse. Arnica, cocculus, phosph., baryta carb., opium, ignat., coff. cr.

Apoplexie avec paralysie. Opium, nux vom., bellad., arnica, aconit.

Apoplexie pulmonaire. Ipeca, aconit, millefolium, ledum pal., phosph., ars., arnica, bryon., nux vom., ferr.

Apoplexie (Prédisposition à l'). Sulf.

Apoplexie de la rétine par affection cardiaque. Agar musc., coccul., ars.

Apoplexie séreuse. Apis, arn., phosph., baryta carb., cuprum, puls., opium, ipeca, graphite, caust., cocculus, bell., merc., bryon., canthar.

Appauvrissement du sang. Coca, ferr., china.

Appétit sexuel diminué. Thuya, con. macul.

Appétit sexuel exagéré. Voir *Aphrodisie*.

Appétit vénérien (Absence d'). Con. maculatum.

Arachnoïdite. Ars., arnica, gelsem., bell., rut. gr.

Ardeur à la peau. Cantharis.

Arthritisme. Ledum palustre, colchicum, guaïac., iod. kali, plumb., puls., sulf., Carlsbad, marienbad, cyanure de potassium, cyanure de zinc, bicarb. de soude, saponaire, propylamine, silicate de soude, actæa spicat., arnica, sabina, china, bryon., ant. crud., lycop., caustic., nux vom., calc. carb., iod., graph., nit. ac., mangan.

Arthrite. Nitri acidum, injections hydriques sous-cutanées, coton et bandage silicaté, aconit, china, cocculus, bryon., merc., rhus. tox., sabin., sassapar., caust., cauloph.

Arthrite des petites articulations. Ledum palustre, clematis erect.

Arthrite chronique. Muriatic. acid., nux vom., bains de Pennès. china, sassapar., cauloph., caust.

Arthrite chronique d'origine utérine. Actæa racemosa.

Arthrite (Poli-) déformante. Kali manganum, calc. c.. lycop., graph., sulf.

Arthrite gonorrhéique. Solub., rhodod., puls., copahu, colchic., thuya, sabina, sassapar., manganum, clem. erect., rhus tox., bryon., iod., iod. kali.

Arthrites goutteuses avec douleurs déchirantes. Colch.

Arthrite du poignet. Viola odorata.

Arthrite purulente des nouveau-nés. Ponction, hep. sulf., silic.

Arthrites scrofuleuses suppurées. Sulfuri acid., asa fœt.

Arthrites vagues. Rana buffo, puls., mangan., sab.

Ascarides lombricoïdes. Cina, spigelia, sabad., teucrium, calomel 50 centigr. à 1 gramme, allium sat., semen contra 1 à 6 grammes ; santonine 5 à 30 centigr., trois jours de suite ; sulfur., solub., calc. c., cic. vir., stannum.

Ascarides vermiculaires, oxyures du rectum. Teucrium mar., lavement matin et soir avec 90 grammes d'huile de foie de morue émulsionnée avec un jaune d'œuf, allium sat., lavement d'ail ou d'eau phéniquée.

Ascite, hydropisie du péritoine. Apocynum cannab., apis, ars., china, digit., urtica urens, helleb. nig., injections iodées, sulf., graphite, eupato. purp., solubilis, iodium, puls., ledum palustre, prunus spinosa, senega, jaborandi, aconit., bryon., dulcam., momord. elater.

Ascite aiguë. Aconit, bryon., dulc., merc., api. vir.

Ascite cancéreuse. Électricité, met. alb., conium.

Ascite cardiaque. Ars., apocyn. cannab., asparagus, senega, auripigm.

Ascite chronique. Ars., sulf., helleb. nig., chin., mom. elat.

Ascite rénale. Ars., merc., puls., canth., uva urs.

Ascite de la scarlatine. Apis mell., phosph. ac., sulf.

Asphyxie. Insufflation d'air dans les poumons, douche glacée sur la colonne vertébrale, le marteau de Mayor sur la région du cœur, ou un fer rouge, ou de la cire à cacheter, opium, arnica, aconit, carb. veg.

Asphyxie du cerveau. Opium.

Asphyxie par des gaz méphitiques. Douches d'eau froide, frictions et respiration d'acide acétique, faradisation.

Asphyxie des nouveau-nés. Chaleur excessive d'un fourneau, insufflation pulmonaire, flagellation.

Asphyxie du poumon. Carbo veget.

Asphyxie par submersion. Respiration artificielle, frictions chaudes, coucher sur le ventre, titiller la luette.

Assimilation des aliments (Mauvaise). Calc. carb., phosph. calc.

Assoupissement. Opium.

Assoupissement profond avec fièvre aiguë. Opium, aconit.

Assoupissement prolongé, léthargie. Opium, bellad., puls., camphr., laches., tart. emet., bryon.

Asthénie, faiblesse. Bains de Pennès, bains de mer, air de la mer, met. alb. china.

Asthénopie, vue faible. Bell., ruta graveolens, sepia, silicea, phosph., droser., cina.

Asthme. Chloral, ammon. carb., helleb. nig , erythroxylum, goudron, agaricus musc., phosph., acide hydrocyanique, acon., ars., atropine, bell., cuprum, digit., ipeca, lobelia inflata, nux vomica, sambucus cortex, sulf., nux mosch., puls., tart. emeticus, nitri acid., coca, brom. kali, eaux de Cauterets, bryon. alba, condurango, carbo veget., stram., veratrum, datura tatula, camph., puls., mosch. sulf., calc. c., kal. hydr., stann., lachesis.

Asthme aigu. Acon., ipeca, arsenic., lobelia inflat.

Asthme catarrhal. Tart. emct., camph., puls., sulf.

Asthme chronique. Ptelea trifoliata, cuprum, sulf., ars., kal. hydr., nit. ac., calc. c.

Asthme douloureux. Ars., atropine, aconitine.

Asthme des emphysémateux. Ipeca, ars., lycop., silic., lob. infl.

Asthme de foin. Kali bichrom., aconit, ant. tart., phosph., bryon,, puls., silicea, ipeca, sabad., ars.

Asthme avec alternance de goutte ou de dartre. Sulf., copaivæ balsam.

Asthme humide ou pituiteux. Gomme ammoniaque, rhus tox., ipeca, valer., tart. emet., phosph., stann.

Asthme de Millard. Sambucus, moschus.

Asthme récent. Acide hydrocyanique, aconit.

Asthme sec ou nerveux. Ipeca, cupr., ars. mosch., sulf., atropine, laches.

Asthme spasmodique. Aurum.

Asthme thymique. Ipeca.

Asthme compliqué d'urticaire. Copaivæ bals.

Asystolie. Digit. p., tabac., spig., cocc., acon., veratr.

Ataxiques (Maladies). Sulfate de quinine, arsen., cham., phos. ac., hyosc. n., acon.

Ataxie locomotrice, sclérose spinale antérieure ou postérieure. Nitr. arg., bellad., agar. musc., phosph., helleb. nig., ars., nux vom., angustura spuria, cham., tarentula, silicea, brom. kali, arnica, fève de Calabar, lolium temulentum, plumb. europ., plumb., sulfur.

Athérome de l'aorte. Spongia tosta, phosph.

Athérome des artères. Phosph., spong. tost.

Atonie, relâchement des tissus. Bains de Pennès, d'acétate de fer, de sel marin, de mer, brom. kali.

Atonie des organes génitaux de la femme. Helonias dioïca, injections tanniques.

Atonie sexuelle. Selenium.

Atonie de la vessie. Caust., injection hypodermique d'ergotin

Atrophie du cœur. Ars., plumb., sulf.

Atrophie des mamelles. Con. macul.

Atrophie musculaire. Galvanisme, nux vom., sulf., plumb.

Atrophie musculaire progressive. Plumb., secale corn., phosph., électricité, ars., courants continus, nux vom., sulf.

Atrophie des ovaires. Apium virus.

Atrophie de la papille liée à des troubles digestifs. Nux vom.

Atrophie scrofuleuse, défaut de nutrition des organes. Phosph., bains de mer, perchlor. de fer, bains de Pennès ou d'acétate de fer.

Atrophie sèche. Zinc.

Atrophie des testicules. Conium maculatum.

Atrésie vulvaire. Tractions sur la vulve de dedans en dehors, afin de détruire l'accolement des petites lèvres.

Avortement, fausse couche. Sabina, secale cornut., sepia, actæa racemosa, cantharis, cinnamomum, baptisia tinct., plat., cham., bellad.

Avortement par congestion. Iod., brom. kali, bell.

Avortements (Hémorrhagies des). Caulophyllum, sabina, secale cornut.

Avortement (Menace d'), ou avortement imminent. Actæa racemosa, secale corn., sabina, ruta graveolens, asclepias incarnata, alctris farinosa, 1 gramme de chloral en lavement, caulophyll., plat., cham., lilium tigr.

Avortement (Menace d') de cause mentale. Cham., caulophyllum, bell.

Avortement (Prédisposition à l'). Sepia, graph., bell., secal. cor., act. racem.

B

Bâillements fréquents et irrésistibles. Camphre, oranges amères.

Bain (La température du) doit avoir 34 degrés centigrades; celle du corps étant de 37°.

Balanite, inflammation du gland. Merc., sublim. corrosif, nit. acid., zincum.

Balano-posthite. Solub., injections d'azotate d'argent autour du gland, pommade de nitrate acide de mercure.

Balanorrhée. Natrum muriat., calc. carb., thuya, hep., sulf.

Ballonnement, météorisme. Lotions au chlorure de sodium, nux vom., carb. veg., phosph. ac.

Battements de cœur. Ars., bismuth., acon., spigel., puls., lycop., cact. gr.

Battements de cœur tumultueux. Iodium, glonoïn, acon., ars., spong.

Battements de cœur violents. Kalmia latif.

Bégayement. Stram., hyosciam. niger, platina.

Beriberi, affection des colonies. Ignatia, apium virus.

Bilieuse (Fièvre). Eupatorium perfoliatum, acon., bell., bry., nux vom., cham.

Bilieux (État). Nux vom., cham., podophyll., gratiol.

Blennorrhagie. Cannab., sativa, cantharis, copahu, petroleum, tereb., sublimé corros., cub., zincum muriat., petroselinum, ferrum, bougies à l'opium ou à la belladone, précip. rouge, perchl. de fer, aconit et sublimé corrosif alternés au début, petroleum, tereb., merc. sol., puls., chimaphy., sepia, nit. acid., sulf., hydrastis, nux vom., helonias, thuya, lycop., aurum, collinson., 15 ou 20 sangsues au périnée.

Blennorrhagie (1ʳᵉ période). Aconit 20 à 40 gouttes T. M., nitrate de potasse 50 centigr., tisane d'orge, bains tous les jours, sublimé corrosif, suspensoir, régime sévère, cannabis, merc. sol. pour les faibles constitutions.

Blennorrhagie (2ᵉ période). Merc., puls., chimaph.

Blennorrhagie (3ᵉ période). Goudron, tereb., petroleum, iod. kali, tisane de bourgeons de sapin, iod. ferr., injections astringentes, sepia, nit. ac., hydrast., sulf.

Blennorrhagie aiguë et chronique. Toutes les deux heures, une injection avec 50 centigr. de sulf. de zinc dans 250 grammes d'eau, injection abortive de nitrate d'argent (0,25 pour 30).

Blennorrhagie après symptômes aigus. Petroleum, terebenth., sulf.

Blennorrhagie chronique. Alumine intus et extra, iod. ferr., iod. kali, tereb., petroleum ; bougies à la belladone, au tannin, au sulf. de zinc ; merc. corr., nit. acid., thuya, lycop., aur., collin.

Blennorrhagie cordée, inflammation des corps caverneux. Aconit, cannab., solub., bellad., pommade belladonée et camphrée, canthar., nux vom., helonias.

Blennorrhagie avec cystite. Bellad., terebenth., canthar.

Blennorrhagie avec érections douloureuses. Brom. kali 4 grammes, bougies à la belladone ou à l'opium, gelseminum.

Blennorrhagie virulente, syphilitique. Précipité rouge.

Blennorrhée, gonorrhée, uréthrite. Chimaphylla, hydrastis canadensis intus et extra, merc., petroselinum, copahu, aconit, thuya, petroleum, agnus castus, alumina, indigo, cannabis sativa, cubeb., cantharis, asclepias incarnata, aletris farinosa, brom. kali, injections de nit. de bismuth, digit., cyan. de mercure, sulf., calc. carb., sepia, fluor acid., stannum.

Blennorrhée chronique, goutte militaire. Arg.,

metal. alb., thuya, merc., petroselin., chimaphylla, petroleum, hydrastis canadensis, sepia, agnus castus, copaivæ, ferrum, terebenthina ; injections avec sublimé
corrosif 75 centigr. (1re), eau 100 grammes ; vésicatoire
sous la verge ; injections avec sulf. de zinc 75 centigr.,
alun 1 gramme, vin blanc 60 grammes, eau de roses
60 grammes ; nitri acid.; injections avec eau 250 grammes, gomme arabique 8 grammes, sulfate de cuivre, de
fer, de zinc, de chaque 1 gramme ; alum., cinnabaris ;
injections avec teinture d'iode 3 grammes, acide phénique
6 gouttes, glycérine 30 grammes, cau 150 grammes ; bains
d'acétate de fer, sulf., calc. carb., fluor. acid., stannum.

Blennorrhée féminine. Sepia.

Blépharite aiguë. Acon., bell., merc. s., hep. sulf.,
puls., sepia, sulf.

Blépharite chronique. Hep. sulf., antim. crud.,
china, iodium, graph., zinc.

Blépharite glandulo-ciliaire. Épilation des cils,
euphrasia, merc., dig., hep. sulf., puls., senega, calc.
carb., sepia, pommade au précipité rouge ou à l'oxyde de
zinc, clemat. erecta, oxyde rouge de mercure, ant. crud.,
nicot., lycop., ars., baryta carb., borax, apis, cau de Segoura.

Blépharite granuleuse. Hep. sulf., thuya, antim.
crud., china, iod., graph., zinc.

Blépharite simple, catarrhale. Hepar sulf., polygala senega, rhus, agnus castus, apis mellif.

Blépharophthalmie. Pulsat., bell., ipeca, phosph.,
apis, aurum.

Blépharoptose, chute de la paupière. Ferrum,
bell., ignat., sepia, verat. alb.

Blessures produites par armes à feu et instruments contondants. Calendula intus et extra, arnica, acon., canthar., graph., sulf. acid.

Blessures par écrasement. Apis mellif.

Blessures par instrument piquant. Ledum palustre, silicea, nit. acid., plumb.

Blessures des muqueuses. Arnica, bell., merc., puls.

Blessures des nerfs. Hypericum, aconit.

Blessures des os. Arnica, merc., asa fœtida, calend.

Blessures des parties riches en nerfs. Hypericum perf., calend., arnic.

Blessures des tendons. Arnic., rhus tox., bry., cis. ea., calend. off.

Blessures non saignantes, ecchymoses. Arnica intus et extra.

Blessures saignantes. Calendula intus et extra.

Borborygmes, accumulation de gaz dans l'estomac. Nux vomica, bryon., cupr., carb. veg., lilium tigr.

Bosses à la tête. Arnica intus et extra.

Bouche fétide. Ars., merc.. sulf., ac. carbol.

Bouffées de chaleur de l'âge critique. Lachesis, sanguinaria, ammonium carbonicum, glonoïn.

Bouffées de chaleur au visage. Nitrate d'amyle, coff., laches., ignat., sanguin., glonoïn.

Boule hystérique. Asa fœtida, ignatia, lachesis, valer., bell., mosch., tarent.

Boulimie, faim excessive. Secale cornutum, china, cina, iod., lycop., bryon., hyosc., sabad.

Bourdonnements d'oreilles. Sulfas chinæ, arnica,

camphre, oranges amères, bellad., croc. sat., caust., aurum, puls.

Bout du nez rouge. Nitrum, niccolum carbon., iod. kali.

Boutons du nez. Causticum.

Branlement des dents. Solub., créosote.

Bright (Maladie de), albuminurie. Apis, ars., dulcamara, aurum, helonias dioïca, plumb., terebenthina, ferr., chelid. majus, bellad., cantharis, helleb. niger, aconit, nitri acid., digit., phosph., china, bryonia, nux vom., nitrate d'urane, tarent., iodure de calcium, iodium, lacto, phosphate de chaux, merc., arsenite de potasse, nat. carb., elater., gomm. gutt., tannin à haute dose, colchic. automn.

Bronchique (Catarrhe). Sepia, phelland. aquat., tart. emeticus, sulf., acon., bry., bell., ipeca, opium, chin. sulf.

Bronchite, rhume. Antim. tartar., arsen., copaivæ, hepar sulf., kali bichrom., merc., pulsat., silicea, phosph., ipeca, senega, bryonia, kermès min., antimon. crud., hyosciam. niger, sulf., nux vom., acon.

Bronchite, rhume avec fièvre. Acon., nit., bry., bell., merc., dulcam.

Bronchite des affections des reins et de la vessie. Sublim. corros.

Bronchite aiguë, gros rhume. Jaborandi, chlorhyd. de morphine, aconit, nux vom., ipeca, bryonia, bellad., dulc., puls., merc., droscra, helleb. nig., veratrum alb., rhus, sulf., arnica.

Bronchite capillaire, catarrhe suffocant, pneumonie lobulaire. Aconit, ipeca, bryonia, ars.,

tart. emet., carbo veget., phosph., china, chininum sulfuricum, vapeur d'eau dans la chambre, rhus toxicoden-
dron, bellad., polygal. senega.

Bronchite catarrhale. Ipeca, sulfate de quinine,
opium, aconit, sepia, phell. aq., tart. emet., sulf., bry.,
bell.

**Bronchite catarrhale avec expectoration pu-
riforme**. Solub., ant. crud., eau du Mont-Dore, stann.,
silic., fluor. ac., kali bichrom.

Bronchite chronique. Phosph., senega, eaux de
Cauterets, inhalation d'eau phéniquée avec le pulvérisateur, ars., aurum, station du Croisic, kali bichrom.,
tart. emet., bains d'Enghien ou de Baréges, silicea, chelid.
mag., hep. sulf., stann.

Bronchite chronique des gens âgés. Carb.
anim.

Bronchite chronique des scrofuleux. Bi-iod.
d'hydrargyre.

Bronchite convulsive chronique. Phellandrium
aquat.

Bronchite des hémorrhoïdaires. Æsculus hippocastanum, nux vom., sulf., caps. ann., sepia.

Bronchite laryngo-trachéale. Bryonia.

Bronchite pseudo-membraneuse. Bryonia, brom.,
cyan. d'hydrar.

Bronchite purulente. Antim. crud., sulf., phosph.,
lycop., arsenic.

Bronchite tuberculeuse. Séve de pin maritime, terebenthina, hep. sulf., lycop., iod., merc., ars., phosph.

Bronchocèle, goître. Acic fluorique, iodium
spongia, cal. carb., nat. mur., lycop., amm. carb.

Broncho-pneumonie, Ipeca, bryonia, phosph., tart. emet., ars., kermès minéral, solub., acon., bellad.

Broncho-pneumonie des enfants. Phosph., ipec., bryon., acon., tart. emet., ars.

Bronchorrhée. Allium sativum, scilla maritima, stann., fluor. ac. kal. bichrom.

Bruits d'oreilles. Chin. sulf., digit., arnica.

Bruits d'oreilles avec scintillements devant les yeux. Coffea.

Bruits de souffle au cœur. Tarent., ars., lach.; naja.

Bruits de tête. Chinin. sulfuric.

Brûlantes (Douleurs). Ars.

Brûlement anal. Sulf., sulfure de carbone.

Brûlement stomacal. Apium vir., ars.

Brûlures. Cantharis, rhus toxic., urtica urens, enroulement avec la ouate dans une couverture, bain tiède prolongé, ars., caust., alcool chaud, arnica, solution de gomme arabique additionnée de causticum sur une membrane de baudruche, panser avec le vernis des ébénistes, baudruche gommée et collodion par-dessus, panser avec une couche de cérat ou de liniment oléo-calcaire sur des linges fenestrés et recouverts de plusieurs couches de ouate, bains d'eau chaude prolongés avec sulfate de fer, une couche de coton étiré et par-dessus de nombreuses pièces d'ouate que l'on change au besoin, liniment d'essence de térébenthine et d'huile, aconit, calend. intus et extra.

Brûlures du 1ᵉʳ degré. Arnica, ars., chauffer la partie brûlée au feu, liniment d'huile et de chloroforme, rhus tox., calend.

Brûlures du 2ᵉ degré. Pansement d'alcool chaud, de causticum ou de teinture de cantharides.

Brûlures du 3ᵉ degré. Liniment oléo-calcaire, eau calendulée, eau arniquée.

Brûlure (Sensation de) à la gorge. Arnica.

Brûlures peu profondes. Rhus toxicod., arnica.

Brûlures avec prurit. Sulf., canthar., urtica urens.

Brûlures (Suites de). Plumb., ars., carb. veg., phosph., causticum.

Brûlures vésiculeuses ou bulleuses. Caust. intus et extra, cantharis intus et extra.

Bubon. Nitri acid., carbo animalis.

Bubon du chancre mou. Ars., solub., bi-iod. d'hydr., nitr. merc.

Bubon chronique. Carbo animalis, clematis erecta.

Bubon vénérien. Carbo anim., merc., merc. nit.

Bubon vénérien, forme phagédénique. Nitri acid., silicea, ars., merc. nit.

Bubon vénérien ulcéré. Panser avec poudre de camphre ou d'iodoforme.

Bubon scrofuleux. Carbo animalis, clematis erecta, cistus canadensis, kali carbonicum, con. macul., calc., sulf., solub., silicea, thuya, nitri acid., hepar sulf.

Bubon syphilitique. Oxyde rouge de mercure, sulfure rouge de mercure, solub., nitri acid., sulf., silicea, hep. sulf., calc., carb. anim., aurum.

Buccales (Affections). Nitri acid., merc., muriat. acid.

Bucco-pharyngienne (Affection de la muqueuse). Acide fluorique.

C

Cachexie en général. Cupr., plumb., stannum, bains de Pennès, échidine.

Cachexie arthritique. Silicate de soude, china, cauloph., caust., sassafr.

Cachexie des affections cardiaques. Aconit à doses progressives, ars., auripigm., sulf., iod., spong. tost.

Cachexie mercurielle. Clematis erecta, iod. kal., sulf.

Cachexie paludéenne. Aconit, china, ipeca, nux vom., puls., natrum mur.

Cachexie profonde. Huile de foie de morue pancréatique de Defresne.

Cachexie quinique. Ars., ferrum, merc., bellad.

Cachexie scrofuleuse. Bains d'acétate de fer, huile de foie de morue, bains de mer., sulf., calc. carb.

Cachexie syphilitique. Aconit, iod. ferr., iod. kal., aur., nit. acid., fluor. acid., hep. sulf.

Cachexie tuberculeuse. Aconit, ars., hep. sulf., lycop., iod., phosph., merc. sol.

Cacochymie. Bains de Pennès ou d'acétate de fer, ars., sulf., auripigmentum.

Calculs hépatiques. Calc., hep. sulf., lachesis, silicea, sulf., ricinus communis, potage à la farine de maïs, essence de térébenthine, chelid. majus, cham., digit., ars., verat. alb., china, colocynthis, eau de Carlsbald, salsaparilla, remède de Durande, podophyllum, berberis.

Calculs rénaux. Gelsem., potage à la farine de maïs, injections hydriques, helleb. nig., veratr. alb., salsap., lycop., calc. carb., pareira, silic., zinc.

Calculs salivaires. Merc., silicea, chelid. maj.

Calculs vésicaux. Gelsem., potage à la farine de maïs, salsap., sepia, puls., rhus, phosph., lycop., natrum muriat., cannabis, merc.

Calenture, fièvre de la zone torride. Aconit, bellad., opium.

Calvitie, perte des cheveux. Acid. fluor., acide phosph., aloès, nitri acid., lycop.

Calvitie anémique. Sulf., calc., stront., mang., phosph.

Calvitie herpétique. Apis m., aloès, graph., canthar., phosph. acid.

Calvitie syphilitique. Nitr. ac., olean., mezer., aur., fluor. acid.

Cancer. Ars., phosph., con. macul., conicine, hydrastis canadensis, podophyllum; panser avec eau 125 grammes, créosote 1 gramme, acide acétique 5 grammes; électricité, condurango, eucalyptus, aurum, phytolacca intus et extra, acide phénique, bellad., clematis, rubra tinctoria, brom., brom. de mercure, helleb. niger, veratrum album, phelland., erysimum, elaterium, carduus benedictus, stramonium, hippomanes, buffo rana, acétate de soude ou de chaux 2 grammes par jour.

Cancer aréolaire. Ars., créos., thuya, merc., staphysagria, con. macul., clematis erecta, ferrum.

Cancer encéphaloïde. Ars., cocculus, créosote, graphite, merc., staph., conium, clem. erecta, cicuta, carduus mar., calend. off.

Cancer de l'estomac. Ammon. muriat., nux vom., graph., ars., carbo veget., mezereum, opium, condurango, hydrastis canadensis, lapis albus, lycop., con. macul., verat. alb., carbo animalis, phosph., actæa spicata, plumb.

Cancer externe, Ant. crud., silic., thuya, calc. carb.

Cancer de la face. Ars., clematis, aurum, acide chlorhydrique, merc., con. macul., silicea, sepia, nitri acid., lotions au chlorate de potasse.

Cancer fibreux. Bellad., platina, ars., créosote, thuya, graphite, merc., staphysagria, con. macul., calendula officinalis.

Cancer du foie. Con. macul., ars., lachesis, nux vom., chelid. majus, hydrast. can., brom. d'hydrar., verat. alb., phosph.

Cancer fongoïde. Nitr. ac., phosph., ars., carbo veget.

Cancer glandulaire. Merc., con. mac., sulf., iod., ars., phosph.

Cancer interne. Bell., merc., conium m., plumb., secal., corn.

Cancer de la langue. Apis mellif., kali cyanuretum, aur., ars.

Cancer du larynx. Met. alb.

Cancer des lèvres. Condurango, met. alb., clematis erecta.

Cancer du nez. Carbo animalis.

Cancer des os. Aur.; ars.

Cancer de la peau. Acid. benzoïque.

Cancer du rectum. Lavements de suc gastrique artificiel émulsionné à la glycérine, phosph., ars., acide carbonique en lavements et en insufflations.

Cancer du scrotum. Ars.

Cancer des seins. Hydrastis canad., phosph., murex purp., con. mac., ars.; panser avec eau 200 grammes, acide acétique 8 grammes, acide phénique 2 grammes; clematis erecta, créosote, puls., sulf., carb. veget., carb. anim.

Cancer du testicule, sarcocèle. Aurum, spongia tosta, castration.

Cancer ulcéré. Sulf. chinæ, panser avec eau et ammoniaque, merc., ars., phosph., hydrast canadensis intus et extra.

Cancer de l'utérus. Arg., met. alb., secale corn., vinca minor, phosph., cham., bell., kreos., opium à haute dose comme calmant, graph., ars., con. macul., conicine, acide phénique, stella maris, tarentula, hydrast. canadensis, carb. anim., lycop., eucalyptus, clematis erecta, condurango, phytolacca intus et extra, brom. kali, thuya, platina, iodium, aurum, cocculus, china, sabina, merc., staphysagria, ferrum, asterias rub., pansement avec pommade opiacée ou belladonée, nitr. acid., phosph. acid.

Cancer utérin douloureux. Arg oxyd.

Cancer du visage, noli me tangere. Ars., pâte arsénicale.

Cancer de la vulve. Ars,. phytolacca intus et extra.

Cancroïde, tumeur épithéliale, epithelioma, cancer épithélial. Badigeonnage de teinture de brome, condurango; arsenic 1 gramme, amidon 8 grammes, faites une pâte qu'on applique; chlorate de potasse 1 gramme, eau 3 grammes, en compresses ou injections; thuya, aurum, nitri acidum, acide phénique, eucalyptus glob. intus et extra, calc. carb., silic., antim. crud.

Cancroïde de la face. Lotions au chlorate de potasse.

Cancrum oris. Ars., merc., condurango, ipeca, secale, acide chlorhydrique, créosote, anthracite, iod. kali.

Canitie, blancheur prématurée des cheveux. Salsap., ignat., aurum.

Capsulite, inflammation de la capsule du cristallin. Bellad., ruta graveolens, aconit.

Caractère irritable. Actæa racemosa.

Cardialgie, gastralgie. Acide hydrocyanique, nux vom., lobel. inflata, pulsat., aconit, bismuth, bryonia, tarent., ipeca, arnica, ars., zincum, graph., carb. veg., phosph., ignatia, cham., bell.

Cardialgie flatulente. Arnica, arg. nitr., lilium tigr.

Cardialgie goutteuse. Nux mosch.

Cardiaques (Affections). Arsen., aconit, digital., phosph., naja, vipera torva, laches., spigel., viper. redi, lauroceras., calc. c., carb. v., gaïac, canthar., senega, sulf., lycop., gelsem., zinc., apis m., œscul. hippoc., colchic., ranunc. bulb., tarent., acid. hydrocyan., bismuth., cact. grand., iodium, kalm. lat., spong. tost., crot. horrid., coccus cact., nicotine, aurum, eau de Janos.

Cardiaque (Débilité). Phosph. acid., digit.

Cardiaque (Modérateur). Iod. kali.

Cardiaques (Troubles nerveux ou organiques). Calabar, nitrite d'amyle.

Cardite aiguë. Cactus grandifl., aconit, bellad., arsen.

Cardite chronique. Ars., sulf. chinæ, sulfur.

Cardo-aortite. Spongia tost., aconit, apis, ars., lachesis, nux vom., arséniate d'antimoine, bellad., merc., bryon., phosph.

Cardo-aortite aiguë. Aconit, bell., ap. vir., bryon., ars., laches., phosph.

Cardo-aortite confirmée. Nux vom., lachesis, arséniate d'antimoine.

Carie. Acid. fluoriq., silic., tous les jours toucher les os malades avec un pinceau imbibé d'eau et d'acide sulfurique ou muriatique par parties égales, calc. carb., injections d'eau phéniquée, acide salicylique, asa fœtida, phosph., mezereum, nitri acid., merc., sulf., staph., eau de Kreutznach, eau de Tœplitz, bell., arg. m.

Carie ancienne. Silic., sulf., aur. m., fluor. ac.

Carie dentaire. Kreos., staphys., merc, silic.

Carie dentaire humide. Solubilis.

Carie dentaire sèche. Silicea.

Carie des maxillaires. Phosph., sulf., merc.

Carie du nez et du palais. Aurum muriaticum.

Carie osseuse. Phosph. acid., asa fœt., acid. fluor., silic., calc., sulf., arg. oxyd.; injections et pansements avec eau iodée ou acide sulfurique hydraté, une partie pour quatre d'eau.

Carie osseuse avec abcès interosseux. Osmium,

Carie du rocher. Merc., menyanthe, carbo anim.

Carie scrofuleuse. Asa fœtida, china, iodium, puls.,

hepar sulf., staphys., cuprum, solubilis, dulcamara, rhus, mezereum.

Carie du sternum. Staphysaigre, con. macul.

Carreau, tabes mésentérique. Ars., iodium, calc. carb., conium mac., hep. sulf., baryta carb., nux juglans, viande crue, bell., merc.

Carreau (1er degré). Bell., merc., sulf., calcar. carb.

Carreau (2e degré). Cina, ars., phosph., lachesis.

Carreau (3e degré). Ars., phosph., lachesis.

Carus, assoupissement profond. Opium, secale, gelsem., arnica.

Catalepsie. Cannabis indica, cannabis sativ., stann. mur., galvanisme, aconit, merc., verat. alb., stram., plumb., cham., platin., con. mac.

Cataracte. Magnes. carb., cannabis sativa, calc. carb., iodium, iod. kali, con. mac., silicea, phosph., secale cornut., arnica, puls., bellad., eau de Segoura (Espagne), caustic., thuya, natrum muriat., ammoniaque.

Cataracte commençante. Silicea, bell., natr. c., secale corn., su f., chel. m.

Cataracte avancée, Silic., hep. sulf., magn. carb., phosph., calc., senega.

Catarrhe bronchique, rhume. Sepia, copaivæ bals., phell. aquat., viola odorata, bell., sulfur, iodium, ipeca, carragaheen, scilla maritima, polygala senega, tart. emet., opium, verat. alb., chamomilla, morphine, sulf. quini., petrolcum, acon., bryon., nux vom., merc., phosh.

Catarrhe bronchique avec expectoration abondante. Allium cepa, ammon. muriaticum, scilla maritima.

Catarrhes chroniques de toutes les muqueuses. Stannum, hepar sulf., copaivæ bals., petroleum, sulf., orpiment, ars. antim.

Catarrhe conjonctival. Euphrasia, sulf., merc., bellad.

Catarrhes dartreux. Hep. sulf., sulf., calc. carb., mang., ars.

Catarrhe gastrique. Ipecacuanha, nux vom., puls., merc., bell.

Catarrhes des hémorrhoïdaires. Œsculus hippocast., nux vom., sulf.

Catarrhe intestinal. Eau de Janos, bryon., jalap, petrol., acon., bell., merc., puls., cham., nux vom.

Catarrhes des muqueuses. Petrol., copaivæ bals.

Catarrhe nasal. Euphrasia, aur. muriat.

Catarrhe pulmonaire aigu. Solanine, bryonia, aconit le jour et nux vom. la nuit, bellad., merc., ipeca, puls., drosera, sulf., calc., cham., euphrasia, chin. sulf., phosph.

Catarrhe pulmonaire chronique. Petrol., iod., stann., copaivæ balsa m, ammon. muriat., ipeca., phosph.

Catarrhe pulmonaire chronique avec emphysème. Sulfure de carbone.

Catarrhe pulmonaire chronique des gens âgés. Carb. anim.

Catarrhe suffocant, bronchite capillaire, pneumonie lobulaire. Sulf., silicea, calc. carb., aconit, ipeca et bryone, ars., tart. emet., phosph., carbo veget., sambucus, chininum sulf.

Catarrhe suffocant compliqué de fausses membranes. Phosph., bromure de camphre.

Catarrhe de l'urèthre. Tereb., petroleum.

Catarrhe utérin, métrite interne ou catarrhale. Mezereum, tereb., cub., copaivæ bals., phosph. acid., secale corn., arg. nitric., bains généraux, irrigations, douches, injections astringentes, aurum, petrol., arg. oxyd., bell., merc., puls., sepia, sulf.

Catarrhe utérin de la chlorose. Sepia, puls., ferr., protoxale de fer, iodure de fer.

Catarrhe utérin de la dartre. Sulf., ars., sepia.

Catarrhe utérin de la scrofule. Iodium, calc. carb., iod. ferr., sulf.

Catarrhe utéro-vaginal chronique. Copahu, cubeb., tereb.

Catarrhe vaginal. Calc. carb., merc., arnica, aconit, sepia, puls., iodium, cubebæ, copahu.

Catarrhe vaginal de la blennorrhagie aiguë. Aconit, arnica, merc.

Catarrhe vaginal de la blennorrhagie chronique. Merc., sepia, puls., iodium, calc. carb., petroleum, cubebæ.

Catarrhe vésical. Dulc., indigo, lycop., senega, uva ursi, ferrum, terebent., irrigations prolongées, juniperus oxicedrus, huile de cade, apocyn. cannab., petroleum, taxus baccata, perchl. ferri, goudron, copahu, canthar., merc., puls., hep. sulf., stann.

Catarrhe vésical chronique. Indigo, terebent.

Catarrhe vésical purulent. Sulfate de quinine à haute dose, silic., hep. sulf.

Catarrhe des vieillards. Dulc., allium cepa.

Cathéter de l'utérus (Par le) on constate : Son resserrement ou sa dilatation, la longueur du col et du

corps, les produits néo-plasiques, les flexions, les dévia-
tions, les adhérences péri-utérines, les gaz (physométrie) ou l'eau (hydrométrie).

Cauchemar, suffocation nocturne. China, helleb.
nig., verat. alb., apium virus, acon., nux vom., opium,
sulf., puls., si li

**Caustique contre les engorgements utérins
égalant le fer rouge.** Proto-azotate de mercure 10
grammes, teinture d'iode 2 grammes ; éthylate de potassium et alcool, pâte de Canquoin, poudre de Vienne et
alcool.

Cavernes (Phthisie au 3ᵉ degré). Acide oxalique,
carb. veget., brom., calc. carb., silic., lycop., |stannum.

Cécité, privation de la vue. Sulf.

Cécité diurne ou nyctalopie. Bellad.

Cécité nocturne ou héméralopie. Ars.

Céphalalgie, hémicranie, migraine. Actæa racemosa, agaricus musc., bovista, cina, cactus grandifl.,
cocculus, digit., ferrum, gelsem., glonoïne, hepar sulf.,
iodium, lachesis, naja, nux vom., phellandrium aquat.,
sepia, silicea, valérianate de zinc, bell., spigelia, bryon.,
hamam., coffea, solub., puls., opium, ipeca, cham.,
ignatia, apium virus, coriaria myrtifolia, iris versicolor,
sanguinaria, cocc. cacti, verbasc., stannum, aconitine.

Céphalalgie anémique. Ferrum.

Céphalalgie d'affection cardiaque. Gelsemin.
sempervirens.

Céphalalgie augmentant graduellement. Stannum.

Céphalalgie catarrhale. Aconit, bell., nux vom.,
ipeca, sulf., merc., cactus grand.

Céphalalgie chronique. Sulf. acid., bellad., atropine, helleb. nig., veratr. alb., arg. nitric., iod., laches., ferr., calc. carb., cupr. ac., carb. veget.

Céphalalgie congestive. Hamam., glonoïne, bell., opium, arnica, aconit, bryon.

Céphalalgie congestive ancienne. Chinin. sulf.

Céphalalgie congestive, avec vertiges chez les vieillards. Spongia tosta.

Céphalalgie continue ancienne. Chinin. sulf.

Céphalalgie par dentition difficile. Cham., créosote.

Céphalalgie avec épistaxis. Iodium.

Céphalalgie frontale. Bryon., digit.

Céphalalgie frontale par travail des yeux. Lunettes à verres jaunes.

Céphalalgie gastrique. Puls., nux vom., cham., ipeca, antim. crud., bryonia.

Céphalalgie goutteuse. Petrol., colocynt., bryon., sepia, nux vom., bovista, bellad.

Céphalalgie hystérique. Valeriana, hamamelis, ignat., cocculus, cham., plat., sepia, mosch.

Céphalalgie des hommes de lettres. Nitri arg.

Céphalalgie intense. Gelsemin.

Céphalalgie intermittente. Ars., tarent., sulf. quin.

Céphalalgies semi-latérales. Cubebæ.

Céphalalgie de la ménopause. Lachesis.

Céphalalgie de cause menstruelle. Cannabis sativ., cocculus, cyclamen europæum, électricité, sepia, puls., nux vom., bell., ignatia, calc. carb., platina, baryta carb., laches., cham., apis.

Céphalalgie avec nausées. Stannum.

Céphalalgie nerveuse. Chlorhydrate d'ammoniaque, coccionella septempunctata, valeriana, coffea cruda, nux vom., ignatia, aurum, agaricus musc.

Céphalalgie nocturne. Tarentula.

Céphalalgie obtuse avec constipation. Plumb.

Céphalalgie occipitale. Acide picrique, euphorb. latyris.

Céphalalgie opiniâtre. Copahu, veratr. alb., helleb. nig.

Céphalalgie périodique. Arnica, sulf. quin.

Céphalalgie profonde. Arg. nitricum.

Céphalalgie rhumatismale. Bell., bryon., acon., puls., merc., china.

Céphalalgie somnolente. Gelsem. sempervirens.

Céphalalgie syphilitique. Platina, aurum, merc.

Céphalalgie utérine. Actæa racemosa, puls., tarent.

Céphalalgie vertigineuse. Ars., arnic., bellad., tabac., nux vom., coccul.

Céphalée. Atropine, clemat. erecta.

Céphalée syphilitique. Platina, merc., aurum, iod. kal.

Céphalématome, tumeur sanguine des nouveau-nés. Arnica, calend. offic.

Cérébrale (Commotion). Asterias, camphora, glonoïne, hypericum, arnica.

Cérébrale (Congestion). Bryon., gelsem. sempervirens, aconit., bell., opium.

Cérébrale (Fièvre). Bellad., apium vir., bryon., hyosc. n., opium, merc.

Cérébrale (Hypérémie). Bellad., opium.

Cérébrale (Ischémie). Digitalis.

Cérébraux (Troubles) par suppression des règles. Glonoïne.

Chagrin et soucis. Staphysagria, ignatia.

Chagrin (Suite d'un). Phosph., ignat., staphysag., aur., lachesis.

Chagrin (Effets du). Ignatia, phosph. acid.

Chalazion, tylosis, follicule pileux induré. Calc. carb., puls., staphys., silicea.

Chaleur (Bouffées de). Lach., sanguin., vip. torva.

Chaleur du corps alternant avec le froid. Tarentula.

Chaleur à l'estomac. Digitale, arsen.

Chaleur ardente à la peau. Tarent., bellad.

Chaleur du vagin avec désirs vénériens. Nux vom., cantharis, bell., stramon., merc., verat. alb., lach.

Chancre fongueux ou végétant. Nitri acid., nitrate acide de mercure.

Chancre indolent. Nitri acid., nit. ac. merc.

Chancre induré, syphilis commune. Merc., nitri acid., iodium, iod. kali, bi-iod. d'hydrarg., aurum, staphysagria, sulf., panser avec poudre de camphre ou d'iodoforme, merc. corr., precip. rubr.

Chancre induré multiple. Précipité rouge.

Chancre mou, syphilis bénigne. Ars., nitri acid., merc., iodium, hep. sulf., cinnabaris, panser avec poudre de camphre ou d'iodoforme, merc. solub.

Chancre mou phagédénisé. Ars., précipité rouge, sublimé corrosif, nit. acid., thuya, laches.

Chancre mou tournant ou phagédénisme. Ars., nitri acidum, silicea, pansement avec de la poudre de camphre ou d'iodoforme.

Chancre primitif. Panser avec de la poudre de camphre, cinnabaris, hydrarg. dulcis, sublimé corrosif, staphysagria, nitri acid., thuya, hepar sulf., corallia rubra, phosph. acid., sulf., causticum.

Charbon, anthrax malin. Lachesis, ars., aurum, bell., silicea, china.

Charbon (Mal par la vapeur du). Acon., bryon., opium, bovist., arnica.

Chémosis, œdème de la conjonctive. Bellad., euphrasia, solubilis, apis, guaræa.

Cheveux (Chute des). Voir *Calvitie.*

Cheveux gras. Bryonia.

Cheveux (Sécheresse des). Kali hyd., calc. carb., phosph. ac., ant. crud.

Chloasma, taches hépatiques, masque des femmes enceintes. Bi-chrom. kal., nitr. acid., phosph., calc. c., colocynth., con. mac., lotions de sublimé, sepia, hep. sulf., hyosc.

Chloro-anémie. Ferrum, phosphure de zinc, ars., aurum, bains de Pennès, bains d'acétate de fer, pilules pancréatiques de Defresne.

Chlorose, pâles couleurs. Protoxal. ferr. mixt. 0,40 centigr. par jour, cyclam. europ., arg. nitric., natr. carbon., sulf., ars., helon. dioïca, puls., sepia, aloès, natr. mur., lycop., con. macul., kali carb., ignatia, graphite, nitri acid., cicuta virosa, cocca, ipeca, asa fœtida, pyrophosphate de fer citro-ammoniacal, bains de mer, phosphure de zinc, aurum, tarentula, lactophosphate de chaux, caulophyllum, perchl. ferri, glycérine, bains de Pennès, eau de Vals, bains de Kreutznack, hydrothérapie, phosph., acide picrique.

Chlorose (1re période). Ferr., sulf., calc. carb., nux vom., puls.

Chlorose (2e période). Merc., mangan., conium, crotal., sepia, arg. nit.

Chlorose (3e période). Ferr. mur., ars., lachesis, cyclam. europ., sepia.

Chlorose ancienne. Natr. muriat., phosph., phosphure de zinc.

Chlorose grave. Magnesia carb., lycop., ferrum muriat., permang. kali.

Chlorose par menstruation troublée. Cyclamen europæum.

Choléra (Traitement de l'auteur). Aconit napel (1), 10 à 20 gouttes de teinture mère dans un verre d'eau, à prendre par cuillerées à bouche toutes les 10, 20, 30, 40 ou 60 minutes, selon l'intensité du cas. La diète absolue; pour tisane, de l'eau sucrée.

Choléra. Camph., aconit, colchicum, cuprum, veratr., elaterium, euphorbium, secale cornut., nux vom., ipeca, guaco, bains de Pennès (trois ou quatre doses), éthiops minéral, collodion sur l'estomac et le ventre, ammoniure de cuivre, xiphosura, acide phénique, ars.

Choléra ataxique. Aconit, ars., camph., veratr. album.

Choléra automnal. Iris versic., aconit, verat. alb.

Choléra au début. Camph., acon.

Choléra foudroyant. Aconit, camphre, verat., cupr., arsen.

---

(1) *L'alcoolature d'aconit napel dans le traitement du choléra morbus épidémique.* J'ai présenté ce Mémoire à l'Académie de médecine le 16 janvier 1866, et à l'Académie des sciences le 28 du même mois.

Choléra franc, choléra commun. Aconit, ipeca>
phosph., phosph. acid., nux vom., veratr. alb., met.
alb., camph., carbo veg., bell., puls., merc., cina, sulf.,
cupr., secal. c.

Choléra avec symptômes gastriques. Ipeca, nux
vom.

Choléra infantilis. Aconit, ipeca, cham., verat., ars.,
tart. emet., carbo veg., æthusa cynapium, collodion,
phosph.

**Choléra (Inquiétude intestinale pendant les
épidémies de)**. Aconit, aloès.

Choléra nostras. Aconit, verat., cuprum, ipeca,
croton tiglium, collodion, ars., colocynt., secal. corn.,
iris versicolor.

Choléra sporadique. Aconit, ipeca.

Choléra (Symptômes prémonitoires du). Aconit, nux vom., puls., carb. veget., ipeca, phosph.,
phosph. acid., secale cornut., cham., bryon., camph.

Cholérine, choléra benin. Aconit, phosph. acid.,
verat. alb., ipeca, croton tiglium, collodion, nux vom.,
puls., china, sulf., camph., bismuth, arnica.

Chorée, danse de Saint-Guy. Brom. kali, agar.
muscarius, ars., bellad., cupr., stram., tarentula, zinc.,
verat. viride, viscum album, caulophyllum, ignatia, cocculus, cicuta virosa, hyosciamine, lolium temulentum,
eaux de Néris, acet. cuprum, aurum, caust., iodium,
bains simples prolongés, rana buffo, salamandra, pulvé-
riser deux fois par jour de l'éther sur les côtés de la colonne vertébrale, nitri arg., sulfate d'aniline, naja, lachesis, helleb. nig., tart. emet., attelles aux membres,
nux vom., calc. carb., électricité, atropine, bains de

Pennès, arsenic à doses progressives, actæa racemosa, veratr. viride, arnica.

Chorée chronique. Zincum.

Chorée commençante. Bellad., ignat., agar. m., cup., nux vom.

Chorée confirmée. Cupr., caust., tarent., visc. alb., lycop.

Chorée opiniâtre. Nux vom., calc. c., verat. alb., sulf., zinc., curare.

Chorée avec désordres cérébraux. Solub., bell., tarent., brom. kal.

Chorée de forme grave. Calc. carb., caust., iodium.

Chorée gyratoire, chorée anomale. Saison à Aix-les-Bains (Savoie), tarent., ignat., agar. musc., brom. kali.

Chorée hystérique. Bromure de camphre, brom. kali.

Chorée intermittente. Ars., sulf. chinæ, tarent.

Chorée localisée. Hyosciamus niger.

Chorée partielle. Brom. kali.

Chorée rhumatismale. Brom. kali., caust.

Chorée de saltimbanque ou choribantisme. Hyosciam. niger, stram., bellad., secale corn., ignat.

Choroïdite. Ipeca, ruta graveol., santonine, gelsem. semp., phosph., ap. vir., aurum.

Chromatopsie, vue des couleurs autres qu'elles ne sont. Bellad., cina.

Chute des cheveux. Lotions d'eau de goudron et carbonate de soude, natr. muriat., petroleum, nitri acid., mercure, lycop., ergot de maïs, graph., ars., phosph. acid., sepia, magnésie carb., créosote, bellad., hepar sulf., ignatia, kali carb., ferrum, conium macul., carbo veg., china, ambra grisea, apium vir., sulf., calcarea carb., phosph., mangan., stront., lycop., aloès, ac. fluor.

Chute des cheveux chez les femmes en couches. Sulf.

Chute des dents. Sclerotium zeïnum (ergot de maïs).

Chute de l'épiderme. Ars., mangan.

Chute de la luette. Bellad., baryta carb., merc., mezer.

Chute de la matrice. Voir *Prolapsus utérin*.

Chute des ongles. Sclerotium zeïnum, arsen., mangan.

Chute des paupières. Ferrum.

Chute de la paupière supérieure. Phosph.

Chute des poils. Sclerotium zeïnum.

Chute des poils, des cheveux et des ongles. Verat. alb., helleb. nig., sclerot. zeïn.

Chute du rectum. Panser avec du perchlorure de fer étendu, douche froide avec forte lance tous les matins, aloès, badigeonner la muqueuse avec l'acide nitrique fumant, ferrum, lachesis, ars., sepia, ignatia, nux vom., podophyllum. merc., bellad., nit. ac.

Chute du vagin. Mercurius, nux vom.

Chyleuses (Urines). Phosph. acid.

Cicatrice exubérante. Perchlorure de fer en compresses, cautériser avec le crayon de nitrate d'argent.

Cirrhose, sclérose du foie. Nux vom., lachesis, merc., china, ars., curare, chelid. majus, nitri acid., solub., sublimé corros. avec persévérance, phosph., taxus baccata, leptandra, podophyll., selen.

Cirsocèle, varicocèle. Aur., clem. erect., lycop., agnus c.

Clignotement des paupières. Bellad., hyosciam., spigel., ruta, phosp., menyan. trif.

Clignotement spasmodique avec vacillation du globe oculaire, nystagmus. Fève de Calabar, bellad.

Clous, furoncles. Arnica, bell., sulf., hep. sulf., silic., thuya, acid. fluor.

Clous, furoncles successifs. Ant. cr., asterias, merc., iod., sulf., arsen.

Clou hystérique. Ignatia, valeriana, tarent., coff., cocc. cact., platina, nux vom.

Colère (Suites de la). Cham., nux vom., bryon., coloc., staphys.

Cœur (Médicaments des affections du). Aurum, aconit, ars., bismuth, cactus grand., digit., iodium, kalm. latif., naja, spigelia, spongia, lachesis, vipera, crotalus, coccus cacti, nicotiana tabacum, lycopodium (30ᵉ), natrum muriat., kali carb., veratrine, acide cyanhydrique, eau-de-vie allemande, bellad., calc. c., carb. veg., guaiac, canth., seneg., phosp., sulf., gelsem. semp., zinc, ap. v., œscul. hippocast., colchic., ranun. bulb., tarent., laurocerasus.

Cœur (Affections de) :

1ʳᵉ période — Névralgies, palpitations — Hydrothérapie, digit., ars., puls., cact. grand., lycop., bellad., digitaline, acide cyanhydrique, chloral, lauro ceras., brom. kali, aconit, aurum, spigelia.

2ᵉ période	Anémie, troubles d'hématose	Kermès, ipeca, tereb., tolu, aconit, gelsem. semp., calc. carb., phosph., laches., hydrothérapie, aconitum, ars., cocca, carb. veg.
3ᵉ période	Congestions viscérales	Eau-de-vie allemande, drastiques, eau d'Orrezza ou de Bussang, ferr., acon., ars., hydrothérapie, guaiac, spong., lycop., aconit, pilules de Morisson, n° 2.
4ᵉ période	Hydropisies, cachexie	Eau-de-vie allemande, pilules Morisson n° 2, mouchetures aux pieds, arsen., digitale en infusion, senega, canthar., sulf., bismuth, spigelia.

Régime et hygiène des affections du cœur. Éviter les exercices forcés, les excès de table, les excès vénériens, la grossesse, les émotions, le tabac, les alcooliques, le café, le thé, les bains trop chauds et les bains de vapeur, les brusques variations de température, les altitudes, etc., enfin tout ce qui est susceptible de stimuler le cœur outre mesure ; suivre un régime tonique et réparateur sans être excitant, afin d'empêcher l'anémie et soutenir les forces du cœur et celles des vaisseaux ; et surtout habiter la campagne, s'il y a moyen.

Cœur (Affections nerveuses du). Arséniate de strychnine, acon., spigel., colch., ars., cact. grandifl., vératr.

Cœur (Affection de) avec œdème. Lycop., ars., senega.

Cœur (Douleurs au). Arnica, zinc, nicot. tabac,

Cœur (Hypertrophie du). Arséniate d'antimoine, iod., sulf., merc., phosp., calc. c.

Cœur (Maladie du) avec dépôt fibrineux sur les valvules. Spongia tosta, ars., phosph., cact. gr., laches., calc. c., verat., carb. v., naja, lycop., guaiac, kalm. latifol.

Cœur (Médicaments du). Atropine diminue les palpitations; tart. emeticus calme l'irritabilité; nicotine agit sur les nerfs; nux vom. détruit la sensibilité; sulfocyanure de potassium détruit la contractilité; curare paralyse les nerfs; digitaline, verat. viride, upas antiar, etc., paralysent le cœur.

Col de la matrice (Engorgement du). Nux vom., phosph., ap. vir., ferr. iod.

Col de la matrice (Ramollissement du). Ars., calc. carb., hep. sulf., ferr. mur.

Col utérin allongé et hypertrophié. Iodium intus et extra, eaux d'Ussal.

Col utérin ulcéré. Murex purp., rana buffo, hydrast. can., merc. corr., mangan., kreosot.

Colère (Effets de la). Aconit, cham., nux vom., bry., staphy., colocyn.

Coliques, entéralgie. Colocynthis, cuprum, dioscorea villosa, verat. album, aconit, cham., plumb., bellad., nux vom., opium, collodion sur l'abdomen, arnica.

Coliques bilieuses. Dioscorea villosa, jalap.

Coliques avec constipation. Opium, plumb.

Coliques avec diarrhée. Colocynt., acet. cuprum.

Coliques des enfants. Jalap., cham., bell., rhabarb.

Coliques d'entrailles. Arnica, colocynt., arg. nitric.

Coliques des femmes enceintes. Cocculus indicus, bell., puls., cham., sepia, sulf.

Coliques flatulentes. Nux vom., anis. stell., acide oxalique, agaricus muscarius, mosch., bell., carb. veg., sulf., cham., lilium tigr.

Coliques hépatiques. Berberis, leptandria, bellad., cham., digit., ars., ricinus communis, cajeput, inhalation de chloroforme, chloral, injections hydriques souscutanées, collodion, lavement chloralé, électricité, bromure de lithium, podophyllum, chelid., mag., merc.

Coliques inflammatoires. Acon., bell., puls., bry.; merc., ars., colocyn.

Coliques menstruelles. Cocculus, tarentula, kali carbon., nux vom., cham., plat., puls., bell., phosph., arnica, carb. ani., castoreum, argent. nit.

Coliques de Miserere. Voir *Ilæus*.

Coliques néphrétiques. Coccus cacti, bellad., hep. sulf., cannab. ind., nux vom., puls., uva ursi, viscum album, rana buffo, lachesis, vipera redi, inhalation de chlorof., sangsues loco dolenti, injections hydriques souscutanées, collodion, lavement chloralé, liqueur de Harlem, pareira brava, huile de cade, juniperus oxycedrus, cantharis, bromure de lithium, cina, mercurius.

Coliques nerveuses. Cham., coccinella, bell.

Coliques saturnines ou de plomb. Opium, platina, bains de Pennès, collodion, sulfate d'alumine, sulf., spirit. sulf., sulf. acid., cham., bell.

Coliques spasmodiques. Colocy., cham., nux v., secal. c., puls.

Coliques vermineuses. Merc., cina, sulf., cicut. vir., con. ma.

Coliques violentes. Colocynt., séné.

Coliques utérines. Arnica, nux vom., castoreum, tarent., carbo anim., arg. nitric., cham., plat., bell., puls., coccul., phosph.

Coliques utérines avec nausées pendant les règles. Nux vom., ipeca.

Coma, assoupissement. Opium, arsen., bell., rhus tox.

Coma profond. Injection hypodermique d'éther.

Coma somnolent. Valériane.

Commotion cérébrale. Hypericum, glonoïne, camphora, asterias, arnica.

Commotion spinale. Hypericum.

Conception difficile par menstruation pauvre. Conium macul., iod. ferr.

Concrétions thophacées, tophus. Clemat. erecta, sulf., calc. c., ars.

Condylomes, sycose. Nitri acid., thuya, platina, calc. carb., cinnab., euphr., sab., phosph. acid., sulf., staphys., psorin, sycosin, dulc., caust., lycop., teucr. m.

Condylomes de l'anus. Cubebæ, phosph., nit. ac., thuya.

Condylomes des gencives. Staphysagria, nit. acid.

Condylomes du gland. Thuya, nitri acid., merc., sulf., lycop.

Condylomes syphilitiques. Platina, bi-iod. d'hydrar., merc., iod. kali., nitr. acid.

Congélation. Frictions avec de la glace ou de l'eau glacée, eau arniquée.

Congestions aiguës. Aconit, arni.; bell., puls., bryon., opium, ferr., aster.

Congestion cérébrale, coup de sang, apoplexie. Aconit, asterias, bryonia, bellad., camph., glonoïne, stram., hyosc., opium, arnica, nux vom., lachesis, gelsem., eau de Janos, ars., cuprum aceticum.

Congestion cérébrale des hémorrhoïdaires. Aloès, nux vom., sulf., carb. veg.

Congestion cérébrale passive avec somnolence après les repas. Opium.

Congestion cérébrale suite de rétrocession d'exanthème aigu. Camph., sulf.

Congestion des hémorrhoïdes. Aloès, æscul. hippocast., nux vom., carb. veg., sulf., merc.

Congestion hépatique. Eau de Janos, nitri acid., bryon., nux vom., china, lachesis, merc., ars., sulf.; caust., chelid. maj., graph.

Congestion hépatique chronique. Magnesia muriat., magnes. carb., nit. acid., kal. bichrom., phosph., leptandra.

Congestions internes. Ferrum, aconit.

Congestion des méninges. Vip. redi, lachesis.

Congestion de la moelle. Agaricus musc.

Congestion des ovaires. Apis, collodion sur tout le ventre, aconit, bell., platin.

Congestion pelvienne. Aloès, ferrum, cham., sulf., nux vom.

Congestion pulmonaire chronique. Eau de Janos, arsen., tart. emet.

Congestion pulmonaire suite d'efforts. Arnica.

Congestion pulmonaire de nature goutteuse. Eau sulfureuse, hepar sulf., sulf.

Congestion du rectum. Sepia, bell., n. vom., merc.

Congestion rénale. Aconit, térébenthine, canthar.

Congestion spinale. Gelsem., hyper., nux v., sulf.

Congestion de l'utérus. Arnica, puls., murex purp., bell., ferrum, opium, iodium, aconit, cham., iod. kali, brom. kali, asclep. incarn., con. mac., sepia, cauloph., scarifications du col, lili. tigrin., hypoch. de soude.

Congestion utérine chronique. Bell., sepia, puls., murex purp., arnica.

Congestion utérine passive ou par faiblesse. Sepia, arnica, puls., murex. purp.

Congestion utérine de la ménopause. Sepia, laches., brom. kal.

Conjonctivite. Apis, euphr., merc., ipeca, chloral, subl. corr., bi-iod d'hydrarg., lycop., met. alb., bell.

Conjonctivite aiguë. Ipeca, bell., merc., euphrasia.

Conjonctivite catarrhale. Hydrast. canad., merc.

Conjonctivite chronique. Ars., sulf.

Conjonctivite granuleuse. Ars., hep. sulf., amm. carb., cupr. acet., nit. argent. intus et extra.

Conjonctivite granuleuse chronique. Scarifications et instillations d'une solution de nitrate d'argent.

Conjonctivite oculaire avec chemosis. Guaraea.

Conjonctivite oculaire et palpébrale. Sulf., guar.

Conjonctivite phlycténoïde. Tart. emet.

Conjonctivite pustuleuse. Sepia, puls.

Consomption, fièvre hectique organique. Sulf., iod. kal., oxal. ac., crotal., ars., laches.

Consomption dorsale, spermatorrhée. Phosph.

Consomption mésentérique, carreau, tabes mésentérique. Iodium, calc., merc., sulf., bell., cina, ars., kal. hydriod., phosph., laches.

Consomption pulmonaire, phthisie, tabes dorsalis. Sirop de goudron, iod., calcar. carb., sulf., phos., phosph. calc., droser., silicea, stannum, ars., nit. acid.

Consomption pulmonaire par excès sexuels. Kali bromidum, phosph., sulf.

Constipation. Bryonia, collinsoniæ, graph., hydrast. canadensis, lycop., magnésie muriat., nux vom., opium, plumb., podophyllum, sulf., verat. alb., décoction de séné dans du jus de pruneaux, lachesis, natrum muriat., ipeca, colocynthis, eau de Janos, æsculus hippocast., arnica, platina, stramonium, calomelas, pain de son ou de seigle, laitage, cigarettes de tabac, application de compresses imbibées d'eau froide, bellad., eau de Sedlitz ou de Pulna, sepia, plumb., hyoscyamine, carb. anim.

Constipation des enfants. Bell., nux vom., opium, cham., cal. c., graph.

Constipation des femmes. Sulf., nux vom., eau de Janos.

Constipation des femmes enceintes. Opium, plumb., collin., verat. alb. podophyll.

Constipation habituelle. Un verre d'eau de Sedlitz tous les matins, podophyll., plumb., opium.

Constipation par inertie de l'intestin. Aloès, nux vom., phosph., mur. magnes., sulf.

Constipation par lésion utérine. Lilium tigrin.

Constipation opiniâtre. Sulf., nux vom., graphite, carbo veg., natrum muriat., magnésie, opium, lachesis, asa fœtida, électricité, plumb.

Constipation opiniâtre des hémorrhoïdaires. Nux vom., æscul. hippocast.

Constipation opiniâtre des petits enfants. Lycop., podophyllum, opium, solub., bell., nux vom., calc. carb., cham., graph.

Constipation de nature paralytique. Opium.

Constipation des personnes sédentaires. Sepia. silicea, opium, podoph., nux vom., une cuillerée à café de magnésie anglaise dans un verre d'eau sucrée.

Constipation rebelle. Graph., natr. muriat., opium, plumb., sepia, crotalus, cascaril.

Constipation avec selles lientériques. Lycop.

Constipation spasmodique. Ipeca, bell.

Constriction à la poitrine. Arsen.

Contagion de diphthérie (Contre la). Dix gouttes de brome soir et matin dans les chambres.

Contractions musculaires. Caust., ars.

Contractions ou spasmes de tous les sphincters. Arsen., brom. kali.

Contractions utérines excessives. Secale corn., cham., bell., puls., sabin.

Contractions utérines trop faibles. Secale cor., chin. sulf., coffea, uva ursi.

Contractions utérines après la délivrance. Secale corn.

Contracture essentielle. Solan. nigr., merc., graphite, angust. spuria, cuprum, acid. hydrocyanique, opium, cannab. ind., nux vom., pilules de Méglin, bell., calc. carb., plumb., brom. kal.

Contractures blennorrhagiques. Thuya, cupr. m., nitr. ac.

Contractures douloureuses. Cupr., cham., coffea, opium.

Contractures des extrémités. Bains de vapeur, s.-carb. de fer, vomitif, sulf. chin., chloroforme, opium, bellad., nux vom., arnica, secale corn., cuprum, ars., zinc, stannum.

Contractures musculaires, spasmes musculaires. Brom. kali, chloroforme, électricité, buffo rana.

Contracture du rectum. Phosph., phosphure de zinc, brom. kali.

Contracture du vagin. Réfrigérant, glace et eau froide, brom. kali.

Contusions cutanées. Arnica, faradisation, agnus castus, canthar., graph., sulf. acid.

Contusions des muqueuses. Arnica, bell., puls., merc.

Contusions des os. Arnica, merc., asa fœtida, calend. offic.

Contusions des tendons. Arnica, rhus, bryon., calend. offic., cist. canad.

Convalescence des maladies. Riz sous toutes les formes, jus de viande, thé de bœuf, vin de Bordeaux vieux en bouteille.

Convulsions, éclampsie. Stram., zinc, glonoïne, bellad., œthusa cynap., viscum album, curare, agar. musc., chloroforme intus et extra, cupr. acet., tarent., chloral, vipera redi, succin, coriaria myrtif., cham., ignat., ipeca, cina, nux vom., hyosc., opium, secale corn.

Convulsions de la dentition. Brom. kali, cham., kreos.

Convulsions éclamptiformes des enfants. Chloroforme en inhalation pendant plusieurs heures, cham., kreos.

Convulsions des enfants. Œthusa cynapium, bell., ignat., chloroforme en inhalation, chloral, bromure de camphre, cham., acide cyanhydrique, veratrum viride, stramon., ipeca, cina.

Convulsions des enfants causées par les vers. Ignatia, santonine, cina, cham., stann., merc. sol.

Convulsions épileptiformes. Galvanisme, camphre, oranges amères.

Convulsions des femmes en couche. Cicuta virosa.

Convulsions des femmes enceintes. Stramon , bell., ignat., secal. c., opium.

Convulsions hystériques. Chloroforme en inhalation pendant plusieurs heures.

Convulsions des muscles cervicaux. Lycopodium.

Convulsions puerpérales. Aconit, glonoïne, bell., cicuta virosa, stram.

Convulsions cloniques. Cham., stramon., ignat., ipeca, cina, cupr., zincum.

Convulsions toniques. Hyoscyam. niger, nux vom., curar., cupr., opium, secal. corn.

Convulsions des yeux. Con. macul.

Convulsions vermineuses. Cham., ignat., ipeca, cina, merc., bell.

Coqueluche. Lauro-cerasus, chinin. sulf.; respirer éther 60 gr., chloroforme 50 gr., térébenthine 1 gr.; iod. d'argent, nitri acid., bell., aconit, chelid. majus, coccus cacti, corallia rubra, cuprum, conium macul., drosera,

asa fœtida, arnica, ipeca, viscum alb., ammoniaque, coffea, coccinella, succin, cina, puls., calc. carb., verat.
alb., carbo veget., solub., tart. emet., hep. sulf., brom.
kali, ledum palustre, acide chlorhydrique, chloral, ben-
zine, acide hydrocyanique, nitri acid., faire respirer les
résidus de gaz, dulcamara, inhalation d'acide phénique
pendant et hors les quintes, goudronnière Sax dans l'ap-
partement, cina.

Coqueluche (1ʳᵉ période). Aconit, nitri acid., bell.,
ipeca, bryon., merc. vivus, dulcam.

Coqueluche (2ᵉ période). Bell., chelid. majus, coccus cacti, coral. rubra, cuprum, ipeca, sepia, drosera,
cina, veratr., sulf., puls., tart. emet., nitri acid., cocca,
ambra grisea, con. macul., silicea, coffea, acet. cuprum.

Coqueluche (3ᵉ période). Kermès min., tart. emeticus, ars. d'antim., hep. sulf., cina, veratr. alb., cal. carb..
cupr., cocc. cact.

Cordon spermatique (Douleur au). Colocynthis.

Cornée (Cicatrices de la). Ap. virus, calc. carb.,
arsen.

Cornée (Obscurcissement de la). Cannab. sat.,
sulf., euphrasi., magn. m.

Cornée (Taches de la). Senega, calc. carb., lapis albus, hep. sulf., nitr. acid., silic.

Cornée (Ulcères de la). Apis, cannab. sativa, hep.
sulf., ars., bell., calc. carb., argent. nitr.

Corona veneris. Nitr. acid., bi-iod. d'hydrag., thuya,
laches.

**Corps étrangers dans le conduit auditif ex-
terne.** Injecter eau de chaux 30 grammes, sulfate de
zinc 0,30 centigr.

Corps étranger sous les paupières. Le retirer avec une alliance; si c'est du fer. se servir de l'aimant.

Corps fibreux de l'utérus. Tous les médicaments des hémorrhagies utérines, platina, argent oxyd., ledum palustre, secale corn.; thuya, sel ou eau de Krankenheil, intus et extra, bains d'eaux mères des salines du Croisic (Loire-Inférieure), de Salins (Jura), de Salies (Hautes-Pyrénées).

Cors aux pieds, œils de perdrix. Toucher le cor avec du perchl. de fer liquide, berberis. bovista, lycop., alumine, carbo anim., antim. crudum, causticum, kal. carb., silicea, calc. carb.

Cors lancinants. Phosph. acid.

Corybantisme. Crocus sativus, tarent., acon., secal. corn.

Coryza. Allium cepa, ars., euphras., iod. kali, merc., samb.; respirer plusieurs fois acide phénique 5 grammes, alcool 15 grammes, ammoniaque liq. 5 grammes, eau distillée 10 grammes: eau du Mont-Dore sous toutes les formes, bi-chrom. kali, nux vom., cham., lachesis, hep. sulf., puls., calc. carb., natr. carb., graphite, silicea, frictions aromatiques sur l'occiput, dulcamara, sulf., brom. kali, priser de l'oxyde de zinc, renifler une solution de brom. kali; priser bismuth 12 grammes, gomme arabique 4 grammes, chlorhydrate de morphine 0,05 centigr.; iodium, sublim. corros., arnica, aconit., bellad., sulf., sassapar.

Coryza catarrhal. Bell., merc., nux vom., phosph., puls., allium cepa.

Coryza chronique. Bichrom. kali, sassaparilla, priser de la poudre d'amidon arseniquée, poudre de soufre, iod. de soufre, eau du Mont-Dore sous toutes les formes, sulf., nux vom., brom.

Coryza avec excoriations nasales. Metal. alb., merc.

Coryza dartreux. Sulf., ars., kal. bichrom.

Coryza fluent. Allium cepa, euphras., ars., merc., iod. kali.

Coryza fréquent. Merc., sulf., ethiop. miner., baryt. car., grap., ipeca.

Coryza goutteux. Kali chloric., ars., brom. kali, nux vom., lycopod., caust.

Coryza avec laryngite. Allium cepa, spon. tosta.

Coryza avec nez rouge. Iod. kali.

Coryza scrofuleux. Calc. carb., sulf., merc. solub., nitr. acid., hydrastis canad.

Coryza sec. Ipeca, arsen., sambuc., nux vom.

Coryza du vent d'est. Allium cepa, hydrast. canad.

Coryza violent. Xyphosura., hydrast. canad.

Coup de sang. Voir *Apoplexie*.

Couperose. Voir *Acnée rosacea*.

Courbature. Apis, bain simple ou de Pennès, arnica, silicea, met. alb., cannab.

Cowperite (inflammation des glandes de Cowper). Injections astringentes, petrol., tereb., iod. de fer.

Coxalgie. Phosph. acid., colocynthis, clematis, eau de Tœplitz, calcarea, arg., rhus tox., bryon., colchic., sulf.

Crampes. Cuprum, plumb, nux vom., verat., coucher la tête plus basse que les pieds, acet. cuprum, phosph., graph., colocynth.

Crampes dans les bras et dans les jambes. Veratr. alb., canthar., nux vom.

Crampes des danseurs. Gelsem.

Crampes des écrivains. Se servir d'un très-gros porte-plume, gelsem, stannum, secale corn., galvanisme, zinc., plumb., cupr., nux vom., angust. ver., curare.

Crampes d'estomac, gastralgie. Nux vom., arnica, cocculus, bismuth, ars., veratr., phosph., carb. veg., graph.

Crampes des jambes chez les femmes enceintes. Cham., actæa racemosa.

Crampes musculaires. Plumb., gelsem, chaînes ou barre de fer autour des jambes.

Crampes nocturnes. Chaînes de fer autour des jambes.

Crampes utérines. Caulophyllum, nux vom., magnésie, chlorure de lithium, cham., platina, plumb., caulophyll., sabina.

Craquements des articulations. Puls., china.

Crépitation douloureuse des tendons, synovite crépitante. Iode intus et extra et compression.

Crêtes de coq, végétations, choux-fleurs. Cautériser avec acide nitrique ou acide thymique, clemat. erecta, nitri acid., thuya.

Crétinisme. Calc. carb., sulf., iodium, merc. solub.

Crevasses, gerçures. Graph., sulf., merc., plumb., nitr. acid., orpiment.

Crevasses de la langue. Borax, nitr. acid.

Crevasses aux mains. Petrol., graphite, sublim. corros., merc., hep. sulf., xyphosura.

Crevasses rebelles. Compresses de permanganate de potasse, sulf., auripigm.

Crevasses des seins, excoriations. Condurango, peau de baudruche collée, arnica, plumb.

Croissance (Accidents de la). Sulf., calc. carb., silic., phosph.

Croissance trop rapide. Phosph. acid.

Croissance troublée. Calc. carb., phosph. cal.

Croup. Aconit, antim. tart., bryon., hep. sulf., iod., ipeca, kali bichrom., sanguinaria, spongia, phosph., brom., moschus, sambucus, ars., carb. veg., cubèbe, cyanure d'hydrarg.; un vaporium d'eau de mauve près du lit de l'enfant, dans lequel on jette toutes les quatre heures 1 gramme de cinabre; plumb. iodatum, sulf. chinæ, ap. virus, nitri acid., cantharis, inhalation de 50 gouttes de brome 1/10ᵉ sur de l'ouate dans un cornet de papier en préservant les yeux, chlorate de potasse, carb. d'ammoniaque, trachéotomie quand il y a accès de suffocation et sifflement laryngo-trachéal, eau bromée au 1/1000ᵉ, vomitif au sulf. de cuivre, china, sucer constamment de petits morceaux de glace, acide phénique.

Croup au début. Acon., bell., merc.

Croup, période angineuse. Bell., merc., bryon., ipeca, arsen.

Croup, période croupale. Spong. tost., hep. sulf., brom., iod., merc. cyan.

Croup (Suites du). Hep. sulf., sanguin., ant. tart., kal. bichrom.

Croup sporadique. Iodium.

Croûtes de lait, eczéma impétigineux. Vinca minor, viol. tric., dulcamara, jacea, sulf., rhus. toxi., mezereum, calc. carb., merc. sol., calc. mur., lycop., rhus. vern. intus et extra.

Cuisson aux parties génitales et entre les cuisses. Thuya, lycopod.

Cuisson du canal de l'urèthre. Copahu.

Cyanose, ictère bleu. Lauro cerasus.

Cystite. Cantharis, puls., digit., nux vom., dulc., sulf., tarent., conium macul., antim., mezereum, apium vir. copahu, brom. kali, aconit, terebenth., chimaphila, tisane de stigmates de maïs.

Cystite aiguë. Cantharis, senecio aureus, nux vom., tereb., aconit, sangsues au périnée, bains, cubébine, ap. vir, arsen., phosph., lycopod., silicea, tisane de maïs.

Cystite blennorrhagique. Glace dans le rectum.

Cystite calculeuse. Tarent.

Cystite catarrhale. Canth., merc., puls., lycop., hepar sulf., copah. bals., stann.

Cystite chronique. Dulc., tereb., sulf., tarent., conium mac., mezer., ant. crud., copahu, sangsues au périnée, aconit, cantharis, bains, injections de nitrate d'argent, ars., petrol., fluor. acid., chimaphila.

Cystite du col. Apis, cantharis, tereb., instillation d'une solution de nitrate d'argent, matico.

Cystite du col chez les femmes âgées. Cantharis.

Cystite névralgique. Bromure de camphre.

Cystite du trigone vésical. Ferrum.

Cystite avec urine fortement colorée. Acide benzoïque, benzoate de soude.

D

Daltonisme, achromatopsie, difficulté de distinguer les couleurs. Phosph., bell., digit., aurum.

Danse de Saint-Guy, chorée. Tarent., brom. kali, agar. musc., ars., bell., cuprum, stram., zinc., verat. viride, visc. album, caulophyllum, ignatia, cocculus, cicuta virosa, hyoscyamine, lolium temulentum, cuprum acet., aurum, caust., iodium, les eaux de Néris.

Dartre, herpétisme, psore. Sulf., ars., sep., silicea, mang., tart. émet., graph., rhus., clem. erecta, rhus radicans, kali carb., eaux de Cauterets, hep. sulf., urtica urens ; axonge 30 grammes, nitrate acide de mercure 10 gouttes ; dulcamara, acide phénique, natr. carb., nat. mur., bry., calc. carb, kreos., merc., phosph., staphys., kal. bi-chr., selenium, zinc., nit. ac.

Dartre annulaire. Natr. mur., nat. carb., sepia.

Dartres brûlantes. Merc.

Dartres chroniques. Con. macul., clemat. erecta.

Dartre dans les favoris. Lachesis.

Dartre furfuracée. Ars., bry., sulf., calc. carb., kreos.

Dartre généralisée sur tout le corps. Salsaparilla.

Dartres aux parties génitales. Dulc.

Dartre humide. Tart. emct., rhus toxic., graph., clem., bovista, merc., nit. ac., dulcam., calc. carb.

Dartre aux jarrets. Natr. muriat.

Dartres aux deux joues. Nicotiana tabacum.

Dartre latente. Hep. sulf.

Dartres aux mains et aux doigts. Kali carbon.

Dartre à la marge de l'anus. Aconit. lycoct.

Dartres aux oreilles. Elaps.

Dartres pruriteuses sèches à la face. Iod. kal.

Dartre rongeante. Merc., arsen., staphys., phosph. kali bi-chr., sulf.

Dartre saignante. Œthusa cynapium.

Dartre scrofuleuse. Nux juglans, iod., calc. carb., dulcam.

Dartre sèche. Sepia, silicea, mangan., ars., sulf., clemat. erect., selen., zinc.

Dartre squammeuse. Graph., dulcam., calc. carb., phosph., nitr. ac., sulf.

Dartre syphilitique. Merc., bi-iod. d'hydr., iod. kali.

Dartre alternant avec toux. Rhus toxic.

Dartre vive. Stram., mezer., rhus vern.

Débauche (Suites de). Opium.

Débilité, faiblesse musculaire. China, verat. alb., coca, hydrastis canadensis, bains artificiels d'acét. de fer, nux vom., phosph., ars., asar. europ.

Débilité des enfants. Phosphate de fer, phosph. calc., régime lacté.

Débilité nerveuse. China, cham., cyclam., coca, verat. alb., curare.

Débilité nutritive. Phosph. calc., calc. carb., china, ferr., phosph. acid., régime lacté.

Débilité par excès vénériens. Nux vom., sulf., phosph. acid., staphysa.

Déchirure du périnée. Quatre ou cinq jours après l'accouchement, faire des points de suture métalliques avec le chasse-fil métallique de Collin; lotions d'eau arniquée ou calendulée.

Défaillance, lipothymie, syncope. Marteau de Mayor, une goutte de cire à cacheter sur le cœur, ignatia., acon., opium, cham., veratr. alb., éther, chloroforme.

Défaillance épigastrique. Actæa racemosa, apocyn. cannab., nux vom.

Défaillance d'estomac. Acide cyanhydrique, murex purp., actæa, racem.

Défaut d'activité mentale. Argent. nitr.

Défaut de force, abattement physique. Arnica, china, coca.

Défécation involontaire. Bellad.

Dégénérescence amyloïde de la rate. China, phosph.

Dégénérescence amyloïde des reins. Phosph. acid.

Dégénérescence du foie. Phosph.

Dégénérescences des tissus. Plumb., laches., phosph. merc.

Dégénérescence graisseuse. Phosph., argent. nitric., phytolacca, iod. kal. à hautes doses, laches., plumb., merc.

Dégénérescence graisseuse du cœur. Phosph. acid., phosph.

Dégénérescence graisseuse de tous les orga-

nes. Phosph., merc., plumb. iod. kal. à doses progressives.

Dégénérescence granuleuse. Arg. nitric.

Dégénérescence granuleuse des reins. Plumb.

Délire. Hyosciam., opium, arn., bell., verat., acon., stramon., sulf., cham., ars., phosph. ac., rhus tox.

Délire des aboyeurs. Bell., nux vom.

Délire aigu, frénésie. Buffo. rana.

Délire des blessés et des opérés. Chloral en potion.

Délire comateux. Opium, arnic., bellad., hyosc. nig., veratr. alb.

Délire fébrile. Acon., bell.

Délire furibond. Bell., merc., hyosc., arn., opium, stram.

Délire de la fièvre typhoïde. Agaricus musc., hyosc. nig., opium, gelsemin.

Délire gai. Aconit., opium, verat., sulf.

Délire avec hallucination. Opium.

Délire des ivrognes. Stram.

Délire loquace. Rhus toxic.

Délire maniaque. Bell., stram.

Délire nostalgique. Opium.

Délire passif, sub délirium, demi-délire. Ars., cham., phosph. ac., rhus tox.

Delirium tremens. Bell., digit., nux vom., opium., agar. musc., chloral, puls., merc., brom. kali, actæa racemosa, bromure de camphre, aconit, plumb.

Démangeaisons aux mains. Camph., oranges amères, sulf.

Démangeaisons partielles. Ruta graveolens.

Démangeaisons à la peau. Solan. nigrum.

Démangeaisons avec volupté par le grattage. Sulf.

Démangeaisons vulvaires. Fumigations sulfureuses, lotions d'eau de sublimé.

Démence, folie complète. Anacard., opium, bell., sulf., lycop., sulfure de carbone, phosph., brom. kali, verat., arnica, ars., calc. carb., laches., secal. cor., nux vom., plumb.

Démence (Forme apoplectique). Opium, arnic., ars., calc. carb., laches.

Démence (Forme commune). Phosph., bell., verat. alb.

Démence (Forme convulsive). Plumb., secale cornut., nux vom., anacard.

Démence sénile. Secale corn. gelsemin.

Démonomanie, folie des possédés. Bell., opium.

Dengue (Fièvre), fièvre brisant les os. Rhus tox.

Dentaire (Carie). Kreos, staphysagria, lycop., antim. crud., merc. sol., silicea, nit. acid., sepia.

Dentaire (Fistule). Acid. fluor.

Dentaire (Névralgie). Coffea, nux vom., sepia, coccin. septem.

Dentition. Cham., kreos., cuprum, coffea, calc. carb., merc., sulf.

Dentition difficile et laborieuse. Acet. cuprum, gelsem., cham., merc. sol., calc. carb., sulf., kreos.

Déplacements de l'utérus. Ferrum, sepia, aurum, nux vom., ignatia, asperula, cocculus, con. macul., merc., secal. corn., collinson., helonias dioïca., lilium tigrin.

Dépôt muqueux des urines. Ammoniaque.

Dermite. Bellad.

Descente de l'utérus. Voir *Abaissement.*

Désirs sexuels (Absence de). Caust.

Désirs sexuels (Surexcitation des). Cinnam., con. macul., sulf., camph.

Désordre mental avant ou pendant les règles. Lilium tigrin.

Déviation de la colonne vertébrale. Silicea, calc. carb., phosph. calc.

Déviation des os. Curare.

Déviation de l'utérus. Voir *Déplacement et prolapsus.*

Diabète. Phosph. acid., kreos., helonias dioïca, natrum sulf., uranium, tarent., ars., natr. mur., merc., carbo veg. ledum palustre, azotate d'urane, secale cornut., régime lacté, lacto phosphate de chaux, sulfure de carb., argent., nux vom., scilla, nit. acid., phosph., apium vir., digital.

Diabète insipide, polyurie. Phosph. acid., bell., merc., camphor., carbo veg., con. macul., ledum palustre, verat. album., ars., arg., nux vom., nat. carb., natr. ammon., dulcamara, colocynthis, zinc, rhus tox., scilla marit., régime lacté, sulfure de carb., digital., tarent.

Diabète sucré, glycosurie. Secale corn., nitrate d'uranium, curare, carbon. d'ammoniaque, nitri acid., ars., privation de sucre et de féculents, valeriana, brom. kali, helonias dioïca, tarent., chelid. majus, scilla mar., apis mellif., kreos., nux vom., merc., naphte, iod. kali, sulfure de carbone, bromure de soufre, phosph. acid., huile de foie de morue, digital, alumina, terebenth., alu-

minium, calcar. carb., cantharis, phosph., natr. mur.
kal. sulf., natr. sulf., calc. sulf.

Diaphragmite. Apis mell., aconit, bryon.

Diaphorèse, sueurs abondantes. Sambucus cortex, tarent. jaborandi, aconit., merc., diadema, calc.
carb.

Diarrhée. Acid. sulf., dulc., euphorbia, gummi
gutta, hyosc., ipeca, magn. carb., merc., phosph., podophyllum, puls., sabadilla, senna, cham., croton tiglium,
ars., colocynthis, china, phosph. acid., calc. acet., nerium olean., ferrum, sulf., diète lactée, collodion sur
l'abdomen, kreosote, arnica, coffea, hell. nig., verat.
alb., ap. vir., opium, bryonia, calc. carb., hydrast.
canad.

Diarrhée adipeuse. Iod.

Diarrhé aiguë. Bellad., merc., ipeca, cham.

Diarrhée avec l'haleine aigre. Rheum.

Diarrhée bilieuse. Acide fluorhydrique, merc. corros., merc. dulcis, puls., podophyllum, cham., dulcam.,
china.

Diarrhée blanche. Verat. alb., helleb. nig., aconit.

Diarrhée avec de violents bruits intestinaux.
Phosph. acid.

Diarrhée après avoir bu ou mangé. Ars., cina,
china.

Diarrhée chronique. Fluor. acid., ars., bismuth,
calc. carb., calc. acetica, carbo veg., cuprum, podophyllum, puls., arnica, apium vir., sulfur. acid., régime
lacté, phosph. calc., viande crue, nitrate d'argent, nitri
acid., colchic., koumys, sulfur., phosph., antim., magnes. carb., gomme gutte.

Diarrhée avec chute du rectum. Podophyllum, ignatia, nux vom.

Diarrhée collicative. Ricinus communis, phosph. ac., ars., fluor. ac., cupr., carb. veg., sulf.

Diarrhée avec perte de connaissance. Nux mosch.

Diarrhée de la dentition. Calc. acet., phosph. acid., bismuth, aconit lycoct.

Diarrhée des enfants débiles. Viande crue, bismuth., régime lacté.

Diarrhée des enfants par nourriture grossière. Lycop.

Diarrhée d'été. China, kreos., croton tiglium, camphre.

Diarrhée excoriant l'anus. Sublim. corros.

Diarrhée fécale. Rheum.

Diarrhée de la fièvre typhoïde. Acide muriatique ethiops miner., bryon.

Diarrhée indolore. Phosph. acid.

Diarrhée infantile. Jalap, cham., nux vom., lycop., podophyllum, collodion sur l'abdomen, rheum.

Diarrhée infantile chronique. Puls., rheum.

Diarrhée de l'intestin grêle. Podophyllum, jalap., plumb.

Diarrhée avec selles involontaires. Acide muriatique, verat. alb., met. alb., crot. tiglium, phosph. acid.

Diarrhée légère. Antim. tartar.

Diarrhée lientérique. Ferr., ars., china, bryon., phosph., oleand.

Diarrhée du matin. Apis, nuphar, rumex, sulf., podophyllum.

Diarrhée muqueuse. Arnica, puls., cham., solub., alumin., sabad., sulf. acid., caps. ann.

Diarrhée nerveuse. Collodion in loco dolenti, aco., opium.

Diarrhée nocturne. Bry., cham., ars., sulf., china, merc.

Diarrhée opiniâtre. Bismuth, podophyllum, nitr. argent.

Diarrhée passive. Phosph. acid.

Diarrhée des phthisiques. Antim. tart., bismuth, merc., phosph.

Diarrhée profuse. Arnica.

Diarrhée purulente. Sulf.

Diarrhée rebelle. Oxyde de zinc (2 gr. en 4 fois par jour).

Diarrhée dysentérique du rectum. Podophyllum, jalap.

Diarrhée par refroidissement. Dulc.

Diarrhée sanguinolente. Caust., crotalus, sulf., merc., nux vom., sublim. corros.

Diarrhée avec selles comme de la terre glaise. Hep. sulf.

Diarrhée avec selles vertes. Bismuth.

Diarrhée avec selles violentes et tout d'un coup. Croton tiglium.

Diarrhée séreuse. Ars., cham., dulc., china, ferrum, phosph. acid., puls., rhus toxic., verat. alb., crot. tigl., nicot. tab.

Diarrhée séreuse avec douleurs brûlantes. Ars.

Diarrhée avec ténesme. Colocynthis.

Diarrhée sans ténesme. Verat., mur. ac. phosph. acid.

Diarrhée des vieillards. Nitri arg.

Diathèse furonculaire. Arnica, fluor. acid., silic., thuya, ant. crud., ars., sulf., asterias, merc. iod.

Diathèse hémorrhagique. Perchlor. de fer., phos., ipeca, millefol., nux vom., phosph. acid., carb. veg., china, secal. cor.

Diathèse purulente, septicémie. Arnica, aconit, ars., sulf. de quinine, bell., cham., nux vom., bryon., puls., rhus radicans, gelsem., brom. kali, acide muriatique, acide phénique, sabina, ipeca, hyosc.

Diathèse purulente de la parturition. Aconit, ipeca, injections intra-utérines d'eau tiède, hyosc., sabina.

Difficulté de distinguer les couleurs, daltonisme. Phosph., digit., bell., aurum.

Difficulté d'uriner, dysurie. Brom. kali, canthar., nux vom., coff. cr., phosph., chimaph., opium, hyosc. niger.

Digestion difficile par insuffisance de salive. Diastase.

Digestion difficile par insuffisance de suc gastrique. Pepsine.

Digestions pénibles, dyspepsie. Coca, vin ou sirop Chassaing à la pepsine et à la diastase, eau de Vals, nux vom., graph., phosph., china, plumb., sulf., cham., ap. vir., carb. veg., laches.

Dilatation du cœur. Ars.

Dilatation de l'estomac. Pilules pancréatiques de Defresne, met. alb., sulf., kreosot.

Dilatation permanente de la pupille, mydriase. Fève de calabar, laches., opium, bell., spigel.

Dilatation d'une pupille, mydriase d'un œil. Lachesis, calabarine, opium, bellad., spigel.

Diminution de l'audition. Digit.

Diminution de la vision. Digit.

Diphthérie. Apis, brome, cantharis, guaiacum, hep. sulf., kal. mang., merc., phytolacca, lachesis, bryonia, acide phénique en gargarisme, perchl. de fer à haute dose intus et extra, acide nitri., cyanure d'hydrarg., bi-iod. d'hydrarg., brom. d'hydrarg., bi-chrom. kali, acide muriatique, iod., ars.

Diphthérie avec albuminurie. Arsen.

Diphthérie sans albuminurie. Acide chromique.

Diphthérie (Paralysies, suite de). Con. macul., bellad.

Diphthérie se prolongeant dans les bronches. Bryon.

Diplopie. Ferrum, bell., stram., verat., secale, agar. musc., conium mac., nerium oleand., iodium, natr. mur., digit., gelsem., hyosc. nig., cicut. vir., puls., sulf.

Diurèse, sécrétion abondante d'urine. Argent., met. alb.

Division anomale. Cautériser à l'angle de division.

Doigts morts. Cicut., merc., phosph , sulf., lycop.

Dos (Souffrances du). Actæa racemosa, apium vir., ipeca, kali carbonicum, lachesis, puls.

Douleurs en général. Cham., opium, coffea.

Douleurs excessives en accouchant. Coffea, chamom.

Douleurs après l'accouchement. Caulophyllum, cham.

Douleurs (fausses) d'accouchement. Caulophyllum, cham.

Douleurs articulaires. Tarent., colchic., china, sassafr., caust., colophyll.

Douleur atroce. Cham., coff., opium.

Douleurs brûlantes. Ars.

Douleur au cœur, de cause goutteuse et hémorrhoïdaire. Nux mosch., arnica, æsculus hyppoc.

Douleurs lancinantes dans le cœur et dans le poumon gauche. Tarent., acide oxalique,.acon. lycoct.

Douleur sourde au cœur. Cham., bryon., nux vom., puls., glonoin, aconit, bell., digit.

Douleurs dentaires. Agaricus musc., clematis erecta, coccin. septemp., coff. cr., spigel., cham., cocc. cact.

Douleurs du dos chez les femmes. Actæa racem., tarentula, puls., lilium tigrin.

Douleurs du dos des femmes enceintes. Kali carb.

Douleurs d'enfantement trop vives. Chamom., coffea.

Douleurs des genoux. Chelid. majus.

Douleurs dans les jambes le dernier mois de la grossesse. Cham.

Douleurs ostéocopes de la grippe. Eupator. perfol., bryon.

Douleurs hépatiques. Baptisiatine.

Douleur dans l'hypochondre gauche. Murex purp., cimifuga racemosa.

Douleurs des ligaments larges. Ap. vir., magnes. mur., canth., magnesia carb., colocynth., hamam.

Douleurs lombaires symptomatiques d'affection hémorrhoïdaire. Æsculus hypocast., nux vom., sulf., calc. carb.

Douleurs mammaires. Actæa racemosa, bellad., merc., iod., bryon., phosph.

Douleurs aggravées par le mouvement. Bryon.

Douleurs améliorées par le mouvement. Rhus toxic.

Douleurs musculaires. Veratr. alb., helleb. nig., nux vom., act. racem., asar. europ., bryon., colchic., carb. veg., rhodod.

Douleurs musculaires et articulaires. Tarent., verat. alb., helleb. nig., arnica, china, colchic.

Douleurs ostéocopes. Eupat. perfol., acide fluor., phosph., dulcam., lachesis, nit. acid., aurum, argent., thuya.

Douleurs des ovaires. Bryon, colocynthis, staphys., api. vir., sulf., iod., phosph., laches., kal. brom., canthar., hamamelis.

Douleurs fulgurantes de la paralysie. Injections sous-cutanées de morphine.

Douleurs dans la région précordiale. Acet. cupr., tarent., sulf. de cinchonine.

Douleurs rachidiennes. Arnica, phosph., arsen., opium, nux vom., cicut. vir., ipec., secale com.

Douleurs rhumatoïdes des femmes. Caulophyll.

Douleurs sacrées ou des reins chez les femmes. Lilium tigrin.

Douleurs sacrées symptomatiques d'affection hémorrhoïdaire. Æscul. hypocast., nux vom., capsic. annu., sulf., sepia, ignatia, aloès.

Douleurs spasmodiques. Coccul.

Douleurs spinales du dos. Argent. nit., lachesis.

Douleur des testicules. Phosph., sepia, hamam.

Douleur de tête. Clemat. erecta, sanguin., sepia, cham., nux vom., cocc. cact., bell., puls., verbasc., spigel., coffea, stann.

Douleur sourde dans la tête. Agaricus musc.

Douleurs thoraciques des phthisiques. Sabadilla, bryon.

Douleurs de l'utérus. Coffea, xanthox. frax., puls., secal. corn., ipeca, nux vom., china, ignat., coccul., platin., cauloph., cham., act. rac.

Douleurs utérines du cancer utérin. Secale corn., opium à haute dose, carb. animalis.

Douleurs utérines après la délivrance. Secale corn.

Douleurs de l'utérus pendant la menstruation. Castoreum, vératrine, apiol.

Duodenum (Ulcère du). Kali bichrom.

Dureté de l'ouïe, dysécée. Asar. europ., digit. purp., bry., hep. sulf., phosph., sulf., puls.

Dureté de l'ouïe avec sifflements. Digit.

Dureté du prépuce. Lachesis, opérer.

Dyssenterie. Arnica, colocynthis, nitri acid., aloès, capsicum, collins., kreos., ipeca, leptend. virg., merc., petrol., acon., podophyll., subl. corros., nux vom., colchic., phosph., ars., carbo veg., secale corn., china, acide carbol., nitrate de soude, baptisia tinct., eau froide (le moins trois litres), tisane albumineuse, arg. nitric., apium vir., buffo rana, hamamelis, sulf., chinin. sulf.

Dyssenterie aiguë. Aconit, ipeca, merc., sulf.

Dyssenterie d'automne. Solub. corros.

Dyssenterie chronique. Nitri acid., aloès, arnica, capsicum, ipeca, colocynthis, collins., kreos., leptendria virg., merc., petroleum, podophyllum, sulf. acid., secale corn., nit. arg., arsen., phosph., china.

Dyssenterie des enfants. Petrol., ipec., acon.

Dyssenterie d'été. Nux vom., caps. annuum.

Dyssenterie rectale. Collins., podophyllum.

Dysécée, dureté de l'ouïe. Bry., hep. suf., phosp., sulf., puls., asarum, digit. purp.

Dysménorrhée. Aurum, actæa racemosa, caulophyllum, collins., hamam., xanthox. fraxin, éponge préparée, cham., apis, magnes. carb., nux vom., asper., gelsem., coffea, ammon. acet., puls., enlever l'obstacle mécanique, tarent., sepia, cocculus, urtica dioica, cannabis ind., kali carb., graph., phosphure de zinc, aletris farinosa, verat viride, ambra gris., galvanisme, armoise, secal. corn., apiol, crocus sativus, magnes. muriat., bicarb. de soude, sabina, argent. oxyd., lilium tigrin., asa fœtida, platin., bell., ignat.

Dysménorrhée chronique. Chinin. sulf.

Dysménorrhée par corps fibreux interstitiel. Thuya, calc. carb., nit. acid., borax.

Dysménorrhée très-douloureuse. Coffea.

Dysménorrhée des femmes nullipares. Hamamelis.

Dysménorrhée des jeunes filles. Hamamelis, collodion prolongé sur le ventre.

Dysménorrhée membraneuse. Borax, cautérisation au nitrate d'argent fondu dans l'utérus.

Dysménorrhée membraneuse par rétrocession d'exanthème. Sulf., calc., ars., rhus, urtica urens, ap. vir., bell., cham., mezereum, cuprum acet., puls., canth., borax, nux mosch., dulc., silicea, sepia, hep. sulf., merc., thuya, nitri acid., merc., iodium, iod kali.

Dysménorrhée nerveuse. Actæa racem., gelsem. semp., agnus castus, mosch., ammon. carb., camph., asa fœlida.

Dysménorrhée chez les femmes d'une pauvre organisation. Xantho. fraxin.

Dysménorrhée ovarienne. Hamam., ap. vir., bell.

Dysménorrhée de la puberté. Kali carb.

Dyspepsie. Bryon., carb. veg., graph., kali bichrom., lycop., apis, eau d'Alet, merc., tart. emet., pastilles de diastase, pastilles de pepsine, digit., bellad., magnesia, kali carb., acid. sulfur., hydrastis canad., nux vom., puls., sepia, ars., china, lachesis, hep. sulf., sulf., kali chloric., eau minérale de Couzan, nitri acid., plumb., opium, cuprum, phosph., lacto phosphate de chaux, colombo, ipeca, acide muriatique, arnica, hydrothérapie, eau de Condillac, apocyn. cannab., pilules pancréatiques de Defresne, cham., carb. veg.

Dyspepsie acide, aigreurs d'estomac, pyrosis. Carbo veg., lycop., acid. sulf., bismuth, capsicum, nux vom., sulf., china, acide muriat., bryonia, graphites,

ars., con. macul., calc., phosph. acid., cham., natrum
mur., puls., quassia, bi-carb. de soude, nitri arg., magnes., nicot. tab., hell. nig., verat. alb., calc. carb.

Dyspepsie chlorotique. Colombo, ferrum.

Dyspepsie chronique. Nitri arg.

Dyspepsie avec défaillance d'estomac. Apocyn.
cannab.

Dyspepsie des femmes enceintes. Coccul. ind.,
colomb.

Dyspepsie flatulente. Lycop., puls., hep. sulf.,
acide phénique, bryon., colombo, galvanisme, arnica,
ignatia amara, china, carb. veg., phosph., nux vom.,
cham., coccul., lilium tigrinum.

Dyspepsie pituiteuse. Nux vom., ars., phosph.,
lachesis, carb. veg.

**Dyspepsie avec sensation d'une lourde pierre
dans l'estomac.** Bryonia, croc. sat.

Dysphagie, difficulté d'avaler. Brom. kali, nitri
acid., conium macul., galvanisme, mosch., ignat., platin., stramon.

Dysphagie liée aux angines. Brom. kali, bell.,
baryt. carb.

Dysphagie des liquides. Brom. kali.

Dyspnée. Ammon. carb., aurum, cuprum, lobelia
infl., sambucus, viola odorata, ipeca, arsen., opium, nux
vom., carbo veg., çoca.

Dysurie, difficulté d'uriner. Cantharis, hyosciamus niger, aconit, apium vir., chimaphylla, brom. kali,
bellad., caust., glace dans le rectum, uva ursi, terebenthina, nux vom., coffea cr., phosph., opium.

Dysurie des enfants. Nux vom., bellad., puls., merc.

E

Eaux aux jambes. Solub., antim. crud., puls., rhus.

Éblouissements. Arnica, bellad., opium, glonoïn., acon., bryon.

Excès vénériens (Suites d'). Natr. mur., sepia, china, phosph. acid., staphys., calc., sulf.

Ecchymoses de cause extérieure, blessures non saignantes. Arnica, ars., secale corn., sulf. ac., graph.

Ecchymoses aux yeux. Bellad.

Ecchymoses scorbutiques. Phosph., rhus tox., nux vom., nitr. acid.

Ecchymoses spontanées. Phosph., rhus tox., bell., laches., ars., puls.

Échardes dans les doigts. Ledum palustre.

Éclampsie, convulsions. Glonoïne, stann., tarent., bell., stram., aconit, æthusa cynapium, chloroforme intus et extra, cham., ipeca, hyosc. nig., platin., cina, opium, zinc, cupr., merc., calc., curare, verat. viride, chloral, coriaria myrtifolia, brom. kal., gelsem., ignatia, secal. corn., plumb., arsen., puls., nux vom.

Éclampsie au début. Chloroforme en inhalation pendant 1, 2, 3 ou 5 heures.

Éclampsie infantile. Bellad., cham., ipeca, ignat., cina, æthusa cyn.

Éclampsie symptomatique de l'albuminurie. Cham., plumb., ars.

Éclampsie symptomatique de l'alcoolisme. Plumb., bell., merc., ars., puls., nux vom.

Éclampsie symptomatique de l'helminthiase. Cham., cina, merc., stann.

Éclampsie symptomatique de l'hystérie. Nux vom., ignatia, tarent., platina.

Éclampsie (Prodromes d'). Chloroforme en inhalation pendant plusieurs heures, brom. kal., opium., bell.

Éclampsie puerpérale ou des femmes enceintes. Bell., stann., rana buffo, tarent., glonoïne, stramonium, aconit, æthusa cynap., brom kali, verat. virid., compression des carotides, ignat., secale corn., opium.

Écoulement chronique, blennhorée. Bains d'acétate de fer, petrol., sulf., sepia, calc. carbon., stann., thuya, fluor. acid.

Écoulement surabondant de lait, galactorrhée. Mentha pip., iodium, secal. corn., ergotine, phytolacca, china, merc.

Écoulement muqueux, blennorrhagie. Natrum muriat., sepia, merc., cannab. ind., nit. ac., canthar., thuya, lycop.

Écoulement des oreilles. Natrum muriat., hep. sulf., puls., carb. veg., menyant. tr., sulf., silic., calc. carb.

Écoulement de pus et de mucosités par le rectum. Phosph.

Écrouelles bénignes, scrofulides ganglionnaires. Silicea, iod., iod. kal., merc., bell., con. m., arg. nit., phytolacc., sulf., hydrast. c., carb. anim.

Ecthyma. Antim. tart., ars., aur., 'sulf., thuya, graph., clem. erect., solub., antim. crud., puls., rhus/ panser avec poudre dioscoride, kreos., kal. hydr., led. pal., merc. iod.

Ecthyma cachecticum. Arsen.

Ecthyma dartreux ou goutteux. Kal. hydr., merc. iod., plumb., sulf., calc.

Ecthyma scrofuleux. Merc. iod., sulf., rhus., tart. emet.

Ecthyma syphilitique. Merc., bi-iod. d'hydrarg., iod. kali, ars., aur., thuya, nit. ac., laches.

Ectropion, renversement de la paupière en dehors. Apis, puls., sulf., laches., phosph., hep. sulf. silicea.

Eczéma. Plumbago europæum, auripigm., urtica urens, aconit, bell., ipeca, croûtes d'eczéma diluées, dulcam., sulf., con. macul., hura brasiliensis, puls., natrum mur., sepia, silicea, kali carb., carb. veg., merc., anacard., caust., chelid. majus, clemat., croton tiglium, graphite, nux vom., ledum palustre, pommade de soufre et borax, ruta graveolens, acide phénique, hydrocot. asiat., lycoperdon bovista, mezer., rhus tox., selenium, lotions d'essence térébenthine pure, ou d'acide acétique, rhus vern., canth., brom. d'ammon., ars., pétrole, sublimé corrosif, toile de caoutchouc, hydrast. canad., phosph., aur., canthar., lycop., plumb., anacard., caust., hep. sulf. staphys.

Eczéma aigu. Apium vir., rhus tox. ou vern., merc., clemat. erect., ars., phosph., sulf., dulcam.

Eczéma anal. Lotions de sulfate de fer ou de bi-carb. de soude, sirop de fumeterre, petrol., sulf.

Eczéma arthritique. Petrol., bi-carb. de soude, eaux de Vichy, sepia, rhus, merc. corr., sulf., selenium, caust.

Eczéma capitis. Mezereum, dulc., rhus vern., graph.

Eczéma chronique. Aur., clem. erect., canth., ars., rhus vernix., dulc. et sulf., alterner deux mois ; pommade oxygénée : nitri acid. 1 gr., axonge 8 ; pommade soufrée au 1/5, pommade boratée au 1/5.

Eczéma des coins de la bouche. Nit. ac., graph., sepia, rhus, merc. corr., selen., sulf., caust.

Eczéma de la région latérale du col. Mezereum, hydrocot.

Eczéma du cuir chevelu. Sulf., nerium oleand., petrol., merc., carbo veg., lycop., viola tric., hep. sulf., creos., fluor. acid., clemat. erect., bryonia alba, bovista, aconit., bell., solub., ipeca, hura brasiliensis, staphysagria, baryta, carb., baryta mur.

Eczéma du dos des mains. Bovista, rhus tox. ou vern., sepia, sulf., merc. corr., caust., selenium.

Eczéma des enfants scrofuleux. Crot. tiglium, sepia, dulc., viola tric., calc., graph., rhus, sulf., solub., vinca min., calc. mur., lycop.

Eczéma de la face. Crot. tiglium, stannum, nitri acid., sabadilla, sepia, rhus vern., merc. corr., seleni., caust., sulf.

Eczéma fendillé. Mezer., canthar., ars., sulf., nit. acid., lycop., plumb.; anacard.

Eczéma gangréneux des jambes. Lachesis intus et extra.

Eczéma des parties génitales externes. Graph., crot. tiglium, antim. crud.

Eczéma impétigineux. Antim. crud., viol. tric. sassafr., merc., ars., vinca minor, pommade à l'oxyde rouge de mercure, rhus vern., bell., sulf., sepia, mezer., crot. tigl., clem. erect.

Eczéma lichenoïde. Sepia, lycop., sulf., cicut. viros., ap. vir, natr. mur., arsen.

Eczéma des mains. Ars., cantharis, sulf., sepia, rhus vern., selen., merc., con., caust.

Eczéma des mamelles. Lycop., phosph., plumb.

Eczéma des oreilles. Acid. muriat., graph., petroleum.

Eczéma rubrum. Canthar., bell., merc., rhus vern., rhus toxic., arsen., silicate de soude, plumbago, nitri acid., staphysagria, clematis, hep. sulf., graph., china, dulcam., caust., aurum.

Eczéma scrofuleux. Sepia, mezer., crot. tigl., clem. erect., sassafr., merc. sol., vinca min., rhus vernix, bell., sulf., calc., oxyde de mercure intus et extra, graph., viol. tric., ars.

Eczéma du scrotum. Croton tiglium.

Eczéma simplex. Bellad., rhus vernix, merc., cantharis, ars., sulf., graph., petroleum, mezereum, hydroc. as.

Effets du chagrin. Ignatia, staphys., phosph. ac., aur., laches.

Effets fâcheux du mercure. Opium, argentum, nit. acid., bell., iod., merc. sol., hep. sulf.

Effets de la peur. Ignatia, aconit, opium, verat. alb.

Éléphantiasis. Merc., silicea, ars., hydrocot., huile de foie de morue, lach., verat alb., helleb. nig., sulf., vipera redi, vipera lanceolata, kal. hydr., iod., nat. mur., calc. carb.

Éléphantiasis des Arabes. Huile de foie de morue, lachesis, verat. alb., hell. nig., arsen., iod. kal., hydroc. asiat., iod., calc. carb., natr. mur.

Éléphantiasis des Grecs, lèpre. Ars., hydrocot. asiat., phosph., magnes. carb., silicea, veratr. alb., hell. niger, kal. hydr., iod., calc. carb., nátr. mur.

Embarras gastrique. Ammon. muria., antim. crud., nux vom., ipeca, bryonia, bell., merc. sol., cham.

Émission involontaire des urines. Caust., uva ursi, benz. ac., caust., cina.

Émission involontaire et nocturne d'urine. Bellad., thuya, plumb., cina, sulf., calc. carb., merc. sol.

Émission sanguine, hématurie. China, aconit, terebenthina, canth., nux vom.

Émotions morales, suites d'ambition. Plat., hyosc., veratr., merc.

Émotions morales, suites d'amour déçu. Phosph. acid., ignat., hyosc., staphy.

Émotions morales, suites de colère. Bryon., arnica, cham., nux vom., merc.

Émotions morales, suites de contrariété. Staphys., cham., gelsem., aurum.

Émotions morales, suites de frayeur. Opium, aconit., veratr.

Émotions morales, suites de joie. Spigel., coffea, verat., tabac.

Emphysème. Lobelia infl., eaux de Cautrets, phosph., ipeca, scilla mar., arsen. d'antim.

Emphysème pulmonaire. Arséniate d'antimoine, lobel. infl., eaux de Cautrets, scilla maritima, arsen., lycop., silicea.

Empoisonnement en général. Faire vomir avec émétique, 5 à 10 centigr., ou poudre d'ipeca, 1 gr. à 1,50 centigr., eau tiède à doses considérables (10 à 12 litres), eau albumineuse tiède comme vomitive et neutralisante, surtout pour les métaux ; infusion de café pour les narcotiques, l'huile d'olive pour les acides, le lait et l'eau de savon pour les acides et les poisons métalliques, l'eau vinaigrée pour les substances alcalines.

Empoisonnement par l'acide cyanhydrique. Respirer du chlore ou de l'ammoniaque, opium, affusion froide s r la colonne, solution d'acides minéraux en boissons, eau vinaigrée.

Empoisonnement par les acides sulfurique, nitrique et chlorhydrique. Magnésie hydratée, eau de savon, bi-carb. de soude, carb. potasse.

Empoisonnement par les alcalis. Vinaigre, acide tartrique, citron, et traiter les accidents consécutifs.

Empoisonnement par la fausse angusture. Vomitifs, eau éthérée, eau chlorée, essence térébenthine, tannin (2 gr. par litre d'eau), insufflation pulmonaire prolongée.

Empoisonnement par les antimoniaux. Décoction de noix de galle, de chêne, de quinquina, tannin.

Empoisonnement par l'arsenic. Hydrate de persulf. de fer, magnésie calcinée, veratrum, carb. veget.

Empoisonnement par la belladone. Opium.

Empoisonnement par le camphre. Faire vomir, opium, café, eau éthérée, essence de térébenthine, eau chlorée, tannin, insufflation prolongée.

Empoisonnement par les cantharides, les moules, etc. Faire vomir, quelques gouttes d'esprit de camphre sur du sucre.

Empoisonnement par les champignons. Faire vomir, café, camphre, purgatifs, éther, sel commun, eau vinaigrée, tannin, ammoniaque, agar. musc.

Empoisonnement par le chlore. Eau ammoniacale.

Empoisonnement par la ciguë. Faire vomir, solution iodurée, camphre, purgatifs, eau vinaigrée.

Empoisonnement par le cuivre. Eau albumineuse, lait, opium, camphre, magnésie calcinée, protosulfure de fer.

Empoisonnements non déterminés. Eau albumineuse, magnésie calcinée, charbon en poudre, sesquioxyde de fer hydraté.

Empoisonnement par l'ergot de seigle. China, lachesis, nux vom., secale corn., eau vinaigrée, jus de citron hydraté.

Empoisonnement par le gaz hydrogène sulfuré. Eau chlorée, faire respirer du chlore gazeux en versant du vinaigre sur du chlorure de chaux.

Empoisonnement par l'iode. Eau amidonnée, décoction amidonnée, lavement amidonné.

Empoisonnement mercuriel. Aurum, eau albumineuse, lait, opium, iodum, ferrum, hep. sulf.

Empoisonnement des minéraux (antidote de l'). Aurum.

Empoisonnement par la noix vomique. Faire vomir, solution iodurée, opium, eau éthérée, essence térébenthine, lait, beurre, eau chlorée, tannin 2 gr. par litre d'eau, insufflation prolongée.

Empoisonnement par l'opium. Solution iodurée, opium, café noir, tannin, noix de galle, quinquina, bellad., vinaigre, acides végétaux.

Empoisonnement par le phosphore. Magnésie hydratée, bi-carb. de soude, lachesis, essence de térébenthine, abondantes boissons, eau de savon.

Empoisonnement par le plomb. Limonade sulfurique, purger et faire vomir, opium, bellad., sulf. T. M., eau iodurée, æthusa cynapium, sulfate de soude ou de magnésie.

Empoisonnement par les sels d'or et d'argent. Eau albumineuse, lait, proto-sulf. de fer, sel de cuisine, opium.

Empoisonnement par les solanées vireuses. Solution iodurée, opium, eau vinaigrée, purgatifs, vomitifs.

Empoisonnement par les végétaux. Camph., purgatifs, vomitifs, boissons d'eau vinaigrée.

Empoisonnement par le veratrum. Eau iodurée, camphre.

Empoisonnement par le zinc. Lait.

Encéphalite. Bell., stram., hyosc., opium, arnica, nux vom., lachesis, bryonia, cupr. acet., sulf., puls., arsen., rhus, phosph., calc. carb.

Encéphalite, suite d'un coup de soleil. Glonoïne, camphre, bell., arnica, graph., canthar., urtica urens.

Enchifrènement. Eau du mont Dore, nux vom., sulf., calc., kal. bichrom., brom.

Enchifrènement sec. Jusquiame, sambuc., ars., nux vom.

Enchondrome. Silicea, sulf., aurum, argentum.

Enclavement utérin. Refouler avec les doigts l'utérus de bas en haut, puls., helonias, actæa racem.

Endartérite. Phosph., opium, calc. carb., bell., plumb.

Endocardite aiguë. Aconit, spigelia, bismuth., colchic., bell., cannab., ars., phosph., digit., tabac., lachesis, vipera, cactus grand.

Endocardite aiguë avec cœur comme serré. Iodium.

Endocardite chronique. Bismuth, ferrum, china, spigelia, seneg., sulf., canthar., ars.

Endocardite chronique avec lésions organiques. Cactus grandif., ars., spong. tost., phosph., laches., calc. carb., veratr., carb. veg., iod., naja, kalm. latif.

Endocardite des goutteux. Collins., puls., nux vom., arnic., sabina.

Endocardite rhumatismale. Bryon., colchique cocheux, verat. viride, collinsonia, rhus tox., puls., spigelia, kal. bichr., lycop.

Endolorissement général. Silicea, calc. carb., sulf.

Enfants délicats. Phosph. acid., phosph. calc.

Enflure et rougeur des mains. Camphre, oranges amères.

Engelures. Petrol., agaricus musc., sulf., puls., nux

vom., nitri acid., berber., borax, thuya, carb. anim., alum., bell., carb. veg., kali carb., sulf., zinc, agaricus, graph.

Engelures ulcérées. Antim. crud., petrol., ars., nitr. acid., agar. musc., phosph.

Engorgement chronique des amygdales. Sublim. corros., baryta carb., bell., hep. sulf., laches.

Engorgement chronique du col vésical avec hypertrophie de la prostate. Canthar., lycop., aurum fol., con. macul., bell., met. alb., hyosc., rut. grav.

Engorgement du foie. Hep. sulf., kali bichrom., leptand. virg., sepia, podophyllum, bains de Pennès, eaux de Vichy, merc., bellad., chelid. maj., bryon., nit. acid., crotal., puls.

Engorgement ganglionnaire. Hydrarg. dulcis, lycopode, brom., lachesis, hep. sulf., kali carb., agaricus, conium mac., iod., sulf., silicea.

Engorgement mammaire. Bryon., phytolacca, merc., iod., con. mac., silicea.

Engorgement de l'ovaire. Conium macul., tarent., ap. vir., canthar. platin., merc., bell.

Engorgement aigu et chronique de la prostate. Hydrothérapie, électricité, con. macul., puls., thuya, merc., sulf., nit. acid., cannab. sat.

Engorgement de la rate. Bains de Pennès, met. alb., china, berb. vulg., iod., natr. mur.

Engorgement strumeux ou scrofuleux. Iodium, calc. carb., con. mac.

Engorgement des testicules. Phosph., tarent., con. macul., puls., arnica, merc., iod., aurum, sulf.

Engorgement utérin. Aletris farinosa, tarent., con.

macul., ars., sabina, coca, sel ou eau de Krankanheil intus et extra, électriser l'extérieur et l'intérieur du col, hydrothérapie, secale corn., bains et douches sulfureuses, merc. sol., graph., brom., silicea, aurum.

Enrouement. Apis, hep. sulf., kali bichrom., caust., graph., Mezer., lachesis, con. macul., cham., bell.. carb. veg., phosph., eau du mont Dore, spong. tost., selenium, veratr., drosera, kal. bichrom., ap. vir., nitr. kal., borax.

Enrouement des chanteurs. Caust., acide nitrique, arnica.

Enrouement chronique. Carb. veg., kali, bichrom.

Enrouement des phthisiques. Caust., phosph.

Entéralgie, coliques. Aconit, cham., colocynthis, cupr., plumb., acide cyanhydrique, bell., nux vom., bryon., merc., puls., arsen., secal. corn.

Entéralgie avec constipation. Plumb.

Entéralgie des enfants. Rhabar., cham., bell., jalap.

Entérite, catarrhe intestinal. Merc., cham., puls., arsen.; baptisia, aconit, bellad., sulf., apis, arnica.

Entérite par nourriture grossière. Lycop.

Entérite chronique ou profonde. Cannab. ind., carbo veg., calc. carb., aconit, bell., merc., arsen., colocynth., nux vom., bryon.

Entérite infantile, diarrhée des enfants. Lycop., podophyllum, cham., aconit, le sein ou du lait coupé avec un peu d'eau de mauve, rhabarb., jalap., bellad.

Entérite du gros intestin. Nux vom., ars., phosph., ipeca, china, nitri acid., aloès, merc. corr.

Entérite du jejunium. Podophyllum, jalap.

Entérite pseudo-membraneuse. Bryonia.

Entérite du rectum et de l'S iliaque. Podophyll., aloès, collins., æscul. hippoc.

Entorse. Rhus tox., pansements au laud. de Sydenham, ouate, faradisation, arnica, frictions d'huile d'olive, massage en quatre temps : 1° légères onctions, 2° onctions fortes, 3° malaxation, 4° fonction physiologique de l'organe lésé ; faire des frictions de bas en haut en massant et comprimant, calendul. silic., sulf.

Entorses (facilité aux). Bains de mer.

Entorse du pied (ancienne). Arnica, sulf., douches de vap., bains de Baréges, silicea.

Entropion, renversement de la paupière en dedans. Laches., hep. sulf., puls., sulf., silic.

Envies douloureuses du tour des ongles. Stannum, rhus, sulf.

Envie de dormir. Arnica, gelsem., opium, lycop.

Épanchement des méninges. Apis, bryon., bell., merc., opium, hyosc. niger.

Épanchement pleural. Senega, iod., solub., canthar., arsen., sulf., kal. hydr., merc. sol.

Épanchement pleurotique, hydrothorax. Sulf., ponctions avec l'appareil Dieulafoy, apocyn. cannab., ars., canthar., senega, kal. hydr., merc. sol.

Épanchement sanguin. Arnica intus et extra.

Épanchement séreux. Bryon., ars., apium vir., teinture d'iode en topique, senega.

Éphélides, taches de rousseur. Sulf., nitrum, calc., petrol., pommade avec acide nitrique 1 gr., ax. 30 gr., lotions avec sous-carb. de soude ou ammoniaque, nat. carb. ou mur., teint. d'iode, ant. crud., nitr. acid., dulc., colocynth., hyosc., sepia, con. macul.

Éphélides des femmes enceintes. Colocynth., calca. carb., sepia, hyosc., con. mac.

Éphélides gastriques. Dulcam., natr. mur., sulf.

Éphélides hépatiques, taches hépatiques. Lycop., nat. carb., ant. crud.

Éphélides solaires. Sepia, lycop., digit., hep. sulf., nitr. acid.

Épididymite. Merc., arnic., sulf., iod., con. mac., aurum, thuya, puls., clemat., tarent., rhododendron.

Épididymite blennorrhagique. Merc., puls., clem. erect., bryon., rhodod., aurum.

Épilepsie, mal caduc, haut mal. Acid. hydrocianiq., aster. rubra, arg., zinc, laurocerasus, bromure de camphre, plumb., brom. kali à dose progressive, redoul, atropine, bellad., caust., cuprum, cicuta virosa, bichrom. kali, nux vom., stram., strychnine, viscum al ., calc. carb., silicea, lachesis, opium, plumb., æthusa, cynapium, buffo rana, salamand., tarent., hyosc., verat. alb., helleb. nig., gallium alb., digitalis, ars., platina, ignatia, lycop., merc., coccul., stannum, cina, curare, aranea diadema, scorpion, cétoine dorée, mandragore, nitri acid., cotyledon umbilicus, agar. musc., sulf. quinine, ipeca, chloroforme, absinthe, cupr. acet., picrotoxine, aur., phosph. calc., œnanthe, con. mac., talpa tosta, sulf., actæa racemosa, gall. mol., gelsemin., æscul. hippocast., carb. anim.

Épilepsie alcoolique. Camphre, asa fœtida, arnica, nux vom.

Épilepsie ancienne. Caust., nux vom., kali bichrom., rana buffo, tarent., salamand., plumb., gall. mol., gelsem., æscul. hippoc.

Épilepsie congénitale. Verat. alb., helleb. nig.

Épilepsie au début. Chloroforme en inhalation.

Épilepsie goutteuse. Colchic., nux vom.

Épilepsie suite d'onanisme. Calc. carb., nux vom., plumb., sulf.

Épilepsie ayant son point de départ dans les organes génitaux. Brom. kali.

Épilepsie périodique. Ars., nux vom., tarent.

Épilepsie récente. Acide hydrocyanique, cupr., ignatia, nux vom., bell., asterias, opium, calc. carb.

Épilepsie pendant le sommeil. Opium, calc. carb., taupe grillée, ignatia, aurum, ars., sulf., sepia.

Épilepsie syphilitique. Iod, kali, bi-iod d'hydr.

Épilepsie testiculaire. Thuya, rhodo., puls., zinc, nux vom., tereb., clematis, nitri acid., cocculus.

Épilepsie utérine. Actæa racem., strychnine, platina, arg., ignatia, puls., sulf., con. macul., sabina, nux vom., aurum.

Épiphora, larmoiement. Épilation, sulf., puls., staphys., phosph. acid., arsen., euphras., silicea.

Épistaxis, saignement ou hémorrhagie du nez. Ammon. carb., arnica, ferrum, nux vom., sulf., calc., lachesis, aconit, crocus sat., phosph., moschus, china, puls., ipeca, hamam., digit., rhus, créosote, tamponner, renifler une solution de brom. kali, millefol., carb. anim.

Épistaxis de cause externe. Arnic. montana, intus et extra.

Épithélioma, cancroïde, tumeur épithéliale,

noli me tangere, chéloïde. Thuya, aur., nit. acid., pansements et injections avec une solution de chlorate de potasse, arsen. ; arsenic 1 gramme, amidon 8 grammes, faites une pâte qu'on applique ; silicea, phosph., ap. vir,, cham., merc. bellad.

Épithélioma (période stationnaire). Thuya, silicea, phosph.

Épithélioma (période douloureuse). Arsen., ap. vir., cham., merc.

Épithélioma (période ulcéreuse). Ap. vir., arsen., bell., thuya, silic., phosph.

Épuisement. Lycop., coca, agaricus musc., china.

Épuisement nerveux, suite d'étude. Anacard. orient.

Épuisement nerveux, suite d'onanisme. Anacard. orient., sulf.

Épulies, tumeur des gencives. Merc., iodium, calc. carb,, sulf., silicea.

Equinia, eaux aux jambes. Solub., ant., crud., puls., rhus.

Equinia glandulosa, morve, farcin. Solub., dulcam., bell., sulf.

Érections (Absence d'). Antim. crud., phosph., canth.

Érections douloureuses. Brom. kali, glace dans le rectum, camphre.

Érections insupportables. Brom. de camphre.

Érections nocturnes. Brom. kali, camph.

Ergotisme, acrodynie (avec convulsions). Opium, secal. cor., hyosc., agar. musc.

Ergotisme, acrodynie (avec gangrène). Arsen., solan. nigr., colchic.

Érosions de l'orifice utérin. Ars., hydrocot. as., bains avec une canule trouée, badigeonnage de teinture d'iode.

Érosions de la peau. Antim. crud., nit. acid., plumb., ignatia.

Érotomanie, nymphomanie. Origan. vulgare, cannab. indica, gratiola, stram., sulf., digit., cannabis sat., cantharis, tarent., platin., phosph., veratr. alb., hyosc. niger.

Éructations. Cicuta virosa, sulf. acid., bry., ignat., carb. veg.

Éruption arsenicale. Sulf.

Éruption consécutive à la gale. Sulf.

Éruption cutanée humide. Mezer.

Éruption cuivrée. Carbo. veg., bi-iod. d'hydr.

Éruption hydrargyrique. Sulf.

Éruption iodée. Sulf.

Éruption papuleuse de la peau. Acide picrique.

Éruption vésiculeuse aux mains. Camphre, oranges amères, sulf.

Érysipèle. Aconit, apis, bell., rhus tox., hep. sulf., merc. euphorbia, graphite, lachesis, ars., carb. veget., collodion élastique, clematis, calc., solan. nig., chinin. sulf., bryonia, con. mac., ruta graveolens, arnica, camphora.

Érysipèle bénin. Bellad., camph., ap. vir.

Érysipèle bulleux. Rhus toxic, lachesis, phosph., ranunculus bulbosus, cantharis, clemat. erecta.

Érysipèle chronique. Sulf., canthar., anthrokokali.

Érysipèle commun. Bellad., rhus, ap. vir., graph., mercurius.

Érysipèle de la face. Lachesis, bellad.

Érysipèle gangréneux. Ars., laches.

Érysipèle intermittent. Metal. alb.

Érysipèle malin. Rhus, arsen., lachesis.

Érysipèle multiforme. Arnica.

Érysipèle phlegmoneux. Lachesis, puls., buffo rana, arnica, merc., bell., rhus., canthar., arsenic, graph.

Érysipèle du scrotum. Arsen.

Érysipèle à surface ulcérée. Clematis erecta.

Érysipèle traumatique. Aconit, apium vir., arnic., calend.

Érysipèle vésiculeux. Rhus tox., anacard., cantharis ext. et int., rhus radicaus.

Érythème, intertrigro. Thuya, arnica, bell., copahiv., nerium oleand., arsen., rhus, solub., graph.. calc., cham., ap. vir., sulf.

Érythème belladoné. Opium.

Érythème par cause externe. Arnica, calend.

Érythème copahivique. Sulf.

Érythème avec gonflement des mains. Sec. corn.

Érythème par insolation. Bell., ap. vir, lotions d'eau arniquée ou calendulée.

Érythème noueux. Thuya, sulf., apis, puls., bell., ant. crud., rhus, solub., graph., calc.

Érythème palmaire. Fluor. acid., lycop., sulf., graph.

Érythème papuleux. Merc., copahiva, bell., rhus, calc., graphites.

Érythème avec phlyctènes. Ruta grav., rhus tox.

Furoncles, clous. Arnica, bellad., sulf., hep. sulf., ars., silicea, phytolacca, frictionner la partie douloureuse avec les doigts imprégnés d'alcool camphré, apis, collodion, ap. vir., tarent., mezer., phosph. acid., lachesis, calc. carb., natr. muriat., lycop., dulc., brom. kali.

Furoncles (Gros). Lycop.

Furoncles multiples. Sulf., nux vom., ars.

Furoncles simples. Silicea, thuya.

Furoncles successifs. Antim. crud., aster., merc. iod., sulf., arsen.

Furonculose, diathèse furonculaire. Ars., sulf., auripigm.

G

Galactorrhée, écoulement surabondant de lait. Iodium, phytolacca, ergotine, secal. corn., mentha pip., con. macul., eau de Pulna aromatisée à volonté, ricinus, bains sulf., agar. muscarius, racine de fraisier en décoction, merc., china.

Galactorrhée des scrofuleuses. Ignat. amara.

Gale. Sulf., mangan., frictions de savon noir et bain sulfureux, lotion de sulfur de potasse; lotions générales avec acide phénique 2 grammes, eau 100 grammes; frictions avec glycérine 30 grammes, acide phénique 0,50 centigrammes; frictions légères de pétrole; frictions avec teinture de cévadille; acide acétique à 8° 25 grammes;

acide phénique 25 grammes, eau distillée 95 grammes ; bains et lotions de sublimé.

Gale (Suites de la). Sulf., mangan., kal. carb., merc. corr.

Gale des épiciers. Fluor. acid., ranunculus acris.

Gale vésiculeuse. Clematis erecta.

Ganglionites en général. Con. macul., staphysagria, silicea, sepia, natr. carb., nitri acid., merc., phosph., digit., arnica, bell., sulf., cistus canadensis, natr. mur., iod'um, argen.. nit., acid., phytol., hydrast. canad., carb. anim.

Ganglionite axillaire. Staphysagria, lycop., rhus, nit. acid., iod., sulf.

Ganglionite cervicale. Apis, bellad. T. M., spongia, aur. mur., cistus canadensis.

Ganglionite indurée. Phytolacca, agnus cast., sulf., iod., merc., hyrast. can., carb. anim.

Ganglionite inguinale. Clematis.

Ganglionite scrofuleuse. Ruta graveolens.

Ganglionite sous-maxillaire. Staphysagria, natr. muriat.

Ganglionite tuméfiée. Silicea.

Ganglionite ulcérée. Iodum, hep. sulf., kali carb.

Ganglions engorgés. Hydrarg. dulcis, con. mac.

Ganglions indurés du sein. Clematis erecta, merc., graph., silicea.

Ganglions lymphatiques. Une ou deux ponctions avec un trocart explorateur et presser, agnus castus, con. macul.

Ganglions des poignets. Silic., ruta graveolens. rhus, benz. ac., merc., iod., calc. carb.

Gangrène. Lachesis, calomel, ars., vipera redi., secale cornut. acide muriatique ; acide phénique 5 grammes, eau distillée 100 grammes.

Gangrène de la bouche, stomatite gangréneuse, stomacale. Phosph., nit. acid., calomel, ars., lachesis, apis, china, carb. veg., cyanure d'hydrarg., secale corn., anthracite, merc., helleb. nig., iodium, iod. kali, acide muriatique, kreos., tart. emct.

Gangrène, suite de congélation. Ars., carb. veg., laches., phosph.

Gangrène par compression ou par contusion. Lachesis.

Gangrène des extrémités. Secale corn., ars., china, lachesis, carbo veg.

Gangrène des parties génitales. Lauro cerasus.

Gangrène humide. China.

Gangrène, suite d'inflammation. Bell., bryon., ars., carb. veg., silic.

Gangrène du poumon. Eucalyptus, osmium.

Gangrène sénile. Secale corn., chlorhydr. d'ammon., bains d'oxygène, opium, arsen., phosph., laches.

Gangrène symptomatique des cachexies. Phosph., ars., china, secal. cor.

Gangrène traumatique. Lachesis.

Gangrène de la verge. Arsen., cantharis.

Gangrène de la vulve. Iodoforme en pansements, cautère, ars.

Gastralgie, cardialgie. Aconit, bismuth, bryon., nux vom., bains de Pennès, galvanisme, graphite, apis, eau de Condillac, bains de mer, coccinella, nitri arg., camphora, oranges amères, acide hydrocyanique, arnica, kali carb., bell., atropine, ignatia, lycop., aurum, glace à la vanille, lobelia inflata, puls., cham., ars., veratrum, bell., cocculus, tarentula, china, stannum, arg. nitr., sepia, carbo veget., coca, ipeca, phosph., pulsat.

Gastralgie (Pendant l'accès de). Cham., bell., veratr.

Gastralgie d'affection utérine. Sepia, actæa racemosa, cina.

Gastralgie atroce. Sulfate quinine.

Gastralgie dartreuse. Ars., sulf.

Gastralgie d'engorgement du foie par lésion mitrale. Eau-de-vie allemande, digital., arsen., laches., grands lavements d'eau froide tous lés matins.

Gastralgie goutteuse. Nux mosch.

Gastralgie hémorrhoïdaire. Nux vom.

Gastralgie hypochondriaque. Nux vom., ignat.

Gastralgie hystérique. Platina, nux mosch.

Gastralgie avec irradiation spinale (douleur de dos). Bismuth.

Gastralgie des ivrognes. Met. alb., nux vom., lycop., carb veg., laches.

Gastralgie rebelle. Plumb.

Gastrique (Embarras). Ammon. muriat., antim. crud., nux vom.

Gastrite. Diète lactée, ipeca, nux vom., antim. crud., ars., phosph., cantharis, coca, aconit, tart. emet., bains de Pennès, eau de Condillac, bellad., merc., puls., carb. veg., cham., tart. emet., verat., silic.

Gastrite catarrhale. Aconit., bell., puls., merc., cham., carb. veg.

Gastrite chronique. Ars., coca, ipeca, ptelea trifoliata, plumb., opium, nux vom., lycop., sulf., graph., china, carb. veg., nitri arg., eau de Condillac, tart. emet. amm. mur., antim. crud.

Gastrite grave. Ars., verat., phosph., canth., silic.

Gastrodynie. Acide hydrocyanique, bismuth.

Gastro-entérite. Ipeca, apium vir., hep. sulf., aur. mur., ars., opium, euphras., bell., nux vom., bryon., tart. em., ac. oxal.

Gastro-entérite catarrhale. Tart. emet., jalap.

Gastro-entérite chronique. Acide oxalique, bains de mer, eau de Tœplitz, arnica.

Gastrose. Ipeca.

Gastrorrhagie, hématémèse. Arnica, bals. peruv., verat., ars., nux vom., mezer., perchl. fer, ipeca, phosph., millefol., carb. veget.

Gastromalacie, ramollissement de l'estomac. Sulf., calc. carb., ap. vir., phosph., kréosot.

Gaz dans l'utérus, physométrie. Cathéter.

Genoux (Douleurs des). Chelidon maj.

Genoux (Kystes des). Silicea, iodium, caust., graph., sulf., con. m., merc., cannab. sativ., kali brom.

Gencives condylomateuses. Staphys., sulf., silicea, iod., calc. carb.

Gencives ramollies. Iodium, merc.

Gencives saignantes. Lachesis, crotalus, carbo veget.

Gencives (Tumeurs des), épulies. Merc., iod., calc. carb., sulf., silicea.

Gengivite. Merc., sulf. acid., natr. carb., natr. mur.,

mur. acid., nitri acid., lachesis, rhus, iode en gargarisme, bell., staphy., nux vom., kali chlor.

Gengivite chronique. Acide phénique intus et extra, iod. intus et extra.

Gengivite scorbutique. Nit. ac., carb. veg., merc., sulf., staphy., ammon. carb.

Gengivite syphilitique. Merc. corr., kali hydr., nit. acid., hep. sulf.

Gengivite ulcéreuse avec fétidité. Merc.

Gengivite ulcéreuse sans fétidité. Nitri acid.

Gerçures, crevasses. Nitri acid., zinc, rhus toxic., petroleum, graph., plumb., auripigm.

Gerçures aux doigts. Petroleum.

Gerçures des lèvres. Condurango.

Gerçures des mamelons. Glycérolé de calendula, d'arnica, d'iode ou de borax ; cham., baudruche trouée appliquée avec du collodion élastique, arnica, sulf., calc.. merc., silicea, saupoudrer le sein de poudre de gomme arabique, phytolacca intus et extra, castor equi intus et extra dans de la glycérine.

Gerçures de la peau. Sulf.

Glandes engorgées, engorgement des glandes. Laches., lycop., hep. sulf., kali carb., agaricus musc., bell., merc., iod.. con. mac., argen. nit., sulf., phytolacc., hydrast. canad., carb. anim.

Glandes (Engorgement chronique des). Iod., con. mac., argent. nit., merc., phytolacc.

Glandes (Engorgement syphilitique des). Carbo anim., clemat., iodium, bi-iod. d'hydrarg.

Glandes (Hypertrophie des). Kali hydriod, agnus cast.

Glandes indurées. Scilla maritima, hep. sulf., kali carb., selenium, carbo anim., carbo veget., sulf., iod., merc., hydrast. canad.

Glandes indurées (petites indurations) de l'aisselle. Nit. acid., sulf., iod.

Glandes indurées avec trajet fistuleux. Silicea, fluor. acid., hep. sulf.

Glandes lymphatiques. Clemat., silicea, calc. carb., agnus castus, ammon. carb., carb. veg., merc., staphy., natr. mur., nux vom.

Glandes mammaires en général. Phytolacca.

Glandes mammaires (Inflammation des). Carbo anim., phytolacca.

Glandes parotides (Inflammation des). Bryonia.

Glandes salivaires (Inflammation des). Merc.

Glandes des seins. Hydrast canad., carbo anim.

Glande vulvo-vaginite (Inflammation de la). Injecter de l'iode ou du perchlorure de fer, ouvrir l'abcès, merc., canthar. laches.

Glaucome. Bell., apis, spigelia, phosph., merc., ars., iod., iridectomie, sulf. chin., senega, colchic., digit., copah. bals.

Glossite. Merc., bell., nux vom., arnica, scarifications profondes, apis, lachesis, vipera torva, vipera redi, ars., carbo veg., muriat. acid., ap. vir.

Glossite chronique. Nitri acid., merc., corros., staphysagria, muriati acid., kali chloric., auri pigm., met. alb.

Glossite gangréneuse. Arsen., carb. veget., phosph., laches., merc. corr.

Glotte (Œdème de la). Apis., merc., bell., nux vom., laches., phosph.

Glotte (Spasme de la). Bell., merc., samb. nig., mosch., coral., rub.

Glycosurie, diabète sucré. Arseniate de strychnine, uranium nitricum, secale corn., curare, carb. d'ammoniaque, nitri acid., arsen., phosph., privation de sucre et de féculents, valeriana, brom. kall, helonias dioïca, phosph. acid., merc., natr. mur., apis.

Glycosurie par masturbation. Sulf., phosph. ac., ars. de strych.

Glycosurie par suppression de lactation. Phosph. ac., arsen. de strych.

Goître, bronchocèle. Fluor acid., iodium, spongia tosta, silicea, bell., kali hydriod, calc., hep. sulf., puls., eau et sel de krankenheil intus et extra, lycop., ambra grisea, natrum mur., carbo anim., merc., natr. mur., platina, ammon. carb., caust., con. mac., digit., kali, magn. carb., petrol., phosph., sulf., changer de climat, verat. alb., helleb. niger.

Goître crétinique. Iod., calc. carb., sulf., merc. sol.

Goître exophthalmique. Guayacum, ferrum sulphuricum, bellad., phosph. de fer, secale cornut., perchl. de fer.

Goître exophthalmique paroxytique. Glonoïn, sambuc., mosch., spigel.

Goître avec kyste central. Ponction et injection d'eau iodée.

Goître variqueux. Hamam., puls., fluor. acid., sulf., lycop.

Gommes molles. Silicea.

Gommes syphilitiques. Silicea, iodum, iod. kali, sulf., aurum.

Gonflement violacé du col utérin. Murex purp.

Gonflement du cordon spermatique. Phosph. acid.

Gonflement de tout le corps. Vipera redi.

Gonflement de la langue. Voir *Glossite.*

Gonflement des lèvres. Bellad., bovista, digit., ars., alum., asa fœtida, aurum foliatum.

Gonflement d'un membre mordu. Lachesis.

Gonflement scrofuleux du nez. Phosph.

Gonflement du gros orteil. Sabina, phosph. acid.

Gonflement des parties génitales. Rhus.

Gonflement du périoste. Phytolacca.

Gonflement des pieds. Natrum muriat.

Gonflement douloureux des seins. Helonias dioica, merc.

Gonflement du testicule. Copah. bals., rhus toxic., brom.

Gonflement et sensibilité du testicule droit. Aurum.

Gonorrhée, blennorrhée, uréthrite. Agnus castus, alumina, copahu, indigo, merc., aconit, petroselinum, chimaphila, hydrastis canad., thuya, petrol., arg. oxyd., puls., tereb., sulf., azota. uran., berberis.

Gonorrhée aiguë. Aconit, cantharis, cannab. sat., petrol, sulf., petroselinum, nat. muriat., sabina, solub., blennhorrhin., puls., azot. uran., copah. bals.

Gonorrhée chronique. Arg. met., petrol., thuya, copahiva, alum., indigo, merc., agnus castus, nitri acid., clematis erecta, brom., sulf., calc. carb., sepia, fluor. acid., stann., lycop., aurum, collinson.

Gonorrhée féminine. Sepia.

Gonorrhée non blennorrhagique. Acon., puls., copah. b., terebenth., sulf., azot. uran., berber.

Gonorrhée secondaire. Nit. acid.

Gorge irritable. Kali mangan., lachesis, mangan.

Gorge sèche et bouche amère. Tarent.

Gorge (Syphilis de la). Fluor. acid., lachesis.

Gorge (Ulcération de la). Acid. nitr.

Gourmes, croûtes de lait, achores. Rhus toxicod.. viol. tric., calc. carb., sulf., merc. sol., vinca min., lycop., calc. mur.

Gourmes de la face. Phosph.

Goutte, arthritisme. Colchic., guaiac., kali hydriod., plumb., puls., spongia, agnus castus, helleb. nig., apis, clem. erect., eaux de Kreutznach, de Vittel, de Vichy, bell., fraxinus ornus, arg., kali carb., ledum palustre, merc., rhus., sulf., calc., rhododend., sabina, rana buffo, eaux de Cauterets, une cuillerée à café de colchique cocheux, silicate de soude, benzoate de soude, eaux de Wiesbaden, condurango, apis, apocynum androscœmifolium, nux vom., cyanure de potasse, cyan. de zinc, eaux de Contrexeville, arnica, aconit, veratr. alb., bryon. alb., staphysagria, china, phosph. acid., sepia, phosph, d'ammoniaque, sassafr., caust., caulophyll., genièvre, benjoin, arséniate de strychnine, benzoate de lithine, colchicine.

Goutte aiguë. Arnica, sabina, china, puls., bry., antim. c., colchic., aconit, nux vom., bellad., act. spicat., ars., cham., calc. carb.. iod. kal.

Goutte (1re période). Bryon., china, arnica, sabina, kalicarb., lycop., sulf., calc., kali hydriod.

Goutte (2e période). Sulf., rhodod.; lycop., ars., aur., iod., salsaparilla.

Goutte (Accès de). Solub. 30e, coffea virid.

Goutte anomale. Guaïacum, caust., ant. crud., lycop.

Goutte articulaire. Bromure de lithium, cyanure de potassium, cyanure d'argent.

Goutte chronique. Sepia, acide muriatique, ledum palustre, caust., lycop., sulf., colchic., antim. crud., puls., nux vom. iod. kal.

Goutte aux coudes. Acide muriatique.

Goutte au cœur. Bryon., colchique cocheux, cyanure de zinc, aconit à doses progressives.

Goutte à son début. Verat. alb., helleb. nig., aconit.

Goutte aux doigts. Carbo anim.

Goutte aux épaules. Bryon., ledum palustre.

Goutte aux genoux. Ledum palustre.

Goutte sur l'estomac. Nux mosch., cyanure de zinc.

Goutte aux hanches. Causticum.

Goutte hémorrhoïdale de la ménopause. Bains de mer.

Goutte intestinale avec vomissement. Ipeca

Goutte aux mains. Sepia.

Goutte militaire, blennhorrée chronique. Nit. acid.; trois injections par jour avec proto-iodure de fer 0,15 centigrammes, eau distillée 125 grammes; injection eau 250 grammes, gomme arabique 8 grammes, sulfate de fer, de cuivre, de zinc, de chacun, 1 gramme.

Goutte nerveuse. Bains d'eau prolongés.

Goutte noueuse. Calc. carb., lycop., iod., graph., sulf., nitr. acid.

Goutte aux orteils. Clematis vitalba.

Goutte aux pieds. Sepia.

Goutte subaiguë. Ledum palustre, gayac., colchic., iod. kali, plumb., puls.

Goutte vague ou erratique. Puls, nux vom., arnic., sabina, mangan.

Goutte viscérale. Cyanure de potassium, cyanure de zinc, brom de lithium.

Granulations du col utérin. Hydrocotile, cautériser avec nitrate acide de mercure, ou la teinture d'iode, bains avec mes canules trouées.

Granulations intra-utérines. Thuya, staphys., cubebis, curette de Récamier.

Granulations des paupières. Zinc.

Granulations utérines simples sans ulcérations. Ars., hydrocot. asiat., bains avec mes canules trouées.

Gravelle, néphrite calculeuse. Lycop., sazza, phosph. calc., ars., eau minérale de Couzan, silicate de soude, potage à la farine de maïs, puls., parcira brava, eau minérale de Contrexeville, apocyn. cannab., juniperus oxycedrus, huile de cade, huile de Harlem, phosph., natrum muriat., cantharis, salsaparilla, iod. kali, sepia, eau de Condillac, eau de Kreutznach, rhus toxicod., brom. de lithium, cannab., coccus cacti., tisane de stigmates de maïs.

Grenouillette. Thuya ; injecter 4 à 8 gouttes de :
cau 8 gr., chlorure de zinc 1 gramme.

Grimaces. Hyosc. nig.

Grincements de dents. Acet. cuprum.

Grippe. Ars., eupat. perf., kali bichrom., lycop.,
ipeca, sulf., bryon., drosera, aconit le jour et nux la nuit,
bell., puls., cham., euphrasia, phosph., tart. emeticus,
sambucus, sulfate de quinine, jaborandi, solub., aconit,
hyosc. nig., rhus, coffea, opium, dulcamara, carragaheen,
camphora.

Grippe bénigne. Aconit, merc., nux vom., ipec.,
bry., phosph.

Grippe chronique. Lycop.

Grippe avant la fièvre. Camphor.

Grippe avec la fièvre. Aconit, bry., merc., bell.
dulc.

**Grippe avec fièvre rémittente ou à redouble-
ment**. Sulf. chin.

Grippe grave, pneumonie catharrale. Aconit,
bryonia, phosph., ars., solub., sulf., nux vom., sabadilla, arnica, veratrum, ipeca. sulf chin., bellad.

Grippe irrégulière. Sulf. quinine ; bryonia, phosph.,
ipeca, ars.

Grippe maligne. Bellad., ars., lachesis, merc.,
sulf., ipeca, bryon., tart. emet., phosph.

Grisonnement des cheveux. Sulfuris acid., lycop.

Grossesse imaginaire. Crocus sativus.

Grossesse (Affections de la). Coccul. indic.

Grossesse qui épuise. Lacto phosphate de chaux.

Grossesse (Malaise de la). Staphys., puls., actæa
rac.

Grossesse (Nervosisme de la). Actæa racemosa, cocculus.

Gros ventre des enfants. Aconit, le sein ou du bon lait coupé avec de la tisane de mauve, calc. carb.

H

Hallucinations. Anacardium, atropine, bellad., stram., cannabis indica, hyosciam. niger.

Haleine aigre. Rheum.

Haleine mauvaise ou fétide. Inhalations d'eau phéniquée avec le pulvérisateur, chlorate de potasse.

Hanches (Douleurs des). Berberis, colocynthis, cannab. sativa.

Hématémèse, gastrorrhagie. Ipeca, arnica, bals. peruv., verat., ars., nux vom., mezer., perchl. fer., aconit, nux vom., puls., créosote, cuprum, millef., carb. veget.

Hématocèle péri-utérine, hémorrhagie péri-utérine. Arnica, ponction avec l'appareil Dieulafoy si le sang est en pus, ipeca, sabina, secal. corn., thlaspi, ferrum, crocus sat.

Hématurie, pissement de sang. Bellad., phosph., digit., mezereum, uva ursi, sirop de goudron, terebenth., cubeb., ipeca, hammame., juniperus oxycedrus, cactus grandiflora, huile de cade, nux vom., canthar., china.

Héméralopie, cécité de nuit. Bell., veratrum, mercurius, hyosc., puls., platina, solubilis, s'efforcer de voir dans un endroit obscur ; bryon., calc., sanguinaria, rhus, sepia, colocynthis, nux vomica, cham., arnica, coffea, sulf., china.

Hémicranie, céphalalgie, migraine. Bryon., spigelia, actæa racemosa, agaricus musc., cina, bovista, cact. grand., cocculus, digit., ferrum, gelseminum, glonoïne, hep. sulf., iodium, naja, lachesis, nux vom., sepia, phelland., silicea, helleb. nig., verat. alb., valerian. de zinc, sanguin., cham., coccus cacti, bell., puls., verbasc., coff. cr., stannum, aconitine.

Hémicranie avec douleur par le mouvement. Spigelia, bryon.

Hémicranie droite. Aconitine, oranges amères, camphre, agaricus musc.

Hémicranie gauche. Aconitine, aconitum lycoctonium, nitr. argent.

Hémicranie avec nausées et vertiges. Cocc. cacti.

Hémicranie périodique. Salicine.

Hémiopie. Aur., lithium carb., lycop., muriati acid., natrum muriat.

Hémiopie verticale. Natrum muriat.

Hémiplégie. Cocculus, lachesis, vip. redi, eaux de Ledesnia, électricité continue, caps. ann., plumb., graph., bell. nux vom., zinc.

Hémiplégie, suite d'apoplexie. Caust.

Hémiplégie essentielle. Nitri arg., coccul., caust., rhus., nux vom., bell., hyosc., laches., calc. carb., capsicum ann., plumb., graph., zinc.

Hémiplégie faciale. Caust., ruta graveolens, rhus tox., graph., opium, cadmium, stramon., kali carb.

Hémoptysie, hémorrhagie pulmonaire. Aconit, ferrum, ipeca, millef., ledum palustre, nux vom., phosph., arnica, ars., iodium, perchl. ferri, phosph. acid., elaps., calendula, acalipha indica, hammamelis, thlaspi, cact. grandif., digitalis, secale cornutum, bryon., phosph. acid.

Hémoptysie des asthmatiques. Cuprum, arsen., ipeca.

Hémoptysie répétée. Veratr. viride.

Hémorrhagies. Crocus sat., china, bryon., canthar. arnica, ferrum, hamam., ipeca, millef., ars., terebenthina, pulsat., vin chaud, crotalus horridus, digit., sirop de goudron, perchl. ferri, buffo rana, thlaspi, carduus marianus, acide gallique, uva ursi, phosph., bals. peruv.. nux vom., carb. veg., phosph. ac., secal corn., sabina.

Hémorrhagie abondante de petites blessures. Phosph.

Hémorrhagies actives. Aconit.

Hémorrhagies par ambolie. Secale corn.

Hémorrhagies atoniques. Phosph.

Hémorrhagies des avortements. Caulophyllum, sabina, platina, secal. corn., cham.

Hémorrhagie buccale. Arnica, perchl. ferri, hammamelis.

Hémorrhagie cérébrale. Bell., opium, arnica, lachesis, baryt. carb., caust., plumb., zinc, stannum, vip. torva, nux vom., curare.

Hémorrhagies chroniques. Millef.

Hémorrhagies de la conjonctive. Perchl. ferr.

Hémorrhagies internes de corps fibreux. 30 à 50 gouttes de perchl. de fer en 24 heures, alun, teinture de cannelle, lavements et injections froides, argent. oxyd., vinca minor.

Hémorrhagie intestinale sans perforation. Ipeca, thlaspi, digit, perchl. de fer, nux vom., phosph. acid., carb. veget., secal. corn., phosph.

Hémorrhagie méningée. Arnica, lachesis, lauro cerasus.

Hémorrhagie méningée rachidienne. Arnica, aconit, lachesis, bell., secale cornut., nux vom., opium.

Hémorrhagie de la moelle épinière. Bell., arnica, laches., nux vom.

Hémorrhagie nasale. Ipeca, arnica, thlaspi, china, crocus sat., millef., ferrum.

Hémorrhagies passives. Phosph. acid.

Hémorrhagie périodique. China.

Hémorrhagie péri-utérine, hématocèle péri-uté-rine. Secal. c., thlasp., ferr., crocus sativus. arnica, ponction avec l'appareil Dieulafoy si le sang est en pus, ipeca, sabina.

Hémorrhagie pulmonaire, hémoptysie. Elaps., calendula, thlaspi, aconit, ipeca, ferrum, millef., ledum palustre, ars., arnica, nux vom., phosph., perchl. fer., bryon., iodium, phosph. acid., acalipha indica, hama-mel., cact. grand., digital., secal. corn.

Hémorrhagie rénale. Arnica, tereb., nux vom., puls., lycop., cantharis, camph., mezerum, uva ursi, cannab., hep. sulf., merc., copah., hamam., china.

Hémorrhagies (Tendances aux). Millef.

Hémorrhagies utérines, métrorrhagies. Ipeca,

ruta graveolens, arsen., caulophyllum, sabina, china, ignat., platina, puls., digit., argent oxydat., secale cornut., nux vom., arsen. ferr., crocus sativus, arnica, calc. carb., phosph., cham., thlaspi, ledum pal., hamamelis, verat. alb., produire rapidement l'ivresse avec du bon vin.

Hémorrhagie utérine aussitôt après l'accouchement. Injection d'eau froide dans la veine ombilicale du placenta.

Hémorrhagie utérine par tumeur fibreuse. Vinca major, alum., cinnam., argent. oxyd., lavement et injections froides, 30 à 50 gouttes de perchlorure de fer en 24 heures.

Hémorrhagie veineuse. Hamamelis.

Hémorrhagie vésicale. Ipeca, perchl. de fer, terebenth., nux vom., canthar., china.

Hémorrhoïdaire (Maladie). Millef., ranunculus ficaria, brunella vulgaris, orpina, æscul. hippocastanum, nux vom., sulf. ars., calc. carb., lycop., platina, ars. ; eaux de Carlsbad, de Cauterets, de Kissingen, de Hambourg, de Marienbad.

Hémorrhoïdes. Ignatia, aloès, merc. ipeca, puls., antim. crud., carb. veg. æsculus hippocast., collins., hamam., hep. sulf., ars., réalgar, orpiment, tartrate kali, permanganate de potasse, urtica dioica, alum., bains de mer, eau de Carlsbad, causticum, insuffler de la poudre neutre d'acétate de plomb., ap. vir., hydrast. canad., millefolium, perchl. de fer, laches., phosph. acidum., aconit, chelid maj., sepia, pulsat., mandragore, graph., kali carb., nitri acid., acid muriat., sulf., phosph., capsic. ann., hyosc. nig., bell., carbo anim., plumb., sol. nig., tereb., hell. nig., lavements froid, linaire, chelid. minus, scrofularia aquat, sedum telephium, eaux de Tœplitz, buffo rana, xyphosura, copahu, nux vom.

Hémorrhoïdes anomales. Millef., ranuncul. bulb., ficaria, orpim, hamam., brunetia vulg.

Hémorrhoïdes anciennes. Nitri acid., collinsonia,

Hémorrhoïdes (Congestion des). Aloès.

Hémorrhoïdes douloureuses. Glace dans un sac de baudruche en application, agnus castus, natr. mur., collins., nux vom., caps. ann., sepia, igna., aloès.

Hémorrhoïdes fluentes, flux hémorrhoïdaire. Ipeca, nux vom., merc., phosph., pulsat., collinson.

Hémorrhoïde gênante. Saisir la tumeur, l'exciser, la toucher avec du perchlorure de fer et retirer les pinces.

Hémorrhoïdes dans la grossesse. Collins., canad.

Hémorrhoïdes par inertie du rectum. Collins.

Hémorrhoïdes muqueuses. Millef., ranunc. bulb., ran. ficar., orpiment, brunetia vulg., borax, Carlsbad, graphite, capsic. ann., antim. crud., carb. veg., pulsat., œscul. hippocast.

Hémorrhoïdes par pléthore abdominale. Sulf., nux vom.

Hémorrhoïdes pruriantes. Chelid. maj., ignat., ars., sulf.

Hémorrhoïdes saignantes. Bell., stram., phosph., sabina, phosph. acid., muriat. acid., millef., thlaspi, ipeca, perchl. fer, ranunc. bulb., ranunc. ficar., orpim., brunetia vulg., hamamelis, œsculus hyppocast., nux vom., secal corn.

Hémorhoïdes sèches. Nux vom., sulf., carb. veg., puls., hamam.

Hémorrhoïdes volumineuses. Graph.

Hépatalgie, névralgie du foie. Baptisiatine, bry., merc., cham., nux vom., berberis.

Hépatique (Congestion). Bryon., merc., nux vom., graph., chelid. m.

Hépathique chronique (Congestion). Nit. ac., kal. bichr., phosph., leptondra.

Hépathique (Douleur). Hépatalgie. baptisiatine, bry., merc., cham., nux vom., berber.

Hépathiques (Souffrances). Leptandria.

Hépatite. Nitri acid., bryon., chelid. maj., kali bichrom., lycop., merc., nux vom., phosph., berb. china, puls., lachesis, magnesia muriatica, chlorure d'ammon., verat alb., bellad., solub., helleb. nig., calom., aconit, crotal.

Hépatite aiguë. Actæa spicata, aconit.

Hépatite chronique. Digit, tarent., nitri acid..

Hernies. Nux vom., ipeca, bell., opium, plumb., ergot de seigle, gratiole; herniaire, rhus toxic., thuya, cocculus, hyosc., asa fœtida, coffea, aconit. sulf. acid., cham., china, alum, verat. alb., tabac., ars., cuprum, capsic. ann., électricité.

Hernie étranglée. Aspirer le gaz et les liquides du sac avec l'aiguille Dieulafoy, sac de grains de plomb sur le pédicule de la hernie, nux vom., ipeca, comprimer avec un poids d'un kilo et ensuite pratiquer le taxis, enrouler la hernie avec une bande de caoutchouc, débrider en arrachant, café noir, aconit, glace, bellad, lycop., sulf. acid., cocculus, plumb., opium, rhus, électricité.

Hernie inguinale. Ipeca, compressions avec une bande de caoutchouc ; verat. alb., opium, bell. nux vom.

Hernie scrotale. Ipeca.

Hernie ombilicate. Collodion.

Herpès cutané. Cantharis, graph., rhus toxic., sumac ven., ranunculus bulbosus, ars., natrum muriat., aconit, bell., bryonia, solub., ipeca, hura brasiliensis, antim crud., ruta graveolens, clemat. erect., rhus vern. caust., tellurium.

Herpès cutané chronique. Arsen., sulf., orpim.

Herpès tonsurant, teigne tricophytique, herpès circiné. Tellurium, pommade au turbith minéral, pommade d'Helmerich, sulf., merc., apium virus, oleander ; pommade avec huile de croton 2 grammes, cire blanche 1 gramme, beurre de cacao 1 gramme.

Herpès guttural. Brom. kali.

Herpès phlyctenoïde. Caust., ruta graveolens, clem. erecta.

Herpès préputialis. Rhus, croton tiglium, caust., arsen., subl. corr., cannab., puls., carbo veget.

Herpès vésiculeux. Cantharis, graphite, rhus toxic., croton tigl., caust., ars., clem. erect., rhus vern., natr. mur., tellurium.

Herpès zoster, zona. Cantharis, ranunculus, arsen., caust., graphite, rhus, sulf., puls., mezer., merc.

Herpétisme, dartre, psore. Clem. erecta., allium sativum, sulf., ars., selenium.

Hommes (Médicaments des). Aurum.

Hoquet. Fève de calabar, arnica, valérianate d'ammon., bell., musc., douches tièdes, acid. sulf., atropine, capsicum, cicuta virosa, tisane de graine de moutarde, ignatia, puls., stramon., sulf. acid.

Hoquet convulsif. Bell., atropine, moschus, phosph., nux vom., nux mosch.

Hoquet grave. Inhalation d'éther ou de chlorof.

Hoquet des hystériques. Moschus.

Hoquet incoercible. Colch., puls., phosph.

Hoquet rebel. Cannab. ind.

Humeur acariâtre. Apium virus.

Humidité (Affections causées par l'). Dulc.

Hydatides du foie. Electro puncture, ponction avec l'appareil Dieulafoy en plusieurs séances.

Hydarthrose. Iod., silicea, canthar., china, con. macul., canth., apis, sulf., calc., merc., ponction et injection iodée, compression et immobilité ; ponction aspiratrice avec l'aiguille n° 1 ou 2, après avoir préalablement bandé la jambe avec une bande de caoutchouc, puis maintenir la jambe bandée après l'opération ; ouate autour du genou recouverte d'un sachet de sable très chaud, bains d'eaux mères du Croisic, scille, gomme ammoniaque, enfoncer deux aiguilles fines dans la tumeur et faire passer des courants induits avec la pile Morin.

Hydarthrose blennorrhagique. Ponction aspiratrice, merc.

Hydarthrose du genou. Voir *Hydarthrose.*

Hydrémie, chlorose. Natr. sulf., ferr., sulf., calc., puls., nux vom., merc., mangan., con. mac., crotal., sepia., arg. nit., arsen., laches., sepia, cyclam. europ.

Hydroa, échauboulure, sudamina. Rhus, canthar., crot. tigl., graph., arsen.

Hydrocèle. Sulf., graphite, iodium, pulsat., rhododend. intus et extra ; injecter quelques cuillerées d'eau iodée ; arsen. ; injection d'alcool ; retirer quelques grammes de sérosité et injecter quelques cuillerées d'alcool ; ponction suivie d'injection avec P. E. d'eau et de teinture d'apis mellif. ; apocyn. cannab., rhus tox., digit., silicea, electro puncture, enfoncer deux aiguilles fines dans la tumeur et faire passer des courants induits avec la pile Morin ; ponction suivie d'injection avec eau 60 grammes, teinture d'iode 20 grammes, iodure de potassium 4 grammes.

Hydrocèle commençante. Eau de Kreutznach.

Hydrocéphale. Apocyn. cannab., senega.

Hydrocéphalie aiguë, méningite. Digit., helleb. nig., kali hydriod., apis, bryonia, zinc, sulf., puls., digit., hyosc. nig., stram., verat. alb., bella., arnica, arsen., merc., carbo anim., acet cuprum, rhus toxic, aconit, acet. fer., phosph., canthar., opium.

Hydrocéphalie chronique. Sulf., calc., helleb. nig., kal. hydr., laches., canthar.

Hydrométrie, hydropisie de l'utérus en dehors de la grossesse. Catheter, bryonia.

Hydroménorrhée, écoulement séreux rosé. Arseniate de fer.

Hydropéricarde. Iod., ars., ap. vir., canthar., seneg., bryon., colch., merc.

Hydrophobie rabique. Bell., stram., tous les jours un bain de vapeur de 57 à 63°, vipera torva, hyosc. nig., verat. alb., helleb. nig., allium cepa, appliquer des oignons pilés sur la plaie, transpiration forcée entre deux matelas de plume et infusion très chaude de bourrache, aconit lycoct., canthar., merc., laches.

Hydrophthalmie. Senega, apocyn. cannab., canth., coffea, spigelia, sulf., phosph., arsen.

Hydropisie aiguë du péritoine, ascite aiguë. Acon., dulc., bry., merc., ap. virus.

Hydropisie chronique du péritoine, ascite chronique. Verat. alb., scilla, allium sat., buffo rana, clematis erecta, apis, apocyn. cannab., puls., eupa. purp., helleb. nig., urtica, ars., china, digit., merc., iodium, ledum palustre, prunus spinosa, aur., jaborandi, asparagus, sambucus, sulf., rhododendron, tarent., solan. nig., plumbum, elater. momor.

Hydropisies d'origine cardiaque. Macération de digitale : feuilles de digit. 1 gramme, eau froide 200 grammes pendant 12 heures, à boire en une journée.

Hydropisie fébrile. Aconit.

Hydropisie sans fièvre. Verat. alb.

Hydropisie à frigore. Apium vir., dulc., elaterium, nit. acid.

Hydropisie de la grossesse. Apium vir.

Hydropisie passive. Clematis erecta.

Hydropisie post scarlatinam Colchicum, asclepias syriaca, bellad., apium vir., nitr. acid.

Hydro pneumo-thorax. Bryon.

Hydro rachis, hydropisie du canal rachidien. Injection iodée après ponction.

Hydrothorax, hydropisie des plèvres. Apis, cantharis, arsen., digit., senega., apocyn. cannab., iod., iod. kali, sulf., merc.

Hygroma, kystes des genoux. Silicea, calc. carb., bryonia ; compression avec une attelle en dessus, la jambe en demi-flexion ; compresses avec teint. d'iode, compresses avec tissus élastiques, ipeca, sulf., iod., china, canthar.

Hypercousie, exaltation de l'ouïe. Hep. sulf., asar. europ., phos., bry., apis.

Hyperémie cérébrale et spinale. Bellad 12ᵉ à 30ᵉ, kali, électricité, aconit., opium, glonoïn.

Hyperémie du foie. Nux vom., agar. musc.

Hyperesthésie de l'odorat. Platina.

Hyperesthésie de l'ouïe. Nux vom.

Hyperesthésie de la peau, dermalgie. Ignatia, eau de Néris, bains de mer, canth., gelsem., arsen.

Hyperesthésie plantaire. Cicutine.

Hyperesthésie de la rétine. Lilium tigrin.

Hyperesthésie des tissus. Lauro cerasus, anthrakokali, électricité.

Hyperesthésie de la vulve. Onctions de glycérine, lotions de chloral boraté.

Hypertrophie en général. Ars., sulf., merc., phosph., calc. carb.

Hypertrophie des amygdales. Bell., sulf., baryta carb., aurum, sepia, iodium, laches., merc.

Hypertrophie cardiaque par efforts. Arnica.

Hypertrophie chronique des amygdales. Phosph. calc., baryt. carb.

Hypertrophie du cœur. Arséniate d'antimoine, ars., aconit., cactus grandifl., veratrum viride, naja trepudians.

Hypertrophie du foie, engorgement du foie. Agar. musc., aurum, magnes. muriat., sulf., lycop., merc., chelid. maj.

Hypertrophie et crevasses de la langue. Iod., kali, graph., plumb., nitr. acid., ars. sulf.

Hypertrophie de la prostate. Courants électriques continus, puls., sulf., thuya, nitr. ac., cannab., merc.

Hypertrophie de la rate, splénite chronique. Agar. musc., eau de Pullna aromatisée à volonté, china, sulf. quini.

Hypertrophie de l'utérus. Eau de Kreutznach, sel ou eau de Krankenheil intus et extra, sublimé corros., apis mellif., con. mac., graph., brom., aur., silicea., sepia.

Hypertrophie du ventricule gauche. Ars., arsen. d'antim.

Hypochondrie. Ignatia, natr. mur., nux vom., sulf., aurum, ars., platina, moschus, merc., staphysagria, puls., calc. carb., lachesis, sabad., sepia, conium, tarent., plumb., électricité, agnus castus, verat. alb., helleb. nig., hippomanes, eau de Condillac, eau de Carlsbad, phosphure de zinc, hep. sulf., lycop.

Hypochondrie cholérique. Salvia, bellad., sulf.

Hypochondrie par continence. Con. macul.

Hypochondrie avec pensées sur le présent. Iodium.

Hypochondrie avec spermatorrhée. Act. racemosa.

Hypopion. Hep. sulf., senega, solub., silicea, plumb., ap. vir.

Hypopion faux. Polygala senega.

Hystéralgie, utérus douloureux. Bell., ignatia, gelsem., hydrothérapie, tarent., ars., aur.

Hystéralgie cataméniale. Électricité continue.

Hystérie. Cicuta, actæa racemosa, ambr. gris., asa fœt., crocus sativus, ignatia, nux mosch., platina, tarentula, valériane, castoreum, agar. musc., cannab, sat., cannab. ind., stram., nux vom., cham., verat. alb., helleb. nig., bains de mer, hippomanes, con. macul., aurum, lycop., natr. muriat., faradisation, inhalation de chloroforme. ipeca, moschus, curare, oranges amères, camphre, bains d'eau prolongés, eaux de Néris, phosph. de zinc, aurum, lauro cerasus, agnus castus, bromure de camphre, cimicif., sabina, brom. kali, pilules pancréatiques de Defresne, puls., ars., bell., calc. carb., cajeput.

Hystérie (Pendant l'accès d'). Moschus.

Hystérie avec abattement. Platina.

Hystérie convulsive. Tarentula.

Hystérie épileptiforme. Calc. carb., cupr., ignatia, nux vom., opium, bell., stram.

Hystérie invétérée. Bromure de camphre.

Hystérie ovarique. Collodion prolongé.

Hystérie avec perte de connaissance. Nux mosch.

Hystérie symptomatique de troubles menstruels. Aur. mur.

Hystérie triste. Agnus castus.

Hystérie d'affection utérine. Aur. mur.

Hystériques (Sueurs). Sepia.

Hystero épilepsie. Coccul. indica, picrotoxine, brom. kali, ars., aur., bromure de camphre.

Hystéropathie. Valériane, ambr. gris., tarent., mosch.

I

Ictère, jaunisse. Nux juglans, bell., arsen., plumb., cham., chelid. maj., china, digit., iod., podophyll., merc., ricin. comm., nitri acid., collodion loco dolenti, ignatia am., lycopod., ipeca, lachesis, aconit, nux vom., rhus, phosph.

Ictère catarrhal chronique. Un grand lavement d'eau froide tous les matins.

Ictère chronique. Ptelea trifoliata, podophyll., helleb. nig., verat. alb.

Ictère essentiel. Nux vom., cham., china, lachesis, digit., vip. torva, chelid. maj., bryonia, ricinus communis, merc., nux juglans.

Ictère grave ou malin. Sulfate de quinine, digital., ac. picrique, crotal., phosph., chelid. maj., aconit, bell., laches., ars., ricin. comm., viper. torva, elaps. corrall·

Ictère hémorrhagique. Chelid. majus, phosph.

Ictère par lésion du foie. Merc., ars., china, plumb., digitalis.

Ictère avec selles graisseuses. Pilules pancréatiques de Defresne.

Ictère typhoïde. Chelid. maj., arsen., ethiops miner.

Ichthyose. Kali hydriod., arsen., secale corn., ambre gris, colocynthis, antim. crudum, hura brasiliensis, hep. sulf., plumb.

Idées délirantes, aliénation. Acon., arsen., ignat., platin., op., nux vom., apis.

Idiotisme, imbécillité. Nicotiana tabac., phosph., sulf., iod., kali hydrio., merc.

Ileus, volvulus, passion iliaque, étranglement interne, coliques de miserere. Nux vom., électricité anale et ventrale, plumb., ipeca, café noir, nicotiana tabac. bell., opium, rhus, secale corn., gratiola off., thuya, coccul., hyosc., asa fœt., coffea, acon., sulf. acid., cham., china, alum., arsen., verat. alb., cuprum, capsicum.

Ileus spasmodique. Bell.

Imbécillité, idiotisme. Merc., nicot. tabac., phosph., sulf., iod., kal. hyd.

Impétigo. Antim. tartar., clematis erecta, viol. tric., merc., silicea, oleum croton tiglium, alumina, graphite, ruta graveolens, zinc, carbo veg., dulc., petroleum, phosph., ars., aur., calc. carb., phosph. calc., calc. muriat., sublim. corros., rhus toxicod., lycopod., kali carb., antim. crud., carbo anim., puls., cicuta virosa, chini. sulf., urtica urens, verat. alb., staphys.

Impétigo capitis, fausse teigne. Merc., silicea, dulc., rhus tox., oleand., staphysagria, arsen., sulf., croton tiglium, calc. mur., solubilis, lycop., graphite, viol. tric.

Impétigo douloureux. Sulf., china., tart. emet., sulfas chinæ.

Impétigo des femmes. Selenium.

Impétigo figurata. Staphysagria, créosote, antim. crud., rhus, clemat., sulf., ars., lycop.

Impétigo larvalis, croûte de lait, porrigo. Viol. tric., sassap., merc., ars , calc. mur.

Impétigo des lèvres. Conium maculatum.

Impétigo des mains. Croton tiglium.

Impétigo purulent. Sulf., china, chinin. sulf.

Impétigo sparsa. Anacardium.

Impétigo sycosiforme. Cocculus,

Impossibilité d'uriner, ischurie. Cantharis.

Impressionnabilité. Ignatia.

Impressionnabilité aux influences atmosphériques. Lachesis.

Impressionnabilité nerveuse. Ignatia.

Impuissance. Helonias dioïca, kali carb., aur. mur., électricité, antim., baryta carb., agn. castus, carb. baryta, selen., sulf., natr. mur., con. mac., berb. vulg., lycop., hydrothérapie, bains froids et de mer, musc., camph., sulf. chinæ, calc. carb., cannabis, bovista, acid. muriat., phosph, sulf., china, perchl. fer, petrol., nux mosch., hyosc. nig., lachesis, ignat., nux vom., sepia.

Impulsion au suicide. Merc., nux vom., aurum., ars., staphys., puls., antim., china, secale corn., carbo veget., lycopod.

Incontinence d'urine. Strychnine, cantharis, secale cornut., phosph. de zinc, acid benzoïque, cina, ferrum, caust., brom. kali, alkekenge, bell., chloral, bromure de camphre, uriner toutes les 4 à 6 heures, thuya, plumb., sulf., calc. carb., mercurius, nux vom.. phosph.

Incontinence d'urine chez les enfants. Bell., thuya, plumb., sulf., calc. c,, cina, merc.

Incontinence d'urine chez la femme. Tarent.

Incontinence d'urine chez les vieillards. Nux vom., canth., benz. ac., phosph., caust.

Incontinence d'urine par paralysie. Causticum.

Incontinence nocturne d'urine. Natr. mur., bell., puls., cina, ignatia, sulf., silicea, caust., arsen., sepia, carb. veg., ferrum, acide benzoïque, musaraigue, thuya, opérer si le prépuce est trop long, mastic en larmes, électricité.

Indigestion simple. Spera, puls. graph., tard, emet., opium, arsen., carbo veg., nux vom., ant. crud., bryon., sulf.

Indigestion grave. Tart. emet., arsen., ipeca, opium, bell.

Induration en général. Sel ou eau de Krankenheil intus et extra, selenium.

Induration des amygdales. Agaricus musc., baryt. carb., merc.

Induration du col utérin. Platina, iodium, aurum, aur. muriat., selenium, eau de Krankenheil, apis mellif., merc., iod. kal., con. mac., graph. silicea, bromum.

Induration du foie. Magnes. muriat., phosph., eau de Krankenheil, magnes. carb., merc., chelid. mag., hep. sulf., leptandra.

Indurations glandulaires Iod. kali, scilla marit., hep. sulf., kali carb., carbo anim., carbo veg., selenium, clematis erecta, chlorure d'or, con. mac., iod., merc., calc. carb., phosph.

Induration de la langue. Nitri acid., aur. mur.

Induration des ovaires. Platina, agnus castus, eau de Krankenheil, apis.

Induration de la peau, kéloïde. Pommade iodurée.

Induration du poumon. Bromure de calcium.

Induration de la rate. Eau de Krenkenheil.

Induration des seins. Eau de Krankenheil, phosph., cham., phytolacca, arnica, bell., clem., bryonia, cicuta virosa, puls., carbo veg., carbo anim., graphite, lycop.

Induration des testicules. Agnus castus, aurum, alumina, selenium, spongia tosta, rhododendron, clematis, chlorure d'or.

Induration utérine. Apium virus, platina, iod., aur., aur. mur., selen., ap. vir.

Inertie de la peau. Phelland. aquat.

Inertie du rectum. Alun, kali carb.

Inertie utérine. Podophylline, secale cornut., digitale, uva ursi, magnes. muriat., megnes. carb.

Infarctus hémorrhagique, apoplexie splénique. Arnica.

Infection purulente, diathèse purulente. Sulf. china, aconit, arnica, sabina, ipeca, hyosciam. niger.

Infiltration pulmonaire, suite de lésion cardiaque. Elaterium, ars.

Infiltration des reins. Nitri acid.. arsen.

Inflammation anale, proctite. Phosph., sepia, acon., arnica.

Inflammation du canal déférent, funiculite. Iod. kali, acon., bell.

Inflammation des organes génitaux urinaires. Lycop., cantharis, ap. vir., ars. phos., silic.

Inflammation du col de l'utérus. Apis, bell., acon., sabina, merc., puls., mezer., thuya, baptisia.

Inflammation d'un rouge intense. Bell., solubil.

Inflammation rosée à surface lisse. Bryon.

Inflammation d'un rouge livide ou noirâtre. Arsen.

Inflammation des séreuses. Spong. tosta, bryon.

Inflammation de la trompe et des ligaments larges, salpingite. Hydrarg. dulcis, aconit, opium à haute dose, bellad., cantharis, staphys., thuya, sabina, magnes. carb., magnes. muriat., colocynth.

Inflammation des vaisseaux lymphatiques, angioleucite. Bell., solub., collodion élastique, china, laches., iod., sulf.

Inflammation profonde de la verge. Cantharis, copah., puls., tereb., sulf., azot. d'uran., berber.

Inflammatoire (Fièvre). Aconit.

Inquiétude de l'esprit occasionnée par troubles utérins. Actæa racemosa.

Inquiétudes dans les jambes et les mains. Tarent., agar. musc, oranges amères, camphre.

Inquiétude des membres inférieurs. Opium, électricité, gymnastique.

Insensibilité de la peau. Secale cornut.

Insolation, coup de soleil. Rhus toxicod. intus et extra, bellad., glonoïne, sulf. china, arn., graph. canthar., urtica urens.

Insomnie. Coffea, kali brom., actæa racemosa. chloral, solub., bell., sucre candi, oranges amères, camphre, opium, ambra grisea, acon., chamom.

Insomnie avec agitation. Coffea.

Insomnie calme. Thea.

Insomnie fébrile. Bellad., coffea, acon., opium.

Insomnie dépendant de désirs sexuels. Brom. kali, bromure de camphre.

Insomnie des enfants. Actæa racem., cham

Insomnie hystérique. Brom. kali, bromure de camphre.

Insomnie des hommes préoccupés. Brom. kali.

Insomnie nerveuse. Coff. crud., cham., thea, kali-brom.

Insomnie opiniâtre. Nux vom., platina, hep. sulf., coffea.

Insuffisance mitrale. Eau-de-vie allemande, digit., spigelia, arsen., tabac., laches., vipera torva ou redi, china.

Insuffisance des valvules aortiques. Zinc, met. alb., aconit. à doses progressives, phosph., ap. vir., .nitrum.

Intelligence dérangée. Actæa racemosa, bell., stram,. hyosc., laches.

Intercostale. (Névralgie), pleurodynie. Bryon., pulsat., bellad., phosph., hamam., colocynthis, ranunculus, rhododendron, arnica.

Intertrigo. Lycop., oindre la plaie avec P. E. de glycérine et bismuth, hydrast. canad.

Intertrigo des cavaliers. Poudre d'arrowroot, agnus castus.

Intertrigo des enfants. Lycop., sulf., cham, calc. carb., merc., bell.

Intertrigo par marches forcées. Agnus castus.

Intertigro des personnes obèses. Sepia, nux vom., lycop., calc. carb., graph.

Intertrigo simple, érythème. — Plumb., calc., hep. sulf., sulf., ruta graveolens, bell.

Intertrigo du scrotum. Sulf., petrol., arnica, graph., natr. mur.

Intertrigo de la vulve. Merc., sepia, caust., graph., lycop., carb. veg.

Intermittence dans les affections. Tarent., ars., chin. sulf.

Intermittente (Fièvre). Phosph. acid., angust. vera, apis, cedron, sulf. china, elaterium, eupator. perfoliatum, eupat. purp., gelsem., natrum mur.,nux vom., rhododendron, sabadilla, zincum, ipeca, china, aran. diad., verat., tart. emet., opium, arsen.

Intermittente (Fièvre bilieuse). Crotalus.

Intestinales (Affections). Plumb., colocynth.

Intestinales (Glandes). Podophyllum.

Intestinales (Ulcérations). Terebenthina, kali bichrom.

Intestins. Apis, leptandria.

Intestin grêle. Jalap.

Intestin gros. Merc.

Invagination intestinale. Bell., opium, plumb., nux vom., thuya, arsen., china, carbo veget., insufflation d'air.

Inversion de l'utérus. Écrasement linéaire avec un fil de fer laissé en place jusqu'à la chute de la partie étranglée et l'établissement des adhérences qui doivent unir les surfaces adjacentes.

Inversion utérine après l'accouchement. Chlorof. et réduire.

Inversion de l'utérus par un ou plusieurs corps fibreux. Thuya.

Irascibilité des enfants. Chamom.

Irascibilité rancunière subite. Chamom.

Irido choroïdite. Santonine.

Iris (Prolapsus de l'). Hep. sulf.

Iritis. Clematis, senega, ap. vir., faba calabar's, phosph., merc., hep. sulf., digit., ipeca.

Iritis aiguë. Apis, santonine, met. alb., bellad.

Iritis arthritique. Faba calabaris, caust.

Iritis subaiguë. Santonine.

Iritis syphilitique. Merc.. faba calabaris.

Irrégularité du pouls. Natr. mur., digit.

Irritabilité en général. Brom. kali, tarent., valeriana.

Irritabilité de caractère. Lilium tigrin.

Irritabilité du cœur. Lauro cerasus.

Irritabilité de la gorge. Kali mangan.

Irritabilité nerveuse. Tarent., camphre.

Irritabilité testiculaire. Clematis.

Irritabilité utérine. Brom. kali.

Irritabilité de la vessie. Apis, nux vom.

Irritabilité subaiguë de la vessie. Berberis.

Irritation du col de la vessie. Bains de Barèges à l'hydrofère, nux vom., cantharis, apium v'r.

Irritation gastrique. Lycop., digit.

Irritation nerveuse. Valeriana.

Irritation des ovaires. Placer dans le vagin une boulette faite avec extr. d'opium 0,10 centigrammes, cire blanche 2 grammes, axonge 6 grammes; apium virus, puls., platina, hamam.

Irritation pelvienne. Aloès.

Irritation sympathique du rectum avec l'utérus. Ferrum, gelsem.

Irritation spinale. Actæa racemosa, naja, phosph., acid. picrique.

Irritation de l'urèthre et du col vésical chez les femmes. Copahiva.

Irritation de l'utérus et des nerfs. Ruta graveolens.

Irritation vésicale par lésion utérine. Lilium tigrinum, eupat. perfol.

Ischémie cérébrale. Digit.

Ischurie, impossibilité d'uriner. Glace dans le rectum, cantharis, aconit, nux vom., puls., bell., merc.

Ivresse. Café noir salé, acét. d'ammoniaque, 20 gouttes d'ammoniaque dans un verre d'eau, nux vom., opium, bellad., arnic., arsen., puls.

J

Jalousie. Hyosciam. nig.

Jaune (Fièvre). Crotal. horrid., phosph., aconit, veratrum viride.

Jaunisse, ictère. Podophyllum, china, merc., chelid. maj., digit. iodium, bryonia, plumb., lachesis, ars., bell., bichrom. kali, verat. viride, aconit, jalap, cham., nux vom., nux juglans, phosph.

Jaunisse des enfants. Solub., cham.

Jaunisse par obstruction. Podophyllum., solub., ars., plumb., china, digitalis.

Jaunisse rebelle. Iodium, aconit, bell., lachcs., phosph.

Joue (Rougeur d'une). Chamon., ignatia.

K

Kéloïde, induration cicatricielle de la peau. Pommade iodurée.

Kératite. Apis, ipeca, æthusa cynapium, calc. carb., cannab. sat., hep. sulf., arsen., rhus tox.

Kératite aiguë. Ap. vir.

Kératite aiguë scrofuleuse. Ipeca, apium vir., hep. sulf., aur. mur., opium, ars., euphrasia, bell.

Kératite chronique. Arsen., ap. vir., hep. sulf., aurum foliatum.

Kératite interstitielle. Ap. vir., aurum.

Kératite parenchymateuse. Sulf. chinæ.

Kératite ulcéreuse. Calc. carb.,silicea, apium vir., collyre au sel marin, ipeca, hep. sulf., aur. mur., opium, bell., arsen., euphrasia.

Kératite vasculo plastique amenant l'albugo. oblitération complète de l'œil avec des bandelettes de taffetas ou de collodion.

Kiste adipeux. Iod., silic., caust., graph., sulf., con. m., merc., cann. sat., kal. brom.

Kystes en général. Calc. carb., silicea, hep. sulf., thuya, iod., caust., lycop., rhodod., graph., sulf., con. mac., merc., cannab. sat., kali brom.

Kystes hématiques. Iod., silic., caust., graph., sulf., con. m., merc., cann. s., kal. brom.

Kyste hydatique du foie. Ponctionner et injecter une solution d'iode ou d'azotate d'argent, enlever 100 ou 200 grammes de liquide par des ponctions tous les 2, 3, 4 ou 5 jours.

Kyste du genou, hygroma. Silicea, ponction avec l'aiguille Dieulafoy, bryonia, iod., caust., graph., sulf., calc. carb., con. mac., merc., kal. brom.

Kystes mélicériques, loupes. Détruire avec le caustique de Vienne, iod., silic., caust., graph., sulfur. conium mac., merc., cannab. sat., kal. brom.

Kyste multiloculaire ou parenchymateux de l'ovaire. Extirpation de l'ovaire et de son kyste.

Kyste séreux de l'ovaire, kyste uniloculaire. Cannab sativ., chlorure d'ammonium plusieurs mois, brom kali., merc., apis, sabina, iod., bryonia, apocyn. cannab., lycop., injecter 200 grammes d'eau iodée après avoir retiré quelques litres de sérosité, kali chloric., ars., bell., cantharis, kali carb., lachesis, puls., staphysagria, sepia, sulf., thuya, rhododend., cannabis indica, retirer 500 grammes de sérosité et injecter 200 grammes d'alcool, enlever un ou deux litres de liquide par des ponctions limitées dans le même espace tous les 2, 3, 4, ou 5 jours, enfoncer deux aiguilles dans la tumeur et faire passer des courants induits d'électricité, silic., caust., graph., con. mac.

Kystes ovariques commençant. Magnésie, muriate de lithine.

Kystes des paupières. Iod., calc. carb., staphysagria, eau de Segoura, frictions avec de la teinture de thuya, puls., ac. benz.

Kystes des poignets. Calc. carb., acid. benzoïque.

Kystes séreux. Injections d'alcool. ·

Kystes des tendons. Calc. carb., frictions d'eau arniquée ou de la teinture de thuya, iod., silic., caust., graph., sulf., con. mac., merc., cannab., kal. brom.

L

Lacrymale (Fistule.) Acid. fluor., silicca.

Lait (Écoulement du), galactorrhée. Calc. carb., puls., sulf., bryon., rhodod., rhus.

Lait (Mauvaise qualité du). Silic., merc., cham., nux vom.

Lait (Privation de), agalaxie. Calc. c., dulcam., caust., zinc., agnus cast., puls., asa fœtida.

Lait tari par maladie. Cumin, galega off.

Lait (Suppression de). Électricité ; pour aliments : bière, lentilles et morue salée ; cumin, galega of.

Laiteux (Médicaments anti-). Bell., solubilis, hep. sulf., iod kali, une cigarette de mercure liquide suspendue au-devant de la poitrine.

Lactation insuffisante. Asa fœtida.

Lactation irrégulière. Phytolacca.

Lactation tardant à s'établir. Pulsat.

Lactogène (Qui produit le lait). Cumin, galega officinalis.

Langue brûlante. Phosph. acid.

Langue gonflée. Hell. nig., solub.

Langue (Inflammation de la), glossite. Iod. kali, acid. mur., merc., bell., nux vom., laches., arnic., mur. acid.

Langue (Paralysie de la). Anacard.

Langue recouverte de saburres blanches. Antim. crud.

Langue recouverte de saburres blanches sales. Puls.

Langue recouverte de saburres jaunes brunes. Kali bichrom.

Langue (Syphilis de la). Fluor acid., merc.

Langue (Ulcération de la). Muriatis acid.

Langueur. Verat. alb., hellcb. nig.

Larmoiement, épiphora. Rhododendron, puls., sulf., phos. ac., staphys , euphrais., ars., silic.

Larves de mouches développées dans les sinus. Injection d'eau chlorurée alumineuse, décoction de tabac ; sublimé 0,05, eau distillée 30 grammes.

Laryngisme, toux striduleuse. Bell., corallia rubra, merc., sambuc., strychn., mosch., acid. phosph., hyosciaminc.

Laryngite. Coccus cacti, bell., kali bichrom., spongia, canthar., drosera, iod., cuprum, ap. vir., sulf., mur. acid., arg., caust., hep. sulf., selenium, lachesis, aconit. phosph., brom., eaux de Cauterets, plumb., carbo. veg.

Laryngite arthritique. Spongia tosta, caust.

Laryngite catarrhale. Bichrom kali, caust., bell., laches., canthar., spongia tost., drosera.

Laryngite chronique. Atropine, arg. met., station du Croisic, ammon. carb., iodium, spongia tosta, eau du Mont-Dore, argent. nitr.

Laryngite dartreuse. Spongia tosta.

Laryngite folliculaire. Iodium.

Laryngite granuleuse. Ars., aur., selenium, arg. fol., iod., cupr., phosph., caust.

Laryngite des hémorrhoïdaires. Æsculus hippocast., Eaux-Bonnes.

Laryngite hypertrophique. Iodure d'hydrarg.

Laryngite nerveuse. Naja tripudians.

Laryngite striduleuse. Corall. rubra, cuprum, gelsem., bell., sambucus, ars., opium, ipeca, merc., mosch.

Laryngite tuberculeuse. Droser., thuya, sulf., hep. sulf., silic., kali bichrom., arg. nitric., spongia tosta.

Laryngite ulcéreuse. Plumb., ap. vir., laches., droser., sulf., mur. acid.

Laryngo-trachéite aiguë et chronique. Apium virus

Larynx (Ulcères chroniques du). Nitri acid., bichrom. kali.

Lassitude après le coït. Agar. musc.

Lascivité. Carb. veg., sulf., nux vom., phosph., stann., canthar., orig. v., puls., calc. c., sepia, asperula, merc., secal. corn., helonias.

Latéroflexions de l'utérus. Sepia, nux vom., ignatia, aur., asperula, merc., secal corn., helonias.

Latéroversions de l'utérus. Sepia, nux vom., ignatia, aur., asperula, merc., secal. corn., helonias.

Lèpre. Arsen., hydrocot. asiat., iod. kali, aur., noâng-nan, venin des vipères, hura brasiliensis, helleb. nig., verat. album, iodium, natr. m., calc. carb.

Lèpre bulleuse, pemphigus chronique. Rhus tox., arsen., ap. vir.

Lèpre tuberculeuse. Hydrocotile asiat., arg. nitric.

Lèpre vulgaire, psoriasis. Sepia, sulfuri acid., con. mac., dulcam., sulf. arsen., phosph., calc. carb., mangan.

Lésions du cœur et des gros vaisseaux de nature goutteuse. Tarent., colchic., calc., spong. tost., caust., lycop., nux vom.

Lésions consécutives à l'accouchement. Buffo rana.

Lésions externes. Helianthus annuus, arnic., canthar., graph., sulf. ac., calendul. offic.

Lésions de la motilité et de la sensibilité. Electricité.

Lésions des muqueuses. Arnica, bell., merc., puls.

Lésions des os. Ruta gravolens, arnic., merc., asa fœt., calend.

Lésions des tendons. Arnica, rhus, bryon., cist. canad.. calendul. off.

Lésions traumatiques. Symphytum, arnic., calend. intus et extra.

Léthargie. Opium, verat. alb., helleb. nig., bell., camph., puls., tart. emet., bryon., laches.

Leucocythémie. Chinin. sulf., lacto phosphate de chaux, iod., natr. mur., sulf., merc, ferrum, mangan., kal. hydr., acid. picrique.

Leucocythémie avec hypertrophie ganglionnaire. Bell., con. mac., iod., merc., sulf., rhus, nitri arg., lycop., phosph., chinin. sulf.

Leucocythémie avec hypertrophie de la rate.
Bell., con. mac., iod., merc., sulf., rhus, nitri arg., lycop., phosph., chinin. sulf.

Leucoma, tache de la cornée. Senega.

**Leucophlegmasie des femmes en couches,
phlegmatia alba dolens.** Aconit, aconitine, arséniate
de strychnine, hydro-ferro-cyanate de quinine, hydro-
ferro-cyanate de strychnine, bellad., compression du
membre matelassé de ouate.

Leucorrhée, fleurs blanches. Nitri acid., iod. kali,
brom. kali, phosph. acid., agnus castus, alum., arsen.,
créosote, iod., helonias dioïca, magnesia muriat., puls.,
sepia, calc. carb., borax, tereb., sulf., caulophyllum, china, coca, perchl. fer., aconit, secale cornut., matico, uva
ursi, dictamnus albus, urtica dioïca, cubeb., ipeca, berb.
vulgaris, cocculus, injection de thé vert, stannum, apocyn. cannab., thlaspi, aurum, asclepias incarnata,
aletris farinosa, copahiva balsam., natr. mur., murex
purp., alumina, terebenthina, nux vom., merc. dulc.,
iodium.

Leucorrhée abondante. Thuya, iod., sepia.

Leucorrhée âcre. Borax.

Leucorrhée âcre avant les règles. Calc. carb.

Leucorrhée aqueuse et âcre. Phosph. acid., sepia,
ars., senega, calc. carb., helonias dioïca.

Leucorrhée âcre, de couleur brune. Lilium tigrin.

Leucorrhée par atonie. Helonias dioïca.

Leucorrhée en blanc d'œuf. Ammon. muriat., borax, bovista, merc., petroleum, platina, mezer., magn.
mur., magn. carb.

Leucorrhée de la cavité interne de la matrice. Solubilis corros.

Leucorrhée chronique. Petrol., sepia, alumine, nux vom., kreos., nitri acid., dictam., iod., borax, calc. carb., phosph. acidum.

Leucorrhée chronique des sujets cachectiques. Nitri acid.

Leucorrhée claire corrosive. Arsen., kreos.

Leucorrhée corrosive brûlante. Kreos., arsen., ruta grav., merc.

Leucorrhée épaisse. Thuya.

Leucorrhée des femmes cachectiques Sulf. acid.

Leucorrhée fétide. Carb. veg., nux vom.

Leucorrhée des petites filles. Colocynthis, calc. carb.

Leucorrhée glaireuse. Mezer., magnes. muriat., magnes. carb., ammon. mur., borax, bovista, merc., petrol., platina.

Leucorrhée herpétique. Puls., sepia, ars., hep. sulf., calc. carb., magnes. mur.

Leucorrhée avec induration du col. Sublim. corros.

Leucorrhée jaunâtre aiguë. Sepia, agar. musc., nux vom.

Leucorrhée laiteuse. Kreos.

Leucorrhée muqueuse. Puls., lycop., calc. carb., alum., helon. dioïc., magn. mur.

Leucorrhée muqueuse avec frilosité. Puls.

Leucorrhée pruriteuse. Bovista.

Leucorrhée purulente. Ars., hep. sulf., silic., carb. veg., phosph., sepia, stann.

Leucorrhée purulente et corrosive. Merc., bains de siège avec 100 gr. d'alun, injections avec : tannin 8 gr., alun 15 gr., eau 1000 gr.

Leucorrhée rebelle. Con. macul.

Leucorrhée remplaçant les règles. Aconit, aurum, spongia tosta.

Leucorrhée sanieuse. Carb. veg., phosph., nit. ac., fluor. ac., merc., borax.

Leucorrhée séreuse. Met. alb., mezer., alum., ammon. carb., carbo anim., carbo veg., graphite, puls., silicea, sulf.

Leucorrhée sycosique. Thuya.

Leucorrhée syphilitique. Cinnabaris.

Leucorrhée vaginale chronique. Nitri acid.; tous les jours introduire un tampon imbibé de : glycérine 25 gr., eau 200 gr.

Lèvres gercées. Carbo anim., carbo veg., cuprum, ignatia, amm. carb., graph., plumb., orpiment, nit. acid.

Lèvres squammeuses. Sulfuri acid.

Lèvres supérieures gonflées. Merc.

Lichen. Apis, arsen., caust., sepia, agar. mus., sulf., staphys., rhus, ranunculus scel., verat. alb., alum., viola arvensis, puls., dulcam., graphite, bell., calc. carb., urtica urens, baryta carb., phosph., nitri arg., natrum mur., glycérine, sumac, clem. erecta, acide phénique, lycop., cicut. viros., ap. virus.

Lichen agrius. Con. macul., carb. veg., stram., ars., caust., phosph. acid., salsap., natrum mur., fluoris acid.

Lichen circonscriptus. Sepia, dulc., fluoris acid., ruta graveolens, clematis erecta.

Lichen des enfants. Cham., apis, arsen.

Lichen de la face. Xyphosura.

Lichen des jarrets ou des plis du coude. Zinc, kali carb., graph., mang., xyphosura.

Lichen des mains. Créosote.

Lichen des membres. Causticum.

Lichen pruriant. Taraxacum.

Lichen simplex. Con. mac., carbo veg., stram., ars., phosph. acid., natrum muriat., magnes mur., crotalus horrid., bell.

Lientérie. China, ferrum, oleand., ars., phosph. acid., des repas d'huîtres, bryon., phosph.

Lientérie grave. Glycérine.

Ligaments larges (Inflammation des), Salpingite. Sabina, magnes mur., magnes carb., bell., merc., dulc., platin., ap. vir., bryon., hamam., puls., iod., silicea, caust., graph., sulf., con. mac., merc., cannab. sat., kali brom.

Lipômes. Calc. carb.; détruire une certaine étendue du derme par les caustiques alcalins, faire une ouverture sur la partie mortifiée, et énucléer par tractions le lipôme; injecter de l'alcool en différents points du lipôme, il se ramollit, on l'ouvre et il se vide sous forme d'huile.

Lithiase de la conjonctive. Epilation des cils, hura brasiliensis, calc. carb., caust., lycop.

Lochies arrêtées. Hyosc. nig., puls., secal. corn., plat., sepia.

Lochies fétides. Carb. veg., carbo anim., sepia, ars.; secal. corn., baptisia.

Lochies prolongées. Caulophyllum, kréos., secal. corn., platin., sepia, calc. carb.. pulsat.

Lochies putrides. Carbo veg.

Lochies, leur rappel après leur suppression. Caulophyllum, secale corn.

Lombrics. Sulf., merc., calc. carb., sabad., cicut. viros., stannum, teucrium mar., cina, spigelia, sabadilla, lombrics terrestres en poudre.

Loupes. Nitri acid.; inciser, extraire la matière et saupoudrer d'alun calciné, calc. carb., baryta carb., iod., silic., caust., graph.

Loupes du cuir chevelu. Iod., kali, calc. carb., mezer., graphite, kali carb., une goutte de teinture d'iode avec la seringue Pravaz au centre de la loupe, iod., caust., sulf.

Lumbago. Aconit, actæa racem., bryon., nux vom., rhus tox., sulf., massage, électricité, douches de vap., secale corn., injections hydriques sous-cutanées, tart. emet., compresses de linges chauds après ablutions d'eau froide, glace ou neige, bryon., rhus, galvanisme, bains de Pennès, colch., colocynth.

Lupus, scrofulide maligne. Iod. kali, cubeb., ars., merc., caustique Hebra, calc. carb., con. mac., kal. bichrom., bell., staphys., phosph., kal. hydr., sepia, silicea.

Lupus érithémateux. Nitre, selenium.

Lupus profond, malin. Ars., aur., staphysagria, silicea, ammon., iod. kali, bichrom. kali; pâte arsénicale avec ars. 1 gr., amidon 8 gr.

Lupus superficiel, bénin. Ars., aur., staphysagria,

silicea, ammon., bichrom. kali, pâte arsénicale ci-dessus, hydrast. canad., iod. kali.

Lupus tuberculeux. Con. mac., ars., aur.

Lupus vorax, Kal. bichr., ars., bell., staphysagr., merc. corr., phosph., kal. hydr., sepia, silic., cautériser avec arsenic blanc 0,50, cinabre 2 gr., onguent rosa, 15 gr.

Luxations en général. Réduire et appliquer une couche de ouate sous le bandage, rhus toxic.

Lymphatisme. Bains et air de la mer, sulf., calc. carb., amm. carb., ars., bains de mer à l'hydrofère, bains de Kreutznach, eau de Condillac, merc., iod., hep. sulf., silicea.

Lypémanie, mélancolie. Staphys., laches., calc. carb., crocus sat., puls., ars., aurum.

Lypothymie, défaillance, syncope. Position horizontale, marteau de Mayor, éther, chloroforme, aconit, ignatia, chamon., opium, verat. alb., une goutte de circ sur la région du cœur.

Lythiase, production calcaire. Caustic., calc. carb.

M

Maigreur. Manger beaucoup de sucre.

Mains cassantes. Nat. carb., nat. muriat.

Mains râpeuses. Phosph. acid., hep. sulf.

Mal d'aventure, tourniole, panaris superficiel. Puls., hep. sulf., silic., manuluves chauds.

Mal de cœur le matin dans la grossesse. Staphysagria, ipeca, nux vom.

Mal de mer. Cocculus, petroleum, tabac., ars., hyosc., nux vom., apomorphine, staphysagria, collodion sur l'estomac et le ventre, agar. musc., chloroforme en potion, lavement opiacé, ipeca, platina, sepia.

Mal perforant. Argent. nitr., ars., phosph., merc., ant. tart., silic.

Mal vertébral de Pott. Asa fœt., argent., silicea, sulf., calc., hep. sulf., buffo rana, solan., phosph. calc. 5 grammes par jour, iod. kali, bell., merc., mezer., fluor. acid., aurum.

Malacia, anomalie du goût. Nat. muri., china, ignat., calc. carb., con. mac., bryon.

Maladie d'Addisson ou bronzée. Sulf., calc., arsen., silicea, nit. acid., antim. crud., secal. corn., spigelia.

Maladie des aiguiseurs. Silicea.

Maladie de Basedou, goître exolphthalmique. Verat alb., digit., sulf., ferrum, staphys., aurum, spong. tosta.

Maladie de Bright, albuminurie essentielle. Ferr., chel. maj., apis., ars., dulc., bell., canth., helleb. nig., aconit, aur. mur., nitri acid., plumb., merc., digitalis, phosph., china, helon. dioïca, tereb., tarentula, iodure de calcium, osmium.

Maladie pourprée de Werlhoff. Laches, arsen., rhus, graph., puls.

Maladies (Toutes les) chroniques au début. Sulf.

Maladies aggravées par des émotions morales.
Bell., ignatia, stram.

Maladies des enfants. Cham.

Maladies des femmes. Apis.

Maladies de matrice. Mezerum, con. mac., lycop.,
verat. alb., hell. niger., sulf., calc. carb., actæa racemos.,
apocyn. cannab., lauroceras., caulophyll., arsen., eau
de Kreulznach, magnésie, chlor. de lithium, urtica dioïca,
chelid. majus., helon. dioïca, sel ou eau de Krankeneil
intus et extra, eaux de Cauterets (source le Petit), eau de
Marlioz, eau de Couzan, sous-nitrate de bismuth sur le col,
bell., mandrag., tarent., card. marian., apis, perchlor.
ferr., buffo rana, cannabis, hydrast. can., æsc. hippoc.,
aurum, eaux de Bagnères-de-Bigorre, gelsem., magnes.,
tannin, sepia.

Maladies de Menière. Sulf., china, tabac., salicylate
de soude, nitr. argent, sulf. chin.

Maladies aggravées par le mouvement. Bryon.,
met. alb., puls.

Maladies rebelles. Veratr. alb., helleb. nig., orpiment.

**Maladies aggravées par le refroidissement,
l'humidité.** Dulc., ignatia, rhus, colchic., cham., colocynthis.

**Maladies occasionnées par des violences exté-
rieures.** Arnica, coccinella, dulc., calendula, platina.

Malaises de grossesse. Staphys., puls., actæa racemosa.

Malaises du matin. Staphys.

Malignité (Symptômes de). Lachesis, sulf., china,
phosph., ignatia, sulf. chin.

Malléoles (Douleurs aux). Ruta graveolens.

Mammaires (Douleurs). Actæa racemosa.

Mammaire (Engorgement). Bryon., carbo anim., merc., con. mac., iod., silicea, phytolacca.

Mammaire (Fistule). Phosph., phytolacca.

Mammaire (Tumeur). Iodium, carbo anim., merc., graph., silicea.

Mammite. Carb. anim., cistus canad., phytolacca, bell., merc., phosph., iod., bryon.

Manie. Bellad., actæa racem., iod., apis, verat. alb., hell. nig., cannab. ind., stram., kal. brom., aurum, puls., veratr., merc., sulf., laches., ignatia, opium.

Manie aiguë. Brom. kali, stram., aur. fol., bell., puls.

Manie chronique. Secale cornut., verat. alb., merc., sulf., laches.

Manie épileptique. Secale cornut., brom. kal., caust., nux vom., tarent., rana buffo, plumb., gelsem., æscul. hippoc.

Manie intermittente. Secale cornut., tarent., ars., laches., chinin. sulf.

Manie ressemblant à l'ivresse. Cannab. ind., arsen.

Manie puerpérale Stram., origan., cannabis indica, ignatia, opium, merc., actæa racem., pulsat., sabina, lilium tigr.

Manie de suicide. Mandragore, aurum, merc., nux vom., puls., lycop.

Marasme, fièvre hectique organique. Oleum jeceris aselli, glycérine, sulf., kal. bichr., oxal. acid., crotal., arsen., laches.

Masturbation, onanisme. Kali carb., china, sulf., phosph. acid., staphysagria, calc., sepia, natr. muriat.

Maux de dents, névralgie dentaire. Aconit, aconitine, coccion., coffea crud., spigel., cham., cocc. cact.

Maux de tête, céphalalgie nerveuse. Aconit, aconitine, nux vom., coffea, ignatia, aurum, agaric. musc.

Maxilaire (Adénite), Merc., silic., ac. fluor.

Maxillaires (Carie des os). Phosph., silic., sulf., fluor. acid., aurum muriat.

Mélancolie, lypémanie. Ars., platina, zincum. phosph., bell., mandragore, aur. mur., opium, clem. erect., verat. alb., hell. nig., aurum, lachesis, staphys., calc. carb., crocus sativ., pulsatilla.

Mélancolie avec agitation. Arsen., opium, mandrag.

Mélancolie puerpérale. Actæa racem., sabina, stram., orig. vulg., cannab. ind., ignat., opium, merc., puls.

Mélancolie religieuse. Plumb.

Mélancolie suicide. Puls., aurum, mandrag., merc., nux vom., lycop.

Mélancolie par troubles uterins. Platina. cimifuga racemosa.

Melœna, vomissement de matières noires. Carduus marianus., nux vom., millefol., ipeca, arsen., carb. veg.

Mémoire faible. Tarent.

Mémoire (Perte de la). Anacard.

Méninges (Épanchement des). Bell., apis, bryon., merc., opium.

Méningite. Gelsem., merc., apis, opium, aconit, ipeca, pommade de Hahn, iod. kali, hyosc. nig., sulf., verat. alb., bryon., bell., calc., stram., zincum, camphora, cuprum acet., puls., helleb. nig., iodium, glonoïne, rhus toxic., nux vom., secal. corn..

Méningite et hydrocéphale. Acet. cuprum, rhus, helleb, nig.

Méningite cérébro-spinale ou rachidienne. Atropine, ipeca, verat. viride, opium, agar. musc., nux vom., stram., phosph., arsen., cicuta virosa, acet. cuprum., bry., merc., secal. corn., gelsem.

Méningite convulsive. Inhalation de chloroforme, cham., ipeca, ignat., cina, œthus. cynap., opium.

Méningite essentielle ou de la convexité. Bell., hyosc., stram., opium, œthus. cynap., cicuta virosa, plumb., bryon., merc , ap. virus.

Méningite rachidienne. Bell., opium, angust. spur., bryon., merc., nux vom., ipeca. secal. corn., gelsem

Méningite par rétrocession cutanée. Acét. cuprum.

Méningite tuberculeuse, méningite de la base, méningite scrofuleuse. Hell. nig., digit., secale corn., zinc, apis, gelsem, verat. alb., tart. emet., sulf., con. macul., iod., cicuta virosa, iod. kali, nux juglans, lonicera xylostea, aconit, opium, calc., pommade antimoniée, nux. vom., arnica, merc., phosph. calc., bell., stram., phosph., œthus cynap., solan. nigrum.

Méningite varioleuse. Calomel.

Ménopause, âge ou temps critique. Actæa racemosa, ammon. carb., aur., lachesis, glonoïne, sepia, ars.,

nitrate d'amyle, hippomanes, gelsem, nux vom., calc.
carb.; arséniate de soude, ou de fer, ou de quinine, ou
de strychnine ; cicutine, quassine, digitaline.

Ménopause (Souffrances de la). Glonoïne, lache
sis, gelsem.

Ménorrhagie, règles trop fortes. Apocyn. cannab., digit., ars., china, tamponnement, injection de
liquide astringent, platina, moschus, buffo rana, crocus
sativus, helonias dioïca, kali carbon., sabina, secale
corn., sepia, ipeca, cham., ruta grav., spongia tosta,
apis, cannab. ind., ferrum, thlaspi, led. palustre, cinnamom., lillium, bains de mer, compresses froides sur le
ventre, tannin, perchl. de fer, senecio aureus, bell.

Ménorrhagie avec caillots noirâtres. Crocus sativus, sulf.

Ménorrhagie chronique. Ars., china, sulf., sabina.

Ménorrhagie, suite de couches. Ars., aur.

Ménorrhagie de la ménopause. Secale corn., ars.,
aur.

Ménorrhagie, suite d'ovarite congestive. Apium
vir.

Ménorrhagie avec sang visqueux noirâtre.
Sulf.

Menstruation difficile. Acet. d'ammoniaque, graph.,
puls., sulf., bellad., sepia, coccul., crocus sat., nux vom.,
platin., ignat.

. **Menstruation avec éréthisme nerveux.** Cocculus.

Menstruation ne s'établissant pas, aménie.
Kali carb., agnus cast., sulf., calc. carb., ignat., bell.,
merc.

Menstruation s'établissant avec peine. Aconit.

Menstruation trop faible. Puls., con. mac., kal. carb., nat. m., laches., calc. carb., sulfur., agnus cast., bellad., aloès.

Menstruation faible par débilité ovarique. Colocynthis.

Menstruation trop hâtive et trop abondante. Moschus.

Menstruation irrégulière. Chinin. sulf.

Menstruation supplémentaire. Hamam., bell.

Menstruation troublée. Phosph., calc. carb.

Menstruelles (Coliques). Cocculus.

Menstruels (Premiers troubles). Aconit.

Menstrues orageuses. Acét. d'ammoniaque.

Menstrues (Suppression des). Glonoïne, puls., acon., bry., kal. carb., sepia, conium maculatum.

Mentagre, sycosis, tricophyton. Rhus, graph., calc. carb., silic., mangan., thuya, antim. crud., lotions avec une solution concentrée de nitrate de potasse, ars., aur., natrum mur.; épiler, puis lotionner pendant 4 heures avec de l'eau de sublimé tiède, en augmentant toutes les heures la force du sublimé; épiler et pommade de turbit minéral.

Mental (Défaut d'activité). Arg. nitric.

Mer (Mal de). Petroleum, cocculus, tabacum, arsen., ipeca, platina, sepia.

Mercure (Effets fâcheux du). Opium.

Mercure (Souffrance par l'abus du). Clem., aurum, nitri acid.

Mercurielle (Salivation). Nitri acid., opium.

Mérycisme (espèce de rumination). Nux vom., thuya, phosph., plumb.

Mésentérique (Tabes), carreau. Iod., ars.; calc. carb., bell., merc., sulf., cina, kali hydr., phosph., laches.

Métrite. Sulf., bell., cham., kali carb., platina, puls., sabina, sepia, ars., aur., agnus castus, nux vom., merc., petrol.

Métrite aiguë. Sabina, ap. vir., secale corn., nux vom., merc., aconit, opium, hamam., cham., platina, caulophyllum, puls., mezereum, thuya, baptisia.

Métrite aiguë avec symptômes putrides. Secale corn.

Métrite catarrhale. Thuya, bell., merc., puls., petrol., sepia, sulf.

Métrite chronique. Ars., sabina, eau de Kreutznach, eau ou sel de Krankenheil, coccul., sublim. corros., eau de Janos, chlorhyd. d'ammon., hyosc. nig., iod.. kali, iod , ferrum, tarent., repos au lit et éponge préparée dans l'utérus pendant plusieurs jours, apium virus, phosph., conium mac., sulf., nit. acid., calc. carb.

Métrite chronique des nerveuses. Ergotine, eaux de Néris, ignat.

Métrite chronique des sanguines. Ergotine, eaux de Luchon peu fortes, sepia.

Métrite chronique des scrofuleuses. Ergotine, eaux de Saint-Sauveur très fortes, calc. carb.

Métrite granuleuse. Hydrocotile, cautériser le col avec un fusain rougi à une bougie.

Métrite avec induration du col. Tarent., aur.,

nitri arg., bellad., bains et douches sulfureux, merc., puls., mezereum, baptisia, thuya.

Métrite interne, métrite catarrhale, métrite muqueuse. Mezer., tereb., copahu, petrol., arg., kreos., nitri arg., injection de thé vert, iodure de potass., helon. dioïca, con. macul., magnesia muriat., sepia, magnesia carb., borax, bell., merc., puls., sulf.

Métrite membraneuse ou pseudo-membraneuse. Bryon., borax.

Métrite parenchymateuse aiguë bénigne. Acon., bell., cham., puls.

Métrite parenchymateuse aiguë grave. Acon., ars., secale corn., sabina, sulf., injections d'eau et d'alcool, magnes. carb., magnes. muriat.

Métrite parenchymateuse hémorrhagique. Sabina, phosph., ledum. pal., china. thlaspi, secale corn., crocus sat., calc. carb., thuya, hamam., ars., nux vom.

Métrite parenchymateuse chronique, profonde ou phlegmoneuse. Caust., nux vom., aurum, iod., plumb., sepia, arsen., bell., platina, murex purp., secale corn., tarent., phosph., con. mac., sulf., nit. acid., calc. carb., ap. vir., arsen. de soude, cicutine, eau de Sedlitz.

Métrite puerpérale. Ipeca, acon., bell., cham., mezer., macrotin, puls., sabina, secale corn., nux vom., plumb., sepia, platina, merc., arnica, calend., hyosc. niger.

Métro-ovarite. Apium virus, sabina, bell., merc., plat., bryon., hamam., puls., collodion.

Métro-péritonite puerpérale. Acon., aconitine, phosph. ac., ars. de strych., strychnine, hyosc. nig., collodion, ipeca, merc., bry., bell., nux vom., colocyn., injections chloralées ou boratées, bandage de corps matelassé de ouate.

Métro-péritonite traumatique. Ledum palust., arnica, opium, calendula, collodion.

Métrorrhagie. Caulophyllum, ruta grav., sabina, secale corn., viscum alb., ars., perchlor. de fer intus et extra, bains chauds tous les jours, apocyn. cannab., vinca maj., agnus castus, china, cinchona, cinnamom., ferrum, hioscyamus nig., moschus, ratanhia, acid., sulf., verat. alb., tarent., borax, uva ursi, créosote, thlaspi, solub., sepia, cham., ignatia, platina, puls., digit., arg. oxyd., ipeca, nux vom., crocus sat., arnica, calc. carb., phosph., cham., led. palustre, phosph. acid., cocculus, hamam., helonias dioïca, chini. sulf., thuya, phosph. de zinc, bell., castoreum, hydrastis canad.

Métrorrhagie asthénique. Ipeca.

Métrorrhagie, suite d'avortement. Ipeca, cinnamom.

Métrorrhagie avec caillots noirs. Sulf., china, crocus sat.

Métrorrhagies symptomatiques du cancer. Vinca min., secale corn., thlaspi.

Métrorrhagie chronique. Carduus marian., sepia, merc., crocus sat.

Métrite congestive. Murex purp.

Métrite et ovarite congestives chroniques. Murex purp.

Métrorrhagie continuelle et peu abondante. Ledum pal., phosph., vinca minor, ruta grav.

Métrorrhagie symptomatique de corps fibreux.
Argent. oxyd., led. palustre, hamam.

Métrorrhagie, suite de couches, post partum.
Ipeca, cinnamom., le double ballon de caoutchouc pour
l'utérus et le vagin, secale corn.

Métrorrhagies fortes. Belladona.

Métrorrhagie grave. Sabina.

Métrorrhagie pendant la grossesse. Apium. vir.

**Métrorrhagie par insertion du placenta sur le
col.** Pessaire de Garriel.

Métrorrhagie, suite de lactation. Ipeca.

Métrorrhagie de la ménopause. Nitri acid., ratanhia, urtica urens.

Métrorrhagie moyenne. Brom. kali.

Métrorrhagie passive. Phosph. acid., vinca minor,
ipeca, aletris farinosa.

Métrorrhagie par rapports fréquents. Arnica
montana.

**Métrorrhagie symptomatique de la pelvi-péri-
tonite.** Hamam., sabina, thlaspi.

Métrorrhagie petite. Brom. kali, phosph.

Métrorrhagie puerpérale. Ruta grav., secale corn.,
sabina.

Métrorrhagie puerpérale avec syncopes. Faire
boire de l'eau-de-vie et du rhum, et le traitement ci-dessus.

Métrorrhagie rebelle. Injection hypodermique avec
extr. hydro - alcool. de seigle ergoté 2 grammes, eau
15 grammes, glycérolé 15 grammes ; argent. oxyd.

Métrorrhagie rosée. Phosph.

Métrorrhagie avec sang noir. Hamamelis.

Métrorrhagie avec sang rutilant. Sabina.

Métrorrhagie avec sensation de quelque chose de rampant dans le ventre. Crocus sativus.

Métrorrhagie symptomatique d'ulcération du col. Cautérisation du col.

Migraine, céphalalgie, hémicranie. Coffea, iris versic., sanguinaria, spigelia, digit., cocculus, glonoïne, apium vir., coccinella, tabac, oxyde de carbone, stannum, verbascum, bryon., nux vom., verat. alb., puls., calc. carb., bell., arsen., chlorhydrate d'ammon., cubebæ, eau d'Alep, sepia, gelsem., brom kali, copahu, cupr. acet., oleum anim. Dippeli, phytolacca, secale corn., coccionella septempunctata, calc. acet., cham., cocc. cacti. coff. cr., aconitine.

Migraine sur l'œil droit. Acid. carb., aconitine.

Migraine avec vomissements. Iris versic., sanguinaria canad.

Miliaire des enfants. Cham.

Miliaire des femmes en couches. Ipeca, cham.

Miliaire (Suette). Puls., carbo veg., acon., bell., bryon., solub., ipeca, hura brasiliensis, cham., secale corn., sulf., samb., coffea crud.

Miliaire ordinaire. Acon., ipeca, bryon., merc., rhus, arsen., sulf.

Miliaire pourprée. Aconit., bell., ammon. carb., coff., sulf.

Misanthropie. Ignatia, acet. cupr.

Molluscum. Antim. crud., calc. carb., thuya, arsen., kali hydri.

Monomanie utérine. Cimifuga racemosa, plat., phosph., verat. alb., origan. vulg., cannab. ind., hyosc. niger.

Morsure d'animaux venimeux. Buffo rana ; alcool à 90° 1 gr., acide phénique 1 gr., en pansements.

Morsure de chien. Oignons crus écrasés et appliqués sur la plaie, arnica ou calendula intus et extra.

Morsure qui devient noir. Vipera redi.

Morsure des serpents venimeux. Jus de citron et ail écrasé intus et extra, ophiog., cedron, hôang nan, injecter sous la peau : cau 20 gouttes, ammoniaque liquide 10 gouttes.

Morsure de vipère. Succion, cautérisation au fer rouge, au chlorure de zinc, à l'acide phénique ou au nitrate acide de mercure, bains de vapeur, punch, lachesis, ars., jus de citron intus et extra, verat. alb., helleb. nig., alcool, equinia glandulosa, sulf., china, euphorbe, jaborandi.

Mort apparente des nouveau-nés. Respiration artificielle, un morceau de glace dans le rectum.

Mort par le chloroforme. Un morceau de glace dans le rectum.

Morve, farcin (Affection des muqueuses). Bell., dulcam., sulfur., arsen., nux vom., silicea, hep. sulf., solub., aconit.

Morve (Affection des glandes). Dulcam., merc., arsen., phosph., laches.

Morve chronique. Kal. hydr., arsen., phosph., lachesis.

Muguet. Merc., sublim. corros., ars., carb. veg., cinnabaris, chlorate de potasse, apium vir., sulfur, borax, mur. acid., phosph.

Muqueuses (Plaques). Nitri acid., thuya, kali brom., ammoni. mur., bi-iod de merc., iod. kali.

Muqueuses (Plaques) de la gorge et de la bouche. Nitri acid., muriat. acid., bi-iod. de mercure, iodure de potassium.

Myalgie. Actæa racemosa, arnica, asar. europ., bryon., colchic., ranunculus, rhododendron, nux vom., plumb., carb. veg.

Myalgie diaphragmatique. Actæa racemosa.

Mydriase, dilatation permanente de la pupille. Fève de Calabar, lachesis, opium, bell., spigelia.

Myélite. Bellad., merc., secale corn., opium, hyosc., stram., angust. spuria, phosph., nat. muriat., dulca., arnica, nux vom., caust., cicut. virosa.

Myélite aiguë. Hura brasiliensis.

Myélite chronique. Silicca, galvanisme.

Myélite spinale. Solub.

Myocardite. Actæa racem., cactus grandifl.

Myopie. Des lunettes, carb. veg., con. mac., phosph. acid., sulf. acid., ruta grav., sulf., puls., lycop.

N

Nœvi materni. Thuya, arsen. ; collodion 8 p., sublimé 1 p., en application ; dulcam., caust., lycop., nit. acid., calcar. carb., thuya.

Narines (Écoulement purulent des). Phosph. acid.

Narines excoriées. Natr. muriat.

Narines ulcérées. Natr. mur., sepia, magnes., merc., lachesis, graphite.

Nausées. Apomorphine, arnica, opium, petroleum.

Nausées matutinales des femmes enceintes. Staphysagria.

Nausées des femmes enceintes. Aletris farinosa, lilium tigrin.

Nausées par troubles utérins. Lilium tigrinum.

Nécrose. Merc., phosph., silicea; injections de teinture d'iode ou d'acide sulfurique dilué, voir même de l'acide muriatique; asa fœtida, phosph. acid., sulf. quinine, eau de Kreutznach, argent. mur., aurum.

Nécrose du maxillaire. Phosph.

Nécrose syphilitique. Aurum., iod., kal. hydr., merc., argent, silicea, phosph. acid., asa fœt., nit. acid., phosph.

Néphélion (Tache de la cornée). Senega, cautérisation au sulfate de cuivre ou au nitrate d'argent, spong. tost., sulf., natr. mur., opium, cannabis sat., nitri acidum.

Néphrétiques (Coliques). Berberis, leptandria, cham., digit., ars., ricin. comm., cajepu, coccus cacti, bell., hep. sulf., cannab., nux vom., puls., uva ursi, injections hydriques sous-cutanées, canthar., merc., pareira, collodion, lavement chloralé, électricité, inhalation de chloroforme, chloral en potion.

Néphrite simple. Cantharis, merc., phosph., terebent., senecio aureus, copahu, bell., cannab. sat., camph., aconit, tarent., uva ursi, apis, bichrom. kali, sublim. corros., verat alb., helleb. nig., aconit., puls., sulf.

Néphrite aiguë. Verat. alb., aconit, cantharis.

Néphrite albumineuse, maladie de Bright. Ferrum, chel. maj., apis, arsen., dulcam., bell., cantharis, hell. nig., aconit, merc., aurum mur., nitri acid., plumb., digit., phosph., china, terebenthina, helon. dioïca, osmium, sublim. corros., tannin, lait glacé toute la journée, cantharis, digitalis.

Néphrite calculeuse. Collodion, injections hydriques, arnica, cannab, sassap., cocc. cact., canthar., merc., pareira.

Néphrite chronique. Tarent., cantharis.

Néphrite postcarlatineuse. Ars.

Nerfs (Affections des). Argent., bell., phosph., arsen., curare, naja.

Nerfs (Blessure des). Hypericum.

Nerfs optiques (Inflammation du chiasma des). Tart. emet.

Nerveuse (Excitation, agitation). Coffea, cham., ignat.. gelsem.

Nerveuses (Palpitations). Glonoïne, coffea, cham., nux vom., ignatia, spigelia, veratr. alb.

Nervosisme. Agar. musc., ambr. gris., cham., ignatia, tarent., valeriana, brom. kali, bains d'eau prolongés, eau de Néris, ars., aur., régime lacté, bromure de camphre, phosph. acid.

Nervosisme douloureux. Cham.

Nervosisme de la grossesse. Actæa racemosa.

Nervosisme puerpérale. Actæa racemosa.

Nervosisme utérin. Actæa racemosa.

Névralgies en général. Lauro cerasus, tarentula, aurum mur., dulcam., galvanisme, valeriana, bains de mer, atropine, injection hydrique sous-cutanée, eau de Néris, gelsem., sp. vir, acet. cuprum, aconit, agar. musc., ars., bell., china, chinin. sulf., colocynthis, eau de Tæplitz, pilules Crosnier, coccus cacti, thuya, glonoïne, ignatia, nux vom., platina, puls., phosph. de zinc, tereb., stannum, valerianate de zinc, injection sous-cutanée de morphine, copahu, spigelia, verbascum, aconitine, alu-min., mezereum, oleander, opium, hyosc. nig., cam-phor.

Névralgies qui augmentent et décroissent de même. Spongia, stannum.

Névralgie cervico-brachiale. Ars., bryon., rhus tox., merc., nux vom., puls., sulf., verat. alb., sabina, baryt. carb., thuya.

Névralgie cervico-occipitale. Nux vom., bell., spigelia, cham., china, puls., colocynthis, phosph., ver-bascum, thuya, coccus cacti, mezer., zinc.

Névralgie chronique. Phosph., 1re dilution, 10 à 50 gouttes.

Névralgie ciliaire. Ipeca.

Névralgie du cœur, angine de poitrine. Aconit, cuprum, zinc, actæa rac., samb., tabac., ars., nux vom., spigelia, coffea, acet. cuprum, tarentula, arnica, acide hydrocyanique, cact. grand., verat. alb., colch. aut.

Névralgie du col de la vessie. Cubèbe.

Névralgie consécutive aux affections de peau. Mezer.

Névralgie crurale. Nux vom., bellad., spigelia, arnica, cham., chin., puls., colocynthis, phosph., ver-bascum thapsus, thuya, coccus cacti, mezer., zinc, rhus, bryon., calc. carb., sulf., colch.

Névralgies dentaires. Antim. crud., merc., silicea, staphys., nit. acid., aconitine, coffea, natr. mur., sepia, chelid., kreos, stannum, bell., glonoïne, verat. alb., fluor. acid., helleb. nig., ruta graveolens, coccinella septempunctata, staphysagria, calc., carb., bryon., thuya.

Névralgie dentaire de la grossesse. Sepia.

Névralgie diaphragmatique. Injections morphinées sous la peau, arnica, bryon., puls., act. racem., ranunc. scelerat.

Névralgie avec engourdissement et torpeur. Platina.

Névralgies erratiques. Tereb.

Névralgie faciale, prosopalgie, tic douloureux. Ammon. mur., coccinella, rhus, aconit, thuya, coccus cacti, salsaparilla, angust. vera, chelid. maj., spigelia, stram, verbascum, nux vom., con. mac , kalmia latifolia, chloral, brom. kali, veratr. alb., aconitine, dulc., électricité, solub., bell., cham., china, colocynthis, phosph., puls., thuya, coccus cacti, mezer., zinc, ignatia, stannum, aconit, mâcher du camphre, camphre, sulf. china, ars., cannab. sat., valer. d'ammoniaque, hydrothérapie, colchic., glonoïne, oranges amères, alum., calc. carb., gelsem., oleander.

Névralgie de la cinquième paire. Aconitine.

Névralgie faciale du côté droit. Chelid. maj., cannab., causticum, opium, platina, verat., verbascum thapsus, zincum, magnesia.

Névralgie faciale inflammatoire. Ammon. muriat.

Névralgie faciale du côté gauche. Ars., cham.,

colocynthis, kali chloric., lachesis, nux moschata, puls., strychnine.

Névralgie faciale périodique. Arsen., chinin. sulf., tarent.

Névralgie herpétique. Mezer., sulf., arsen.

Névralgie hystérique. Castoreum, ignat., plat., bell., asa fœt., valerian., ambr. gris., tarent., moschus.

Névralgies intercostales. Ranunculus sceleratus, rhododendron, bryonia, puls., stannum, plumb., arnica, puls., actea racem.

Névralgies internes. Cathétérisme, puls., thuya., sulf., merc., cannab., nitr. acid., arnica, bell., phosph., hamam., colocynth.

Névralgies lombo-abdominales. Clem. erecta, bell., ignat., valeriana, arnica, colocynthis, phosph., hamamel. virg.

Névralgie mammaire. Stannum, con. macul., bryon., bell., phosph.

Névralgies matutinales. Nux vom.

Névralgies des membres. Tereb.

Névralgie nocturne. Calomel.

Névralgie orbitaire profonde. Arg. nitric.

Névralgie de l'œil. Colocynthis, spigelia.

Névralgies sous-orbitaires. Indigo.

Névralgie sus-orbitaire. Met. alb. atropine, phosph., bichrom. kali, sulf. china, nux vom., sepia.

Névralgie sus-orbitaire intermittente. Sulf. china, nux vom.

Névralgies ovariques. Hamam. caulophyllum.

Névralgie périodique ou intermittente. Arsen., sulf. quinum, nux vom., china.

Névralgie pire au repos. Arsen.

Névralgie pure sans inflammation. Arsen.

Névralgie rebelle. Ignatia, injection sous-cutanée de chloroforme, arsen., auripigm., stann., curare. _

Névralgie sciatique. China, sulf. china, nux vom.; rhus, bryon., colocynt., calc. carb., sulf., colchic.

Névralgie sciatique avec tic ou contractions musculaires. Thuya, plumb., caust., arsen., lycop., tellur.

Névralgie stomacale, gastralgie. Tereb., nux vom., arsen., cham., bell., phosph., ignat., graph., carb. veg., puls.

Névralgie sympathiques d'affection utérine. Platina, cannab. ind., tarent., cannab. sat., china, ignat., cocculus, nux vom.; platina., caulophyll., coffea, chamon., actæa racem.

Névralgie temporale. Verbasc. thapsus, cham., verat. alb.. hyosc. nig.

Névralgie temporo-occipitale. Phosph.

Névralgie de la tête. Thuya.

Névralgie trifaciale. Coccinella septem. punctata, spigelia, nux vom., verbascum., acon., puls., alum., mezerum, thuya, cocc. cacti, bell., calc. carb., gelsem., oleand, aconitine.

Névralgie de l'utérus. Tarent., bell., sepia, ars., tereb., actæa racem., caulophyllum, cham., apis, china, ignatia, coccul., nux vom., platina, xant. fraxin., caulo phyllum, coffea, chamom., cathétérisme.

Névralgies vagues. Tereb.

Névralgie viscérale. Tereb.

Névrite. Phosph., bell., arsen., curare, naja.

Névrite traumatique. Arnica, con. macul.

Névrome, petite tumeur sur le trajet d'un nerf. Phosph. ac., silic., laches., merc., iod. kal., extirpation.

Névrose en général. Sulf., calc., phosph. acid., brom. kali, curare, stram., valeriana.

Névroses anomales. Saison à Aix-les-Bains (Savoie), laches.

Névrose cardiaque. Nitrate d'amyle.

Névrose de l'estomac. Galvanisme, ignatia, cham.

Névrose intermittente. Cedron, arsen., china.

Névrose par transpiration supprimée. Chlorhyd. d'ammoniaque, silicea.

Névrose utérine. Asa fœtida, valerian., con. macul., platina.

Nez (Boutons du). Caust.

Nez (Carie du). Aurum muriat., sulf., fluor. ac., silicea.

Nez rouge (Bout du). Nitrum, nikolum, bellad., calc., iod. kal.

Nez rouge (Chez les ivrognes). Lachesis.

Nodosités arthritiques. Led. palustre, lycopode, graph., clematis.

Nodosité des seins. Cham.

Noli me tangere, cancroïde, épithelioma. Bell., thuya, phosph., apis, merc., cham., arsen., pâte arsénicale, silicea.

Noli me tangere (Période stationnaire). Silic., thuya, phosph.

Noli me tangere (Période douloureuse, aiguë). Ap. vir., arsen., merc., chamom.

Noli me tangere (Période ulcéreuse). Ars., ap. vir., bell., thuya, phos., silic.

Noma pudendi, ulcère de la vulve. Arsen.

Nouveau-nés (Ophthalmie des). Argent. nitric.

Nutrition (Altération de la). Galvanisme.

Nutrition hygiénique. Cornaro vécut plus d'un siècle en ne mangeant, par jour, que 400 grammes d'aliments solides et 500 grammes de boisson.

Nyctalopie, cécité du jour. Bellad., acon., nux vom., phosph., ruta graveol., menyant. trif.

Nymphomanie, érotomanie, névrose génitale de la femme. Cannab. ind., origan. vulg., gratiole, stram., sulf., digit., cantharis, tarent., lampyre, hydrast. canad., bromure de camphre, ambr. grisea, platina, con. macul., stann. mur., hippomanes, phosph., origan. vulg., verat. alb., hyosc. niger., lilium tigrin.

Nystagmus, clignotement spasmodique. Fève de Calabar, bell., spigel., menyant. trif., rut. grave., phosph.

O

Obésité. Ars., calc. carb., phosph. calc., fucus-crispus ou vesiculosus, phytolacca, eaux de Janos, de Marienbad, bains de vapeur, cure aux raisins, alimentation sèche, viande sous un petit volume, peu de légumes, peu d'eau, pas de potage ni de ragoûts, du vin pur en

petite quantité, pain rassis et bien cuit, régime lacté seul
(1 à 4 litres de lait par jour), puls., ferrum, caps. ann.,
antim. crud.

Oblitération des artères. Secale corn., acon., ap.
vir., arsen., laches.

Obscurcissement de la cornée. Magnésie carbo-
natée, ap. vir., sulf., calc., ars., rhus, ipeca.

Obscurcissement du cristallin. Magnésie carbo-
natée.

Obscurcissement de la vue. Arg. nitric., cyclam.
europ., gelsem.

Obstruction du foie. Chelid. maj., con. mac., iod.,
merc., sulf., silic.

Obstruction intestinale. Plumb., opium.

Obturation de la trompe d'Eustache. Nitri acid.,
pulsat.

Odontalgie, névralgie dentaire. Chelid., coffea,
kréos., natr. mur., sepia, coccionella, staphysagria,
oranges amères, camphre, clem. vitalba, antim. crud.,
merc., silicea, nitr. ac.

Odontalgie par carie. Staphys, kreos., gelsem.,
conicine, nit. ac., coccinella septempunctata, ant. crud.,
merc., silic., sepia.

Odontalgie congestive. Acon. calc. c., bell.,
bryon., hyosc. niger, china, thuya.

Odontalgie de la grossesse. Sepia, staphysagria,
act. rac.

Odontalgie goutteuse. Bryon., nux vom., merc.,
sulf., china.

Odontalgie hystérique. Ignat., sepia, coffea, nux vom., cham., aur. mur.

Odontalgie menstruelle. Cham., puls., nux vom.. carb. veg., chelid. mag., bell.

Odontalgie nerveuse. Coccion., coffea, spigel., cham., cocc. cacti.

Odontalgie rhumatismale. Bryon., rhus., china, puls., merc., acon., sulf.

Odorat (Perte de l'), anosmie. Sulf., caust., phos., merc.

Odorat (Sensibilité excessive de l'). Canthar.. laches., ignat., zinc.

Œdème en général. Apis, kali carbonic., vip. torv., lachesis, tarent., solanum nig., ferrum, calc.

Œdème cardiaque. Apocyn. cannab., ars.

Œdème emphysémateux. Carb. veg., laches., secal. corn.

Œdème des extrémités. China, sulf., apium virus.

Œdème généralisé. Arsen., ap. vir., tarentula.

Œdème de la glotte. Apis, solub., chinin. sulf., lachesis, ars., merc., ap. vir., trachéotomie, bellad., canthar., sulfur.

Œdème du larynx. Apis, senega. phosph.

Œdème malin, tumeur charbonneuse. Carb. veget., bryon., arsen., laches., phosph.

Œdème des mains. Kali carb.

Œdème des membres inférieurs. Sambucus.

Œdème des membres inférieurs des femmes enceintes. Apium virus.

Œdème des nouveau-nés. Ars., lachesis, carbo.

veg.. massage, frictions d'onguent napolitain, sulf., veratr.. phosph.

Œdème partiel. Arsen., tarent.

Œdème du dessus des paupières. Kali carb.

Œdème des poumons. Antim. tart., ars., phosph., cannab. sat., scilla., dulc., apocyn. cannab., ipeca, sulf., kali hydriod.

Œdème scarlatineux. Acet. cuprum.

Œdème du tissu cellulaire. Apium vir.

Œdème de la verge. Compresses d'alcool camphré et eau blanche.

Œil (Corps flottants de l'). Ipeca, santoline, silicea.

Œil (Lésions de l') pannus. Cautériser avec le sulfate de cuivre, sulf., calc. carb., merc., plumb., tart. emetic.

Œil (Névralgie de l'). Colocynthis.

Œils de perdrix. Kali carb., silicea, antim. crud., ruta graveol.

Œsophage (Rétrécissement spasmodique de l'). Lachesis, bell.

Œsophagisme. Ammon. mur., bell., stram., hyosc., lachesis, ignatia, valériane, brom. kali, cantharis.

Œsophagite. Coccul., cantharis, asa fœtida, mezer., arsen., carb. veg., laches., merc., sulf., puls.

Oignons aux pieds. Ruta graveolens, kal. carb., silicea, antim. crud.

Onanisme. Agar. musc., sulf.

Onanisme (Épuisement et irritabilité dus à l'). Con. mac., sulf.

Onanisme des jeunes filles. Sepia.

Ongles cassants. Nitr. acid., alum., natrum mur., aur. mur., ant. crud., plumb.

Ongles déformés. Natr. mur., alum., nit. acid., ant. crud., aur. m., plumb.

Ongle incarné, ongle rentré dans les chairs, onyxis. Hep. sulfur, calc. carb., panser avec potasse 8 grammes, eau 30 grammes ; saupoudrer tous les jours les fongosités avec du nitrate de plomb pulvérisé, acét. de plomb, pommade ou compresses au perchl. de fer, ablation de l'ongle par le caustique de Vienne, thuya, nitrate de plomb en poudre sur la plaie après avoir coupé l'excroissance et l'envelopper d'une compresse mouillée, phosph., graphite, antim. crud., plumb.

Opacité de la cornée. Ap. vir., cannab. sat., euphrais., magnes. mur., sulf.

Opérations sanglantes. Pour la jambe, faire des tours de bande de caoutchouc jusqu'au-dessus du genou, en appliquer une seconde solidement maintenue jusqu'à l'aine ; retirer la première, et opérer la jambe qui, comme sur le cadavre, ne donne pas une goutte de sang pendant l'opération.

Ophthalmie. Apis, euphrasia, kali bichrom., merc., sulf., nux vom., puls., plumb., aur., spigelia, phosph., aconit, chelid. maj., verat. alb., hellcb. nig., guarea.

Opthalmie aiguë ou catarrhale. Aconit, bell., puls., collyre d'arnica, ou d'euphraise, merc., sulf., apium virus.

Ophthalmie blennorrhagique. Puls., merc., lotions avec sublimé corros., 75 centigr., eau 100 grammes ; calomel, argent. nitr., calc. carb.

Ophthalmie des camps. Merc. corr., argent. nitr., calc. carb.

Ophthalmie catarrhale aiguë. Euphrasia, bell., merc., sulf., apium vir.

Ophthalmie chronique. Aurum., ars., clematis, eau de Kreutznach, sulf., scarifications et collyre au nitrate d'argent.

Ophthalmie érythémateuse ou exanthématique. Bell., merc., sulf.

Ophthalmie externe. Phosph., euphrasia intus et extra.

Ophthalmie (Conjonctive, iris, choroïde), goutteuse. Spigelia, bell., ars., aur., clematis, colocynthis, ap. vir., phosph., digit., copah. balsa., senega, merc., hep. sulf., ipeca.

Ophthalmie granuleuse. Nitri acid., euphrasia, excision, scarification, nitr. argent. intus et extra.

Ophthalmie interne. Phosph.

Ophthalmie des nouveau-nés. Nitri arg. intus et extra, merc. corr. intus et extra, nitri acid., hep. sulf., solubilis, instiller dans l'œil cinq à six fois par jour : teint. d'iode, un gramme, eau de lauriers-cerises, 20 grammes.

Ophthalmie profonde. Sulf., phosph.

Ophthalmie profonde par carie dentaire. Extraction des mauvaises dents.

Ophthalmie purulente. Hep. sulf., arg. nitr. intus et extra ; bell. et merc. alterner ; injecter sublimé corrosif 0,75 centig., eau, 10 grammes ; calc., carb., douches froides continuelles.

Ophthalmie rhumatismale. Ap. vir., clematis.

Ophthalmie scrofuleuse. Œthusa cynap., arsen.,

sulf., rhus tox., calc. carb., merc., bell., puls., ipeca, apis, aur., iod., iod kali, baryta carb., hep. sulf., cannabis sativa, euphrasia, ignatia, sublim. corros., aurum, silicea, graphite, clematis, cyanure d'hydr., phosph. acid., lycopod., sulf., vacciner l'enfant, precip. rub.

Ophthalmie scrofuleuse causée par névralgie ciliaire. Sulf. quinine.

Opthhalmie scrofuleuse rebelle. Ars., iod., acid. carbolic.

Ophthalmie (Iris, choroïde, rétine) syphilitique. Apis., merc., bi-iod d'hydr., nitri acid., iod., aurum, iod kali, clem. erect., senega, phosph., hep. sulf., digit., ipeca.

Oppression de l'asthme, dyspnée. Nux mosch., acid. hydrocyanique, aconit. ars., atrop., bell., cuprum, digit., ipeca, lobelia infl., nux vom., sambucus., sulf., puls., tart. emet., nitri acid., coca, sirop de goudron, amm. carb., aurum.

Oppression avec soupirs. Apocyn. cannab.

Orchite. Arnica, iodium, sulf., con. mac., nux vomica, clemat. erect., pulsat., rhododendron, spongia tosta, ap. vir., copahu balsam., sangsues, mouchetures, antim. crud., copahu, collodion, compresses de diachylon de Vigo, iod. kali intus et extra, aurum, aconit, merc., nitri acid., hamamelis.

Orchite et épididymite. Comme ci-dessus.

Orchite blennorrhagique. Hamamelis, copahu, solub., calomel, clematis erecta, aurum, puls., bryon., rhodod.

Orchite chronique. Aurum. mur., graphite.

Oreilles (Bourdonnements d'). Paracousie.

Injection d'eau phéniquée, arnica, camphr., oranges amères, bell., crocus sat., caust., aurum, pulsat.

Oreilles (Bruits d'). Chinin. sulf., digit., bell., ammon. mur., arnica.

Oreilles (Douleurs d'). Otalgie. puls., bell., tart. emet., merc., cham., nux vom., coccus cacti.

Oreilles (Écoulements anciens des). Injection d'eau phéniquée.

Oreilles (Eczéma des). Muriatis acid., ars., calc. carb., sulf., kreos.

Oreilles (Sifflements d'). Bell., digit., arnica.

Oreilles (Tintements d'). Arnica.

Oreillons, parotidite. Mercur., puls., bell., apis, carbo anim.

Oreillons (Métastase des). Ipeca, veratr., bellad.

Organes génitaux (Affections des). Cuprum.

Organes génitaux (Atonie des). Agnus castus.

Organes génitaux (État nerveux des). Origanum vulgare, brom. kal., brom. camph.

Orgelet, grain d'orge. Pulsat., plumb., natr. mur., lycop., sepia, silice, staphysagria, ap. vir., digit., con. macul., calc., apis, sulf., merc. iod.

Orifices naturels (Ulcération des). Nitri acid.

Orteils ulcérés. Helleborus niger, perchlorure de fer intus et extra.

Orthopnie. Ipeca, tart. emet., arsen., carb. veg., opium, laches.

Os (Carie des). Phosph. acid., silicea, asa fœtida, nitri acid. intus et extra, sulf., fluor. acid., aur. mur.

Ostéite. Lachesis, acid. nitr. intus et extra, merc.

corros., sulf., staphysagria, eau de Tœplitz, aurum, silicea, phosph. acid., asa fœt., phosph., argent. fol.

Ostéite ulcérée. Helleb. nig.

Ostéocopes (Douleurs). Iod. kali à doses progressives, eupator. perfol., nit. acid., aurum fol., argent, fol., phosph., thuya.

Osteosarcome. Aur., ars.

Otalgie, névralgie de l'oreille. Puls., bell., tart. emet., merc., cham., nux vom., coccus cacti.

Otalgie par refroidissement. Bell., cham., merc., nux vom., sulf. china, puls., coccinella.

Otite. Puls., tellurium, terebenthina, cactus grandiflorus. merc., bell., sulf.

Otite chronique. Tereb.

Otite externe. Puls., merc.

Otite de l'oreille moyenne. Bell., puls.

Otorrhée. Menyan. trif., carb. veg., silicea, sulf., puls., tellurium, injection d'eau phéniquée, rhus., insufflation de poudre d'amidon et tannin au 1/1000ᵉ, borax veneta, cistus canadensis, natr. muriat., sulfate de cuivre en injections, calc. carb., hep. sulf.

Otorrhée avec carie. Silicea, iod., aurum, calc., sulf., argent, hep. sulf., injecter de l'eau iodée ou phéniquée.

Ouïe troublée par des bruits, paracousie. Arnica, camph., bell., crocus, puls., caust., aurum, oranges amères, injection d'eau phéniquée.

Ouïe dysécée, dureté de l'ouïe. Asar. europœum, digit., spigel., nit. acid. hep. sulf., phosph.

Ouïe exaltée, hypercousie. Lycop., nux vom., arnica, coffea cruda.

Ovaires (Congestion des). Apis.

Ovaires (Douleurs chroniques des). Platina, lachesis, apis.

Ovaires (Engorgement des). Conium. macul.

Ovaires (Inflammation chronique d'un ou des deux). Hamam.

Ovaires (Irritation des). Hamam., puls., platina.

Ovaires (Kystes séreux des). Cannab. sat., brom. kali, iod., silicea, caust., graph., sulf., con. mac., merc.

Ovaires (Tumeur des). Colocynthis, iodium, eau de Kreutznach.

Ovarique gauche (Tumeur). Magnesia, chlor. de lithium.

Ovarite aiguë. Apis, brom. kali, platina, sabina, spongia tosta, hamam., pulsat., acon., colocynthis, merc., sabina, bell., ars., lycop., hydrarg. dulcis, opium à haute dose, canthar., staphysagria, thuya, collodion, lachesis, naja, phytolaca, panser l'utérus avec de la poudre d'amidon laudanisé, puls., clem., silicea, hep. sulf., bryon.

Ovarite blennorrhagique. Hamam., puls., merc., aur. mur.

Ovarite chronique. Apis, spongia tosta, platina, lachesis, sabina, eau de Kreutznach, ars., merc., clemat., silicea, hep. sulf., aurum mur., lycop., puls., colocynthis, hydrarg. dulcis, sangsues sur le col, aur. mur. ou fol., iod., bellad., con. mac., bains de barèges, cantharis, Wiesbaden, actæa racemosa, eau de Janos, collodion prolongé, naja, copaivæ balsam., panser avec poudre d'amidon laudanisé, graphite, hamamelis, kali carb., sulfur, phosph., kali brom.

Ovarite puerpérale. Aconit à haute dose, collodion, sulf. quinin. merc. dulc., hamam., ap. vir.

Oxalurie. Nitri acid.

Oxyures du rectum, ascarides ou oxyures vermiculaires. Teucrium mar., lavement d'ail, d'eau phéniquée, chiendent, lavement soir et matin avec 90 grammes d'huile de foie de morue, santonine, podophylle, kousséine, purgatif à l'huile de ricin, sulf., cina, merc., spigel., calc. carb., sabadill., cicut. virosa., stannum, graph., semen contra.

Ozène, ozène scrofuleuse, punaise. Nitri acid., aurum, kali bichrom. en persistant, puls., sepia, kali chloric., silicea, asa fœtida, inhalation d'eau phéniquée avec le pulvérisateur, lachesis, pommade au nitrate d'argent, ozenia, priser de la poudre arsenicale, de la poudre de soufre, ou de la poudre d'iodure de soufre, ruta graveolens, acide phénique, injection ou inhalation de permanganate de potasse, ou encore de l'eau et de l'acide eugénique, lycop., renifler une solution de chlorate de potasse, puls., sublim. corros., sulf., calc. carb., graph., caust., iod., bromum.

Ozène fétide. Acid. phosph.

Ozène avec flux abondant. Aur. muriat.

Ozène syphilitique. Aurum, iod., merc., iod. kali, nitri acid.

P.

Pâles couleurs, chlorose. Voir *Chlorose.*

Palpitations par anémie. Arsen., plumb.

Palpitations de cœur. Naja, moschus, lachesis, glonoïne, aur., acid hydrocyanique, lauro cerasus, tarentula, arsen., verat, virid., spigel., acon., cact. grand., spong. tost.

Palpitations de cœur avec anxiété. Nicoline, thea.

Palpitations dé cœur chroniques. Oleander.

Palpitations de cœur avec intermittence. Phosph., spigel., ignat., china, mosch.

Palpitations de cœur avec irrégularité. Secale corn.; naja, phosph., cact. gr., kalm. lat.

Palpitations de cœur continues. Acon,. spigel., puls., lycop., cact. grand.

Palpitations hystériques. Acon., puls., zinc, valeriana, valérianate de zinc.

Palpitations nerveuses. Glonoïne, lachesis, moschus, coffea, puls., nux mosch., valeriana, spigelia, sepia, china, arsen., ferr., zincum, acid. hydrocyanique, cact. grandiflorus, naja, verat. viride, gelsem., cham., nux vom., ignat.

Palpitations tumultueuses. Glonoïn, acon., arsen., spong. tost.

Panaris. Acid. fluor., ledum palustre, silicea, lachesis, myristica sebifera, met. alb., hepar. sulf., merc. sol., pulsat.

Panaris d'un doigt avec gangrène. Ars., bellad., silicea.

Panaris causé par instruments piquants. Ledum pal.

Panaris opiniâtre. Phosph., acid. fluor.

Panaris suppuré. Silicea.

Pancréatite. Iod., silicea, iris versic., merc., acon., nux vom.

Pancréatite avec diarrhée adipeuse. Iodium.

Paralysies. Causticum, cupr., curare, phosph., rhus tox., silicea, plumb., buffo rana, salamandra, crotal, hell. nig., électricité. ignatia, opium, bains de Pennès, natr. mur., bains de boues sulfureuses de Saint-Amand (Nord), eaux de Ledesma (Espagne), secale corn., con. macul., coccul., verat. alb., arnica, agar. musc., brom. kali, nux vom., bell., hyosc. nig., calc. carb., laches.

Paralysie agitante. Agar. musc., merc., plumb., lachesis, sepia, tarent., fève de Calabar, courants continus constants, iod. kali, lolium temulentum, picrotoxina, bromure de camphre, arsen., phosph., hyosciamine, caust., coccul., nux vom.

Paralysie de l'anus. Phosph., nux vom., secal. corn., lauro cer.

Paralysie arsenicale. Phosph., hep. sulf., phosphure de zinc, china, veratr., ipeca, ferrum, nux vom., sambuc., graphite.

Paralysie ascendante. Con. macul.

Paralysie du cerveau. Natrum mur.

Paralysie consécutive à une petite hémorrhagie cérébrale. Rhus, sulf., bell., zinc, phosph., silicea, caust.

Paralysie du col de la vessie. Bell., cicuta virosa, ignatia, caust., sulf., nat. mur., zinc, phosph., nux vom., secal. corn., lauro cer.

Paralysie de la commissure buccale. Kadm. sulf.

Paralysie consécutive aux hémorrhagies. Phosph., rhus, sulf., bell., zinc, silicea, caust.

Paralysie suite de dyphthérie. Con. macul., thuya, nux vom., bell., rhus, lachesis, cocculus, bell., frictions huileuses, nit. arg.

Paralysie des écrivains. Électricité.

Paralysie des enfants. Phosph. de fer, fève de Calabar, rhus radicans, courants continus.

Paralysie essentielle. Cuccul., caust., rhus, nux vom., bell., hyosc., laches., calc. carb.

Paralysie essentielle de l'enfance. Plumb.

Paralysie par excès vénériens. Natr. mur., sulf.

Paralysie des extenseurs. Plumb., nux vom., gelsem., rhodod.

Paralysie des extrémités, pieds et mains. Lauro cer., sulf., nux vom., zinc, cocculus.

Paralysie faciale ou de la septième paire. Kali chloric., thuya, phosphure d'ammon., caust., phosph., aconitine, graph., opium, cadmium, stram., kali carbon.

Paralysie générale des aliénés. Électricité continue, bains alcalins, bains térébenthinés, ars., sulf., verat., caust., cuprum, nitrate d'argent, cocculus, rhus, nux vom., nat. mur., zinc, phosph., curare, arg. metall.

Paralysie de la glotte. Causticum.

Paralysie hémiplégique. Coccul., caps. ann., laches., plumb., graph., bell., zinc, nux vom.

Paralysie isolée. Stannum, kali carbonic., argilla, strontium, bains de mer, eau de Tœplitz.

Paralysie labio-glosso-pharyngée. Picrotoxine.

Paralysie de la langue. Acid. muriat., caust., phosph., anacard., bell.,[baryta carb.,lauro cerasus, oleander, dulc., strontium, opium, laches., hyosc. niger, nux vom.

Paralysie hystérique. Silicea, électricité, cuprum, ignat., secal. corn., caust., nux vom.

Paralysie locale. Brom. kali.

Paralysie des membres. Crotal, cocculus, caust.

Paralysie des membres inférieurs. Nux vom., ignatia, bell., stram., hyosc., rhus, cocculus, secale cornut., lachesis, phosph., galvanisme, plumb., ars., arg. nitri., électricité, eaux de Ledesma, Calabar, rhus radicans, sulf.

Paralysie partielle des membres. Silicea, gelsem., phosph., zinc, natr. mur.

Paralysie mercurielle. Staphysagria, phosph. de zinc, phosph., stram., hep. sulf., nitri acid., sulf., argent., china, cicuta virosa.

Paralysie de la moelle. Natr. mur.

Paralysie musculaire et atrophique. Nux vom., phosph., plumb., iod., arsen.

Paralysie des muscles de l'œil. Phosph.

Paralysie de l'œsophage. Bell., hyosc., stram., lachesis, caust.

Paralysie de la troisième paire. Fève de Calabar.

Paralysie paraphlégique. Rhus, ruta gr., ferr., arnica, baryt. carb., cupr., curare.

Paralysie des paupières. Stram., china, cham., spigelia, verat. alb., bell., sepia, zinc.

Paralysie de la paupière supérieure. Sepia, zinc, veratr. alb.

Paralysie pharyngée. Gelsem. semperv., bell.

Paralysie des poumons. Dulcam., tart. emet.

Paralysie progressive. Zinc, phosph., galvanisme.

Paralysie par refroidissement. Bryon., dulc., nux vom., cocculus, curare.

Paralysie de la rétine, du nerf optique. Caust., china, phosph. acid., galvanisme, secal. corn., lithi. carb.

Paralysie du rectum. Phosph., nux vom, secal. corn., lauro cer.

Paralysie rhumatismale ou arthritique. Rhus, bain de marc de raisin, nux vom.

Paralysie saturnine. Phosphure de zinc, phosph.

Paralysie spinale. Nux vom., secal. corn., cicut. vir., bellad., strych.

Paralysie avec tremblement. Plumb.

Paralysie de la vessie. Secale corn., cicut. vir., plumb., opium, ars., aurum, puls., lachesis, camph., hyosc., dulcam.,gelsem., lauro cerasus, caustic, phosph., rhus tox., arnica, nux vom.

Paralysie de la vessie et de son col. Lachesis, dulc., ars., hyosc., lauro cerasus.

Paralysie des vieillards. Sulfate de strychnine, baryta carb., dulc., sulf.

Paralysie du voile du palais. Ferrum, acide oxalique, nitri arg., coccul., bell., nux vom.; électricité, glace intus et extra, thuya, baryta, merc., aurum, cocculus.

Paraphimosis. Massage du gland avant d'opérer pour en exprimer la sérosité ; faire des mouchetures et réduire ; solub., coralia rub., bell., puls., ap. vir., kal. bichr., nit. acid.

Paraplégie essentielle. Nux vom.; ignatia., bell., stram., hyosc., rhus, cocculus, secale corn., lachesis, phosph., galvanisme, plumb., ars., rhus radicans, arnica, tabacum.

Paraplégie par suppression des règles Aconit, bell., puls., calc.

Paraplégie utérine. Caulophyllum.

Parasiticide. Acide phénique un gramme, eau 60 grammes, en lotions.

Parasitisme. Ars., aur., acide phénique intus et extra.

Parésie des extrémités. Rhus tox.

Paresse d'esprit. Verat. alb., helleb. nig.

Parotidite, oreillons. Merc., carbo anim., rhus tox., kali carb., bell.

Passion iliaque, iléeus, volvulus, étranglement interne, coliques de miserere. Plumb., nux vom., bell., électricité anale et ventrale, opium, rhus, secale corn., gratiola offic., thuya., coccul., hyosc., asa fœtida, coffea, aconit, sulf. acid., cham., china, alumina, verat. alb., ars., tabac, cuprum, capsic.

Paupières (Chute des). Phosph.

Paupières (Clignotement des). Bellad.

Paupières (Granulation des). Zincum, azotate d'argent intus et extra.

Paupières (Tumeur enkystée des). Staphys., calc.

Peau bleuâtre. Plumb.

Peau (Boutons de la). Solution de sublimé, acide chlorhydrique étendu d'eau, arsen., sulf., kreos., calc. carb., bryon.

Peau douloureuse par le frottement. Oleander.

Peau (Erosions de la). Antim. crud.

Peau excoriée par la marche. Oleander.

Peau flasque. Verat. alb., chinin. sulf., natr. mur.

Peau maladive. Silicea, petroleum, graphite.

Peau rouge écarlate. Tarent., bell.

Peau vulnérable. Hep. sulf., graphite, sulf.

Pediculi. Voir *Phthiriase.*

Pelade, teigne pelade. Sepia, lycop., fluor. acid., épilations et lotions de sublimé.

Pellagre. Arsen., secale corn., bains d'Adour, calomel, puls., sulf., copah. bals., led. pal., kal. bichrom.

Pelvienne (Congestion). Aloès.

Pelvi péritonite. Aconit, cantharis, apis, ars., silicea, merc.; helon dioïca, secale corn , stann., ferrum, nux vom., podophyll., colocynthis, merc. dulc., ap. virus, puls., aloès, laches., sangsues sur le col.

Pelvi-péritonite adhésive. Colocynthis.

Pelvi-péritonite aiguë. Aconit, opium, hydrarg. dulcis, bell., sangsues sur le col, colocynthis, cantharis, ap. vir., laches.

Pelvi péritonite chronique. Merc. dulc., cantharis, laches., aurum, con. macul., ars., sulf., silicea.

Pelvi-péritonite puerpérale. Ap. vir., ars., bell., hep. sulf., merc., cantharis, veratr. viride, rhus toxic. hydrarg. dulcis, merc. iodatus, calc. carb., ipeca, bryon., nux vom., colocynth.

Pemphigus. Ars., cantharis, rhus tox., merc., anacard., sepia, vipera redi, ranunc. bulb., phosph., clemat. crecta, bell., lachesis, dulc., apis, vipera lameolata.

Pemphigus aigu. Rhus, merc., canthar.

Pemphigus chronique. Rhus, arsen., apium virus.

Pemphigus syphilitique. Merc. sol., merc. con., arsen., aurum.

Pemphigus ulcéreux. Arsen., phosph. acid., sulf., china, ferrum.

Pemphigus du col utérin. Rhus tox.

Perforation de l'œsophage. Arnica, une sonde à demeure dans l'œsophage.

Perforation de la vessie. Buffo rana.

Péricardite. Bryon., colchic., digit., spigelia, spong. tosta, aconit, cantharis, apis, ars., chelid. maj., merc.

Péricardite rhumatismale. Digit., acon., bryon., rhus, merc., puls., arnica, colchic.

Périmétrite aiguë, phlegmon péri-utérin, pelvi-péritonite. Aconit., canthar., ars., diète, sangsues sur le col, bains émollients, opium intus et extra, ap. vir., silicea, mer. dulc., helon. dioïc., stann., sec. cor., ferr., nux vom., podoph., colocynth., puls., aloès, laches., sangsues sur le col.

Périmétrite chronique, phlegmon péri-utérin chronique. Silicea, lycop., phosph., con. mac., sulf., calc., bell., colocynthis, thuya, mezereum, rhus toxicod., rhus radicans, bains de Pennès, collodion, lavements opiacés, hydrarg. dulcis, ars., aur., iod.

Périodicité. Arsen., china sulf.

Périoste alvéolaire enflammé. Phosph.

Périostite. Mezer., aur., merc., silicea, iod., kali, bichrom. kali, subl. corros., bryon., syph., argent. fol.

Périostite vénérienne. Sublimé corros., phosph. acid.

Péripneumonie. Kali carb., bryon., phosph.

Péritonite. Aconit, colocynthis, bryonia, merc., spongia, arsen., bell., thuya, veratr., carbo veg., lachesis, apis, solub., hyosc., ipeca, collodion élastique.

Péritonite par étranglement. Nux vom., bell., opium, plumb.

Péritonite puerpérale. Aconit, cham., bellad., puls., bryonia, ars., colocynthis, carbo veg., atropine, rhus, merc., chlorof., tereb., opium, aristolochia, ipeca, nux vom., collodion élastique.

Péritonite de la région ovarique. Colocynthis.

Péritonite scrofuleuse. Iod., calc., sulf. ars., carb. veg., apis, eau et sel de Krankenheil intus et extra.

Péritonite traumatique. Merc.

Pérityphlite, phlegmon du tissu cellulaire entourant le cæcum, phlegmon iliaque. Laches. merc. dulc., canthar.

Perte de la mémoire. Anacard., solub., agnus cast., électricité continue.

Pertes séminales, spermatorrhée. Brom. kali, argent., cantharis, digit., nuphar lutea, staphys., incision du frein de la verge, cadmium, tarent., agnus castus, bellad., sulfur, sepia, con. macul., phosph., causticum, bovista, ferrum, phosph. acid., calc. carb., selenium.

Pertes séminales par continence prolongée. Usage réglé des organes génitaux.

Pertes séminales par excitation d'un amour platonique. Électricité.

Perversion de l'activité du cœur. Glonoïne.

Perversion nerveuse. Verat. alb., helleb. nig.

Pesanteur d'estomac. Nux vom., oranges amères, camphre, graph.

Pesanteur dans les reins. Helo. dioïca.

Peste, typhus d'Orient. Ars., lachesis, carb. veg., china, buffo rana, aconit., merc., opium, phosph.

Pétéchies. Arsen., secale corn., rhus, phosph., carb. veg., phos. acid.

Peur (Effets de la). Ignatia, jusquiame.

Phagédénisme. Arsen., calomel, panser avec camphre en poudre.

Pharmacodynamie (Les quatre lois de la) par Imbert Gourbeyre. Similiter, elective, contingentes et omni dosi.

Pharyngite, angine pharyngée. Apis, merc. cyan., hyosc., laches., sulf., nux vom., dulcam.

Pharyngite chronique. Alumina intus et extra, eau phéniquée avec appareil Richardson.

Pharyngite folliculeuse. Kali chloric.

Pharyngite granuleuse. Eaux de Cauterets, cautériser avec l'acide chromique, kal. hydriod., hep. sulf., thuya, caust., lachesis.

Phimosis. Opérer, lotions azot. d'argent, onguent

citrin, pommade napolitaine, lotions de sublimé corrosif ou d'acide nitrique étendu, thuya, sepia, canthar., puls., merc., nitri acid.

Phlébite. Hamam., puls., acon., merc., puls.. ars., lachesis, collodion, china, clematis vitalba, sulf.

Phlébite utérine. Aconit., hamam., puls.

Phlébite utérine puerpérale. Arnica, hamam., puls., nitri acid.

Phlébite variqueuse. Puls., solub., sulf., hamam.

Phlegmasies franches. Aconit., sulf. quin.. tarent.

Phlegmasies irrégulières. Sulf. quinine.

Phlegmasie pulmonaire. Antim crud.

Phlegmatia alba dolens, œdème blanc douloureux. Bismuth, collodion loco dolente, ars., nux vom., solub., rhus, bellad., bryon., arnica, hamam., china, laches., iod., sulf.

Phlegmon. Myristica sebifera, graph., bryonia, tarent., apis, une ou deux applications de caustique de vienne pour donner issue au pus, bell., merc., hep. sulf.

Phlegmon circonscrit. Bryon., merc., phosph., silicea, hep. sulf.

Phlegmon diffus. Bell., lachesis, silicea, débrider profondément, fluor. acid., merc., arsen., phosph.

Phlegmon d'un doigt avec gangrène, panaris. Ars., bellad., silicea, fluor. acid.

Phlegmon érysipélateux ou luisant. Rhus tox., bell., merc., arsen., canthar., graphit.

Phlegmon de la glande mammaire. Bell., phosph., hep. sulf., silicea, collodion, merc., bryon., iodium.

Phlegmon des grandes lèvres. Merc., dulc., émollients et ouvrir, laches., cantharis.

Phlegmon luisant ou érysipélateux. Rhus tox., merc., bell., ars., canthar., graph.

Phlegmon péri-rénal. Aconit, bryon., merc., hep. sulf., silicea, sulf. quinine, canthar., lachesis.

Phlegmon du tissu cellulaire du sein. Solub., hep. sulf,. silicea, collodion, bellad.

Phlegmon péri-uréthral. Ouvrir, bains émollients, onguent napolitain, merc. dulc., canthar., lachesis.

Phlegmon péri-utérin, pelvi-péritonite. Bouillons laxatifs, aconit, apis, cantharis, cinabre, antim. crud., antimoine diaphorétique, cloporte, vipera torva, ars., silicea, merc., helon. dioïca, secale corn., ferr., stann., nux vom., podophyll., badigeonnage de teinture d'iode, laches., merc. dulc.

Phlegmon péri-utérin chronique, péri-métrite chronique. Silicea, lycop., phosph., con. macul., sulf., calc., bell., thuya, colocynthis, mezer., rhus tox., rhus radicans, bains de Pennès, collodion, opium, lavements, hydrarg. dulcis, ars., aur., iod., cantharis, lachesis.

Phrénésie, délire aigu. Buffo rana, acon., bellad.

Photophobie. Con. macul., opium, bell., phosph., merc., sulf., euphras.

Photophobie scrofuleuse. Con. mac.

Photopsie. Spigel., caust., puls., zinc., hyosc., valer., aurum.

Phthiriase, affection cutanée parasitaire. Voir *Poux.*

Phthisie, consomption pulmonaire, tabes dorsalis. Kali bromur., drosera, kali carb., hep. sulf., iod.,

lachesis, cannab. sat., plumb. carb., Eaux Bonnes, eau-
de-vie après les repas, bichrom. kali, natrum mur., lycop.,
phosph., digit., stannum, ars., china, sepia, phelland.,
sulf. quinine, sirop de lacto-phosphate de chaux, camphre, sulf., crotal, silicea, calc. carb, myrrha, caust.,
eaux de Cauterets, asa fœtida, natrum mur., alun, sève
de pin maritime, puls., dulc. calc., carb., sirop de goudron, frictions huileuses, chlor. de fer, plumb., allium
sativum, gadus morrhua, nit. acid., huile de foie de
morue pancréatique de Defresne, kreos., gomm. gutt.,
chlorhyd. d'ammon., bi-iod. d'hydrarg., eaux minérales
de Celles, arsenic à doses progressives tous les ans de
novembre à mai, nux juglans, ammon. carb., station du
Croisic, bains de mer, ou mieux air de la mer, koumiss
(lait fermenté), bromure de calcium.

Phthisie muqueuse ou bronchique. Sulf., calc.
carb., silic., stann., iod., ars., nit. ac.

Phthisie au premier degré. Phelland. aq., aconit,
bryonia, phosph., glycérine à l'intérieur.

Phthisie au deuxième degré. Stann., phell. aq.;
sulf., dulcamara, staphysagria, graphit., arnica, kreosot.

Phthisie au troisième degré. Cupr., phell. aq.,
iodium 1re, aconit, bryonia, phosph., sulf., dulc., staphysagria, graph., silicea, kreosot.

Phthisie, par excès sexuels. Brom. kali, caust.

Phthisie avec glycosurie. Asa fœt.

Phthisie hémorrhagique. Secale corn., ruta graveolens.

Phthisie héréditaire. Huile de foie de morue pancréatique de Defresne, sulf., iodium, calc. carb., silicea,
phosph., kal. carb.

Phthisie inflammatoire ulcéreuse ou pneumo-nie caséeuse. Phell. aq., kreos.

Phthsie laryngée, scrofule du larynx. Nitri acid., phosph., hep. sulf., drosera, iodium, spong. tosta, ars., carb. veg., calc. carb., caust., sulf., mangan., kali bromur., cubeb., acid. hydrocyanique, silicea, kali carb., kal. hydriod., laches.

Phthisie muqueuse. Eaux de Cauterets, sulf., calc. carb., silicea, stann., iod., ars., nit. acid.

Phthisie nerveuse. Met. alb.

Phthisie pituiteuse. Nitrum, kali carb., stann.

Phthisie scrofuleuse. Arsen., iodium 1er, calc. carb., gad. morrh.

Phthisie tuberculeuse ou granuleuse. Phell. aq., hep. sulf., lycop., iod., merc., arsen., phosph.

Phthisie ulcéreuse. Lachesis, silicea, asa fœt.

Phthisiques (Toux des). Crotal, sanguin., stannum.

Physométrie, gaz dans l'utérus. Cathéter, bell., secal. corn.

Pian, frambœsia. Kali bichrom., plumb., pœonia, arsen., silicea.

Pica, dépravation du goût. Natr. mur., china, ignat., calc. carb., con. mac., bryon.

Pieds constamment froids. Tarent.

Pieds (Sueur des). Silicea.

Pierre, gravelle. Lycop., phosph. calc., arsen., bromure de lithium, cannabis, sassapar., cocc. cacti.

Piqûres d'abeilles. Led. palustre, acid. carbol., apis; inciser l'endroit de la piqûre et mettre une goutte d'ammoniaque ou d'acide phénique étendu, suc d'oignon sur la plaie.

Piqûres anatomiques. Ap. vir., lotions avec acide phénique 1 gr.; alcool à 90° 1 gr.; acid. carbolique.

Piqûres d'insectes venimeux. Led. pal., ant. crud., panser avec une solution par partie égale d'acide phénique et d'alcool à 90°, ac. carbol.

Piqûres par instruments piquants. Ledum palustre.

Piqûres de mouches charbonneuses. Inciser l'endroit de la piqûre et mettre une goutte d'ammoniaque ou d'acide phénique alcoolisé, acide phénique intus et extra.

Piqûres de moustiques. Ledum pal., apis, acid. carbolique intus et extra.

Pissement de sang, hématurie. Tereb., cubebœ, ipeca, nux vom., canthar., china.

Pituite. Ammon. mur., verat. alb., helleb. nig., nux vom., ars.

Pituite des buveurs de bière. Met. alb., nux vom.

Pityriasis. Ars., lycop., mezer., sulf., sepia, natr. mur., petrol., phosph., lait de chaux; lotions avec chloral. 6e gr., eau 125 gr., liq. Van Swieten 125 gr.; bryon., sulf., ap. vir., kreos., silicea, calc. carb.

Pityriasis alba. Led. palustre, lycop., créosote.

Pityriasis capitis. Mezereum; axonge 30 gr., acide nitrique 10 à 20 gouttes; lotions chloralées, baryta carb., pommade soufrée ou phéniquée, petroleum; axonge 30 : turbith. minéral 1 gr ; staphysagria, acon. lycoc., magnésie carb., phosph., lycop., sepia, natrum mur., glycérine en frictions, lamium alb., sulf., kreos., ap. vir., calc. carb., silicea.

Pityriasis rubra. Zinc, taxus baccat., natr. mur., mang., lycop., clematis erecta.

Pityriasis versicolor. Sepia, lotions de sublimé, ptelea trifoliata. pommade d'Helmerich, crotal, ars., sulf.

Plaies en général. Ouate imbibée d'huile phéniquée et bandelettes de plomb fixées avec du diachylon pour maintenir les plaies, pansements avec eau de laurier cerise, pansement avec teinture de calendula ou d'arnica et charbon de chêne pulvérisé, perchlor. de fer et de manganèse à 12°, pansement méthodique avec la ouate, solutions chloralées en pansement, gaze sur plaie au lieu de toile fenestrée et coton imprégné de médicament, alcool saturé d'aloès en badigeonnage, ap. vir., ars., sulf., silic., lachesis., calc. c., carb. veg., pœon., kali bichrom., merc., petrol., staphys.

Plaies pénétrantes des articulations. Irrigations continues.

Plaies compliquées d'érysipèle. Ap. vir.

Plaies contuses. Arnica intus et extra, con. mac.

Plaies par déchirement. Calendula.

Plaies par instruments piquants. Ledum pal.

Plaies de mauvaise nature. Acid. phén. intus et extra, nitri acid.

Plaies des nerfs. Hypericum.

Plaies putrides. Perchlor. de fer et de manganèse à 12°, acide phénique intus et extra.

Plaies rebelles. Compresses de permanganate de potasse, perchlorure de fer et de manganèse à 12°, arsen., sulf.

Plaies saignantes. Calendula intus et extra, panser

avec la teinture pure de Calendula ou d'arnica, pansement avec l'eau-de-vie et du charbon de chêne en poudre, cautériser avec nitrate acide de mercure, arsen.

Plaies non saignantes. Arnica intus et extra.

Plaies sèches. Cautériser avec nitrate d'arg. liquide.

Plaies suppurantes. Calendula intus et extra.

Plaies ulcéreuses à la tête. Nitri acid.

Plaques muqueuses. Nitri acid., thuya, kal. bichrom., amm. mur., merc., iod.. sulf., kali hydr., arsen., aurum, fluor. acid.

Plaques muqueuses rebelles de la bouche. Cautériser avec nit. d'argent, nitrate acide de mercure, ou acide chromique; kali hydriod. à fortes doses, fluor. acid., nit. acid. intus et extra.

Plaques muqueuses de la gorge et de la bouche. Nitri acid., muriat. acid.

Plaques muqueuses de la gorge et de la langue. Acid. fluor.

Pléthore sanguine. Acon., bell., calc. c.. ars., phosph., nux vom.

Pléthore abdominale. Aloès, eau de Janos, 2 à 4 grammes d'acétate de potasse.

Pléthore veineuse abdominale. Nux vom., sulf., calc. carb., lycop., platin., arsen., merc., carb. veg., hamam., chelid. maj.; eaux minérales de Carlsbad, de Kissingen, de Hombourg.

Pleurésie. Aconit., ars., asclepias, bryon., canth., digit. kali carb., senega, sulf., verat. viride, apis, spongia tosta, hep. sulf., silicea, natron, chelid. maj., merc., lachesis, baryta carb., squilla, nitrum, ferr. mur., kali

manganum, arnica, iodium, apocyn. cannab., jaborandi,
scilla mar., sabadilla, squilla, pulsat., cact. grand.

Pleurésie par attaques intercurrentes. Lycop.
en persévérant.

Pleurésie chronique. Thoracenthèse en deux ou
trois fois avec l'appareil Dieulafoy, solub., cantharis,
arnica, scilla marit., sabadilla, aconit, bryon., sulf.,
seneg.

Pleurésie hémorrhagique. Digital., arsen., canth.,
laches.

Pleurésie latente. Bryon., canthar., ap. vir., arsen.

Pleurésie musculaire alcoolique. Phosphure de
zinc.

Pleurésie plastique. Hep. sulf., sulf.

Pleurésie pseudo-menbraneuse. Acon., silic.,
bry., merc., iod., ap. vir., veratr. viride.

Pleurésie purulente. Hep. sulf., silicea, iod., thoracenthèse.

Pleurésies à résolution lente. Jaborandi.

Pleurésie sèche ou rhumatismale. Acon., bry.,
ranunc. glac., arsen.

Pleurésie séreuse. Digit., iodium.

Pleurésie traumatique. Arnica.

Pleurésie tuberculeuse. Kali carb.

Pleurodynie, névralgie intercostale. Aconit,
act. racem., arnica, ranunc. sceler., bryon., puls., nux
vom., sabad., bains de Pennès, oranges amères, camphre.

Pleuro-pneumonie. Bryon., kali carb., tart. emet.

Plique polonaise, trichoma. Lycop., vinca minor,
viol. tric, apis, borax vencta, rhus tox., sulf., calc. c.,
arsen., baryt. carb., merc.

Pneumatose gastrique, dyspepsie flatulente.
Galvanisme, china, carb. veg., phosph., nux vom.,
cham., c ccul.

Pneumonie. Antim. tartar., bryon., phosph., chelid.
maj., sulf., sanguinaria, senega, verat. viride, aconit,
ars., lachesis, lycop., bell., opium, iod., hep. sulf.,
silicea, carbo veg., ranunculus glacialis, lauro cerasus,
polygala, rhus tox., arnica, osmium, cact. grand., nit.
ac., kali hydriod.

Pneumonie avec adynamie. Eau-de-vie, lycop.,
musc., china ars., phosph. acid., baptis. tinct.

Pneumonie adynamique des vieillards. Arsen.,
tart. emet., eau-de-vie.

Pneumonie suraiguë. Digit purp.

Pneumonie anomale. Nitri acid.

Pneumonie ataxique. Lycop., potion de Todd., ars.,
cham., phos. acid., hyosc., acon.

Pneumonie catarrhale. Canthar., acon., bellad.,
bryon.

Pneumonie chez les sujets à maladies de cœur.
Nitri acid.

Pneumonie chronique. Lycop., phosp.

Pneumonie avec délire. Eau-de-vie, musc., acét.
d'ammon.

Pneumonie double. Lachesis, vip. torva.

Pneumonie droite. Chelid., phosph., sanguin., senega, sulf., veratr. viride.

Pneumonie des enfants. Ammon. carb., acon.,
bryon., ipeca, ars., tart. emet.

Pneumonie fibrineuse. Iod., brom.

Pneumonie latente des vieillards. Digit., ars.,

bryonia, phosph., iod., tart emet., kermès min., china, laches.

Pneumonie lobulaire, catarrhe suffocant, bronchite capillaire. Aconit, ipeca et bryon, arsen., tart. emet., carb. veg., phosph., sambucus, chinin, sulfur., merc., sulf.

Pneumonie maligne. Sulf. quinine, laches., ignat., phosph., ars., phosph. acid., hyosc., acon.

Pneumonie grippale, ou grippe maligne. Ars., sulf. quinine, nourriture forte, punch., vin vieux, merc., sulf., ipeca, bryon., tart. emet., phosph.

Pneumonie, première période, engouement. bryon., cact. grand., phosph., aconit.

Pneumonie, deuxième période, hépatisation rouge. Sulf., tart. emet., bryon., phosph., sanguinar. canad.

Pneumonie, troisième période, hépatisation grise. Sulf., phosph., ars., tart. emet., lycop.

Pneumonie suppurante. Sulf., osmium, ars., sulf. chin., phosph., nit. acid., laches., silicea, kal. hydriod., sulf. de carbone.

Pneumonie avec symptôme typhoïde. Phosph., ars., hyosc., phosph. acid., aconit., chamon.

Pneumonie tuberculeuse. Sulf., hep. sulf., lycop., iod., merc., ars., phosph.

Poireaux, verrues, sycose. Ruta, graveo., dulc., caust., lycop., nit. ac., teucr. mar., ars., calc. c., thuya.

Poisons végétaux (Antidote des). Camphora.

Poitrine faible. Eaux de Cauterets, source la Raillère.

Pollutions anormales. Électricité, phosph.

Pollutions nocturnes. Camphora, nitri. acid , selenium, phosph. acid., chloral, digit , brom. de camphre, brom. kali, électricité, con. mac., carb. veget., sulf.. nux vom., stann., sepia.

Pollutions nocturnes, sans excès antérieurs. Con. macul.

Pollutions nocturnes sans rêves lascifs. Agar. musc.

Polydipsie, soif inextinguible. Acon., arsen., bell., cham., verat., merc., apium.

Polypes en général. Staphys., lycop., puls., phos., kal. bichr., secale cornutum, thuya, calc. carb., nitri acid., teucrium mar.

Polypes auriculaires. Thuya.

Polypes des fosses nasales. Teucrium mar., calc. carb., phosph., sepia, sulf., staphys., silicea, nitr. acid., nitrum, natrum, renifler une solution concentrée de bichrom kali.

Polypes du larynx. Thuya, nitr. acid.

Polypes muqueux. Teucrium mar.

Polypes naso-pharyngiens. Kali bichrom.

Polypes du rectum. Extraction par la torsion, thuya, nit. acid.

Polypes uréthraux de la femme. Excision et cautérisation, thuya.

Polypes de l'utérus. Thuya, nitr. acid., staphys., calc. carb., teucr. mar., cubeb., con. macul., sanguinaria intus et extra, et le traitement des métrorrhagies.

Polyurie, diabète aqueux, insipide ou non sucré. Bell., phosph. ac., arg. m., sulf. carb., merc., camph., verat. vir., carb. veg., arsen., con. mac., léd. pal., digit., tarent., alumina, scilla, aur. m., spigelia.

Porrigo, croûtes de lait. Ars., aur., rhus., viol. tric., sulf., calc. carb., merc. sol., vinca min., calc. mur., lycop.

Porrigo capitis, teigne muqueuse, favus. Épilation et lotions de sublimé, pommade au turbith minéral, calc. muriat., lycop., sabadilla, viol. tric., rhus, vinca minor. sulfur., calc. carb., arsen., baryta. carb., brom. merc.

Pouls fréquent. Ars.

Pouls irrégulier ou intermittent. Digit., tarent., arnica.

Pouls rapide et irrégulier. Arsen.

Poumons (Œdème des). Antim. tart., ars., bryonia, tart. emet., sulf., verat., phosph.

Poumons (Paralysie des). Dulcam., solanine, tart. emeticus.

Pourriture d'hôpital. Panser avec la poudre de camphre.

Pourpre cachectique, exanthème pourpré. Bell., laches., rhus, merc., sulf. acid., graph., phosph.

Pourpre hémorrhagique. Laches,, arsen., rhus, graph., puls.

Poux de corps. Bains ou fumigations sulfureuses, frictions d'essence de térébenthine, d'acide phénique, de goudron ou d'huile de Cade.

Poux de tête. Soins de propreté par le peigne, huiler fortement les cheveux, pommade ou huile avec quelques gouttes d'essence de térébenthine.

Poux du pubis, morpions. Bains ou lotions de

sublimé, bains ou lotions sulfureuses, fumigations sulfureuses, pommade d'acide phénique au 100ᵉ, de goudron,
d'onguent gris, ou d'essence de térébenthine.

Prépuce (Dureté du). Laches., merc.

Presbytie. Con. macul., des lunettes, calc. carb.,
sulf., drosera, silicea, sepia.

Présentation du tronc. Puls.

Pression en bas (Sentiment de). Bellad.

Priapisme, érection permanente. Camph., cantharis, opium, cubeb., euphorbe, nitri acid., bromure de
camphre, cannab. indica, china, platin., sulf. merc.,
carb. veget.

**Procidence du rectum, chute du rectum, pro-
lapsus anal**. Podophylle, faire des petites brûlures avec
de l'acide nitrique fort, ferrum, stann., collins., sepia,
lycop., calc. carb., merc., bell., ignat., nux vom., nit.
acid., jalap., ruf. grav., senec. aureus.

Proctalgie, névralgie anale. Ignatia, nux vom.,
caps. ann., sulf., merc., æsculus.

Proctite, inflammation anale. Phosph., sepia,
nit. ac.

Production calcaire. Calc. carb., caust.

Production cornée, corne. Lycop., silicea, ergot
de maïs.

Prolapsus anal. Voyez *Procidence du rectum*.

Prolapsus anal des hémorrhoïdaires. Æscul.
hipocast.

Prolapsus de l'iris. Hep. sulf., bell., drosera.

Prolapsus de la paupière supérieure. Spigelia,
sepia, sulf.

Prolapsus du rectum. Voyez *Procidence du rectum*.

— 235 —

Prolapsus de l'utérus. Caulérisation longitudinale
du vagin, crotal., cascarilla, collins., helon. dioïca, secale
corn., stannum, nux vom., ignatia, asperule, aletris
farinosa ; une ou deux fois par semaine 1 gr. 50 de
tannin autour du col, et du coton par-dessus ; aurum,
bandage hypogastrique pour maintenir le poids des intestins, podophyllum ; après guérison des lésions, appliquer
autour du col, 2 grammes de tannin toutes les semaines ;
bains de siège froids ; avec de l'acide nitrique fort, faire
des traînées sur la muqueuse vaginale : ferrum, jalap,
sepia, merc. sol., lilium tigrinum.

Prolapsus du vagin. Stann., merc., collins., asper.,
aurum, sepia, nux vom., ignatia, ferr., secale corn.,
helon. dioïca, bains de siège froids, bandage hypogastrique ; faire avec de l'acide nitrique fort de petites brûlures sur la muqueuse vaginale.

Prophylaxie ou préservation de la scarlatine.
Bellad.

Prosopalgie, névralgie faciale, tic douloureux.
Ammon. muriat., angust. vera, chelid. majus, spigelia,
stramonium, verbascum, kalmia latifolia, stann., acon.,
nux vom., bell., puls., con. mac., brom. kali, thuya et
china alternés, china, verat. viride, ars., staphys.,
mezereum, atropine, phosph. colocynthis, électricité
continue, cimicif., alum., aconitine, cocc. cact., calc.
carb., gelsem., oleander.

Prostate (Engorgement de la). Merc., iodium,
iod. kali, con. mac., sulf.

Prostatite. Pulsat., bryon., merc., iodium, con.
mac., silicea, hep. sulf., nitri acid., copah. balsam.,

glace dans le rectum, iod. kali, sangsues au périnée, thuya, sulf., cannab. sat.

Prostatorrhée. Con. macul.

Prostration. Arsen., sepia, injection hypodermique d'éther.

Prurigo. Arsen., rumex crispus, sulf., bains salés, bains sulf., brom. d'ammon., acid. sulfur., acide phénique intus et extra, sepia, salsap., nux vom., mezer., agnus castus, verat. alb., lachesis., alum., dulc., caust., arg. nitr., merc., baryta carb., bovista, fluor. acid., agar., ruta graveolens, apocynum androsæmifolium, sulfure de carbone, hydroc. as., ap. vir., chelid. maj., staphys., lycop., collins., nit. acid.

Prurigo anal. Sepia, sulf., hydroc. asi., sulf. ac., apis, chelid. maj.

Prurigo cutané. Sulf., arsen., caust., merc., staphys., lycop.

Prurigo des parties génitales. Agaricus.

Prurigo pédiculaire. Mercure, glycérine, sulfur.. bains.

Prurigo pudendi muliebris. Apis.

Prurigo du scrotum. Lauro cerasus, lycop., ars.

Prurigo vulvaire. Sulf., merc., collins., nit. acid., chelid. maj.

Prurit. Oleander. lycop., agnus castus.

Prurit anal. Hydrocot. asiat., oleander, apis, lycop., sulf., calc. carb., nitri acid., ars., agnus castus, zinc, capsicum, carbo. veg., sulf. carb.

Prurit anal brûlant et lancinant. Apis, lycop., sulf.

Prurit qui cesse après s'être gratté. Oleum, anis.

Prurit en se couchant. Salsaparilla.

Prurit cutané. Acide phénique intus et extra, sulf. de carb.

Prurit des femmes. Silicea, conium.

Prurit des femmes enceintes. Carb. de soude. ars., glycérine en lotions.

Prurit des parties génitales. Caladium, con, mac., sulf., sepia, staphys., natr. carb., natr., mur., carbo. anim., lycop., manganum, ammon. carbonic.

Prurit des hémorrhoïdaires. Chelid. maj.

Prurit aux mamelons. Puls.

Prurit nocturne. Merc.

Prurit aux parties poilues. Rhus tox.

Prurit rongeant. Oleander.

Prurit sec. Opium, agnus castus.

Prurit occasionné par la sueur. Mang., lycop.

Prurit de l'urèthre. Nitri acid.

Prurit vaginal. Con. mac., créosote, alumina.

Prurit voluptueux. Lauro cerasus.

Prurit vulvaire. Caladium seguinum, arsen., kali carb., glycérine, solution d'alun et sulf. zinc, chelid. maj., Collins., hydrocot., lycop., con. mac,, natr. mur., sulf., carb. veg., alumina, calc. carb.; onctions avec huile 30, chlorof., 2 grammes; sulf. carb., collins., carb. anim.

Prurit des angles des yeux. Zinc.

Psoïte, inflammation du muscle psoas. Puls., merc., rhus, arnica, phosph.

Psore, dartre, herpétisme. Sulf., allium sat.,

sepia, carbo veg., ars., bell., lachesis, nitri acid., silicea, thuya, lycop., graphit, phosph., calc. carb.

Psoriasis. Acid. phéniq., arsen., graphite, iod. kali, mangan., merc., con. macul., cicuta virosa, phosph., clematis erecta, calc. et sulf., alumine, silicea, condurango, étendre chaque jour avec un pinceau de l'acide acétique, tarent.. sepia, dulc., copaiva, colocynthis, ledum pal., hep. sulfuris.

Psoriasis inveterata. Clem., sulf., rhus, causticum, ranunculus bulb.

Psoriasis mercuriel. Con. mac., phosph., aur. fol., caust., silicea.

Psoriasis palmaris. Graph., solub.

Psoriasis syphilitique. Sepia, merc., phosph., cupr.

Psoriques (Antidotes des médicaments). Camph., nitrate de potasse.

Ptérygion. Rathania, cannab., lachesis, calc. carb., plumb., sulfur.

Ptyalisme, salivation abondante. Cubeb., iod., iod. kali. acid. sulf., conium mac., merc., opium, nit. acid.. sulf., jaborandi.

Ptyalisme dans la grossesse. Iod. kali.

Ptyalisme mercuriel. Argent. fol., bell., nit. ac., merc. iod., hep. sulf.

Puerpérales (Convulsions), éclampsie. Bellad., aconit, stram., ignat., opium, secal. cornut.

Puerpérale (Fièvre). Hyosc., arnica, sabina, acon., ipeca.

Puerpérale (Manie). Stram., ignat., opium, merc., puls., act. racem.

Puerpérale (Mélancolie). Aur., actæa racemosa, laches., staphys., crocus sat., ars.

Puerpéral (Nervosisme) Actæa racemosa.

Pulmonaire (Catarrhe). Bryon., digit., acon., bell., merc., dulc.

Pulsation violente des artères avec douleur à la région du cœur. Tarent.

Pupille contractée. Calabar.

Purpura hémorrhagica. Acid. phosph., arsen., lachesis, phosph., bell., ferr., perchlor. fer., thlaspi, aconit, millef., secale corn., ars., nitri acid., chelid. maj., merc., china, chininum sulf., nicotiana tab., taxus baccata, hamam., led. palustre, arnica, bryonia, sulf. acid., rhus, graph., pulsat.

Purpura simplex. Ars., graphite, bryon., lachesis.

Pus blanc abondant. Hep. sulf., calcar. carbon., ammon. carb., silicea, asa fœt.

Pus blanc épais. Sulf., merc., cupr., verat., hep. sulf.

Pus aqueux. Silic., rhus tox., sulf., merc. dulc., arsen., staphys.

Pus fétide. Arsen., phosph. acid., sepia, rhus tox., merc. dulc., china, laches.

Pus sanguinolent. Sepia, carb. veg., arsen., silicea, nitr. acid., lycop.

Pus sanieux, corrosif. Asa fœt., sepia, staphys., nit. acid., caust.

Pustules de la cornée. Œthusa cynapium, pulsat.

Pustules de gale. Clematis erecta intus et extra, bains de barèges.

Pustule maligne. Kali bichrom., arsen., intus et

extra, phytolacca, ap. vir., acide phénique intus et extra,
lachesis, vip. redi, feuilles de noyer sur la plaie, poix de
bourgogne ; une rondelle en linge de la dimension de la
pustule recouverte 0,002 milligrammes de sublimé, appliqué sur la pustule, et la laisser en place 24 heures ;
bryon., bell., laches., carb., veget., kali bichrom.

Pustules noires. Secale corn., rhus.

Pustuleuses (Éruptions). Cicut. virosa, phosph.

Putridité (Symptômes de). Ars., carb. veg., china.
phosph., lachesis.

**Pyélite, inflammation des bassinets et calices
des reins**. Merc. sol., pulsat., cantharis, bell., tarent.,
silicea, hep. sulf., ars., sulf., uva ursi.

Pyohémie, diathèse purulente. Lachesis, chinin.
sulf., aconit, bell., hyosc., eucalyptus globulus, arnica,
sabina, ipeca.

Pyrosis, dyspepsie acite, soda. Acid., sulf., bismuth, capsic., carbo veg., lycop., nux vom., sulf.,
china, ricinus communis, arnica, digit., carb. d'ammon.,
ammoniaque liquide, oranges amères, camphre, nit. arg.,
calc. acetica, pulsat.

R

Rachialgie, douleur du rachis. Phosph., ars., opium, nux vom., cic. viros., ipeca, secal. corn.

Rachitisme. Calc. carb., silicea, phosph. acid., huile de morue, curare, tarent., lacto phosphate de chaux, bell., sulf., brucea antidysenterica, phosph., mezereum, asa fœtida, nitri. acid., lycop., petroleum, huile de foie de raie blanche, huile de squale iodo-ferrée, bains de Pennès, merc., puls., arsen., kali hydriod., régime lacté.

Rachitisme (1re période ou d'incubation). Aconit, bell., régime lacté.

Rachitisme (2e période ou de déformation). Brucea antidysenterica, régime lacté.

Rachitisme (3e période ou de résolution). China, bains de Pennès, régime lacté.

Rachitisme scrofuleux. Tarent.

Rachitisme syphilitique. Tarentula, kali hydriod.

Rage, hydrophobie. Stram., cantharis, hyosc., merc., verat., lachesis. bell., aranea diadema, scorpion, cetoine dorée, buffo rana, salamandra, talpa, mandrag., viscum album, tous les jours un bain de vapeur de 57° à 63°, vip. torva, datura ferox, hoâng-nân, xanthium spinosum pulv., 1 gr. 60 par jour en trois fois, aconit, sabina, rhus, echidnine, trois jours de diète et ablutions froides.

Ramollissement du cerveau et de la moelle. Phosph., sulf., buffo, salamandra, calc., carb. laches., silicea, merc.

Ramollissement des muqueuses. Calc. carb., phosph., laches., silicea, merc., sulf.

Ramollissement des os. Phosph., phosph. calc., calc. carb., laches., silicea, merc., sulf.

Raideurs articulaires. Eaux de Cauterets source le bois.

Rash de la peau. Iod. kali.

Raucité de la voix. Nitr. kal., borax.

Réceptivité médicamenteuse affaiblie. Opium. coffea, nux vom.

Rectum (Congestion du). Sepia, aloès.

Rectum (Prolapsus du). Nitri acid., ferrum, podo-phyll., ruta graveolens, merc., bell., ignat., nux vom.

Refroidissement (Conséquence d'un). Aconit, camphora sur du sucre, dulcam.

Reins (Affections des). *Voir néphrite et coliques né-phrétiques.* Canthar., cannab., merc., cocc. cact., pareira.

Regard fixe ou sans expression. Con. mac.

Règles (Premiers troubles des). Aconit.

Règles trop abondantes, ménorrhagie. Bellad., bryon., sepia, mosch., ipeca. nux vom., plat., ignat., coffea cr., china, ferr., cham., sulf. ac., phosph., sal croisici.

Règles en avance. Ignatia, sepia, nux vom., bell., bryon., calc. carb., moschus, platina, tarentula, xan-thoxylum fraxin., aurum, asa fœtida, graphite, merc., hamam., phosph., ipeca.

Règles en avance et exagérées. Nux vom.

Règles (Cessation prématurée des). Platina. sabina, apium vir., crocus sativus.

Règles difficiles. Graph., puls., sulf., bell., sepia, coccul., croc. sat., nux vom., platin. ignatia.

Règles douloureuses petites et en retard. Puls., bi-carb. de soude.

Règles non établies, anémie. Sulf., calc. carb., ignat., bell., merc.

Règles trop faibles. Natr. muriat., laches., calc. carb., sulf., sepia, graphite, puls., con. mac., kal. carb., baryt. car.

Règles foncées de consistance poisseuse. Magnes. carb.

Règles irrégulières. Senecio aureus, magnes. carb.

Règles irrégulières et trop abondantes. Calc. carb., phosph. calc., arnica.

Règles en retard. Graph., pulsat., thuya, sepia, caust., kali hydriod., chini. sulf.

Règles (Suppression des). Aconit, kali carb., glonoïne, aloès, caulophyllum, puls., bryon., sepia, con. mac.

Règles supprimées par un froid. Aconit.

Relâchement des symphises du bassin. Ceinture de compression.

Relâchement utérin. Caulophyllum, nux vom., aur. fol., merc., secal. corn., sepia, collin., helon.

Régurgitations. Sulf., carb. veg., phosph., nux vom., plumb., laches., pulsat.

Rémittente (Fièvre). Gelsem., puls., crotal.

Renversement utérin. Attirer le col à l'extérieur

avec les pinces de Museux, crotalus, nux vom., aur. fol., merc., secal. corn., sepia, collins., helonias.

Respiration difficile. Apocyn. cannab., sulfate de chinchonine.

Respiration difficile, suite de lésions cardiaques. Elaterium.

Rétention de l'arrière-faix. Arnica, sabina, secal. corn., puls.

Rétention des excréments, constipation. Nux vom., bry., sulf., opium, sepia, plumb., veratr.

Rétention des menstrues. Aloès.

Rétention d'urine. Canthar., nux vom., glace dans le rectum, opium, aspiration profonde avec l'aiguille longue n° 1 à un ou deux centimètres au-dessus du pubis, tereb., arnica, acon., bell., puls., lycopod.

Rétention d'urine chez les enfants. Bell., acon., puls., lycop.

Rétention d'urine par paralysie de la vessie. Apocyn. cannab.

Rétention d'urine chez les vieillards. Canthar., hyosc., ruta. grav., lycop.

Rétraction musculaire, contracture. Secale corn., nux vom., arnica, caust., rhododend., arsen., cuprum.

Rétraction douloureuse des testicules. Plumb.

Rétrécissement carcinomateux de l'œsophage. Ars., dilater progressivement avec des bougies.

Rétrécissement spasmodique de l'œsophage. Lachesis, brom. kali, ammon. mur.

Rétrécissement du rectum. Clematis erecta, indigo, buffo rana, verat. alb., castor, petrol., phosph., plumb.

Rétrécissement de l'urèthre, Clem. erecta, indigo, buffo rana, verat. alb., castor, petrol., dilatation du canal par l'urine elle-même en l'empêchant momentanément de sortir, dilater progressivement le canal avec des bougies de plus en plus grosses.

Rétrécissement invincible de l'urèthre. Glace dans le rectum, brom. kali à doses progressives.

Rétroflexion utérine. Sepia, nux vom., ignatia, asperula, aurum, iod. ferr., merc., secal. corn., collins., helonias dioïc.

Rétroversion utérine. Iod. ferr., sepia, nux vom., ignatia, asperula, aurum, merc., secal corn., collinson, helon'as dioïca, lilium tigrin.

Réveil subit la nuit avec suffocation. Spongia tosta.

Rhagades, excoriations de la peau. Graph., hydras. can., plumb., orpim,, nit, ac.

Rhagades de l'anus, fissures à l'anus. Ignatia, plumb., nitr. ac., sepia, hydrast. canad.

Rhagades aux lèvres. Graph., petrol., lycop., merc., nitr. ac., calc. carb.

Rhagades sanguinolentes. Nitr. acid.

Rhumatismales chroniques (Douleurs). Colchic.

Rhumatisme, arthritisme. Propylamine, ap. vir., china, bains de Barèges, eau de Condillac, rhus radicans, nit. kali, aconit, acid. benzoïque, bryon., kali bichrom., kali hydriod., lycop., merc., puls., rhus tox., spigelia, sulf., verat. viride, viola odorata, viscum. album, chin. sulf., ruta graveolens, colchicum, calc. carb., kali carb., condurango, apocynum androsæmifolium, nux vom., cyanure de potassium, cyanure de zinc, frax. ornus, phytolacca, arnica, natr. carb., ammon., caust., hep. sulf.

Rhumatisme articulaire aigu. Solub., acétate de potasse 2 à 4 grammes, propylamine, injections sous-cutanées d'eau phéniquée, acide salicylique, jaborandi, agnus castus, aconit, bryonia, kali mangan., cyanure de zinc, china, sulf. quinine, nux vom., bryon., rhus, merc., caulophyllum, drap mouillé, bellad., indigo, verat. viride, salicylate de soude, arnica, colchic., pulsat., rhus tox., act. spicat.

Rhumatisme articulaire aigu avec lésion valvulaire. Cactus grandifl.

Rhumatisme articulaire aigu avec sueurs qui ne soulagent pas. Solub.

Rhumatisme blennorrhagique. Sassa., actæa racemosa, mercurius, thuya.

Rhumatisme du carpe et du métacarpe. Viola odorata.

Rhumatisme cérébral. Chloral hydraté, bell.

Rhumatisme chronique. Phytolacca, iod. kali. sulf., led. palustre, propylamine 10 à 20 gouttes, urticaria, acid. phénique, dulc., agnus castus, bryonia, galvanisme, arsen., clematis erecta, rhus tox., merc., acid. benz., viol. odorat., genièvre, benjoin.

Rhumatisme chronique douloureux par mouvement. Bryon.

Rhumatisme du coude. Ferrum.

Rhumatisme erratique. Bryon., rhus, puls., sulf., spigel., lycop. kal. bich.

Rhumatisme mono-articulaire du coude et du poignet. Caust.

Rhumatisme de l'épaule. Ferrum, phosph., calc.

Rhumatisme mono-articulaire. Caust., actæa racem., china, chin. sulf., massage méthodique, ouate autour de l'article recouverte d'un sachet de sable très chaud, con. macul., bryonia, actæa spicata.

Rhumatisme mono-articulaire de l'épaule ou de la hanche. Bryon.

Rhumatisme du genou. Chelid. maj., puls., bry., kali mangani.

Rhumatisme mono-articulaire du genou. China.

Rhumatisme mono-articulaire du poignet et de la cheville. Ruta graveol.

Rhumatisme avec gonflement rouge. Sabina.

Rhumatisme goutteux. Rhododend., sabina, tarentula.

Rhumatisme goutteux avec troubles menstruels. Puls., sabina, ruta grav.

Rhumatisme des hanches et des malléoles. Led. palustre.

Rhumatisme des mains et des doigts. Caulophyllum, galvanisme.

Rhumatisme musculaire. Actæa racem., gelsem. semp., bryonia, dulc., croton tiglium.

Rhumatisme musculaire chronique. Ablutions d'eau froide, frictions de glace ou de neige, puis linge chaud en compresses après; propylamine.

Rhumatisme nerveux. Tereb., verat., china.

Rhumatisme noueux. Iode.

Rhumatisme des petites articulations. Caulophyll., led. pal., sabina, puls.

Rhumatisme périostal. Mezer., acid. benzoïque.

Rhumatisme utérin. Caulophyllum.

Rhume (Prodromes du). Sulf., merc., nux vom., acon.

Rhume (Début du). Aconit., merc., nux vom., ipeca, bryon., phosph.

Rhume fébrile. Aconitum, bryon., merc., bell., dulc.

Rhume prolongé. Scilla, senega, chelid. mag., stann., hep. sulf.

Rigidité du col utérin au moment de l'accouchement. Bell., ferrum, gelsem., caulophyllum, incision, extrait de belladone en onction, rompre les membranes, une petite saignée.

Ronflement en dormant. Opium, bell., camph., brom. kal.

Roséole simple. Copahu, aconit, vip. redi, bell., rhus, calc., solub., graphite, sulf.

Roséole symptomatique. Puls., sulf., bell., merc., copah. bals.

Rougeole. Ipeca, arsen., stram., phosph., rhus tox., aconit, pulsat., viol odor., coffea, sulf., euphrasia, apis, calc. carb., ruta. grav., ammon. carb., bell., merc., bryon.

Rougeole bénigne. Acon., puls., sulf.

Rougeole commune. Puls., bell., merc., sulf.

Rougeole avec délire. Stram.

Rougeole avec éruption retardée. Bryon., ipeca.

Rougeole maligne. Arsen., bell., ipeca, stram., phosph., sulf. quin.

Rougeole miliaire. Rhus.

Rougeole avec suppression de l'éruption. Bry., arsen., rhus. puls.

Rougeurs des joues par gêne circulatoire du poumon. Chelid. maj.

Rougeurs simples du col utérin précédant l'ulcération. Ars., hydrocot. asiat., bains avec canulé trouée.

Rudesse de la voix. Selenium.

Rupia. Arsen., rhus, lachesis, phosph., vip. redi, clematis, cantharis, ranunculus, panser avec de la poudre de Dioscoride, brom. kali, iod. kal., merc.

Rupia syphilitique. Merc., iod. kali, clem., phytolacca, bi-iod. merc., aur. mur., nitr. ac., hep. sulf., fluor. ac., kreos., platina.

Rupture de l'œsophage. Arnica ou calendula, 20 gouttes, eau 200 grammes en lavement.

Rupture du périnée. Étendre les cuisses, p'acer des serre-fine.

S

Saburres gastriques. Bell., merc., puls., nux vom., ipeca.

Saburres blanches. Antim. crud.

Saburres blanc sal. Puls.

Saburres jaune brun. Kali bichrom.

Sac lacrymal (Tumeur du). Modérer l'inflammation par des émollients, aconit, bellad., silicea, merc..

Injecter de l'eau iodée par les points lacrymaux, dilata
teurs de Galezowski.

Saignement des gencives. Magnesia mur., nitr.
ac., merc., staphys.

Saignement de nez, épistaxis. Millefol., perchl.
ferr. intus et extra, ammon. carb., arnica, ferrum, nux
vom., sulf., calc., aconit, lachesis, crocus, phosph.,
moschus china, puls., le tamponnement, ipeca, hamam.,
renifler une solution de brom. kali.

Salivation abondante, ptyalisme. Cubeb., sulf.
acid., kali chloric., merc. solub., opium, nit. acid., sulf.,
gargarisme au tannin.

Salivation copieuse. Nit. acid.

Salivation critique des fièvres. Nit. acid.

Salivation mercurielle. Nit. acid., iod., iris versic.,
kali chloric., merc., iod. kali, argent. fol., bellad.,
iodium, hep. sulf.

**Salpingite, inflammation aiguë et chronique
des ligaments larges.** Colocynth., Sabina, magnes.
mur., magnes. carb., hydrarg. dulcis, acon., opium à
haute dose, bell., cantharis, staphysagria, thuya, laches.,
sangsues sur le col, bains de Barèges, aurum, iod., con.
mac., collodion sur toute la partie inférieure de l'abdomen après avoir rasé le pubis, apium virus, hamamel.
virg.

Sang (Affections du). Ferrum, aconit.

Sarcocèle (Cancer du testicule). Aurum, spongia,
castration, clem. erect., puls., iodium, rhododend., zincum.

**Sarcome, tumeur tendant à dégénérer en can-
cer.** Ars., aur.

Saturnines (Coliques). Opium, plat., sulf. ac., bell., alum., cham.

Satyriasis, exaltation morbide des organes génitaux. Con. mac., phosph., cannab. indica, cannab. sativa, cantharis, origan. vulgare, lampya, stram., tarent., hippomanes, ambr. grisea, sulf., china, platin., sulf., merc., carb. veg., acide picrique.

Scarlatine. Acid. mur., sulf. acid., ammon. carb., apis, bell., gelsem., rhus, stram., zinc, hyosc., aconit, solub., arsen., baryta carb., lachesis, ailanthus glandul., apium virus, acide phénique, phosph. acid., carbo anim., calomel, ipeca, coffea, sulf., phosph.

Scarlatine (Affection consécutive à la). Nitri acid.

Scarlatine avec diarrhée. Sulf. acid.

Scarlatine lisse. Bell., sulf., phosph., merc., ammon. carb., aconit.

Scarlatine maligne. Ailanthus glandul., sulf. quinine, stram., merc., phosph., laches., ignat.

Scarlatine miliaire. Dulcam., sulf., bryon., acon., bell., coff., rhus.

Scarlatine œdémateuse. Apis, phosph. acid., ars., lachesis, ammon. carb.

Scarlatine (Prophylaxie de la). Bellad.

Scarlatine répercutée. Phosph., sulf., bryon., phosph. ac., ap. vir.

Scarlatine rhumatismale. Rhus.

Sciatique. Galvanisme, causticum, buffo rana, lycopodium, aconit, colocynthis, bryon., elatérium, tellurium, visc. alb., arsen., nux vom., plumb., tarent., tereb., une bouteille d'eau chaude enveloppée de linge appliquée sur la douleur, saignée du pied, puls., rhus, sulf., zinc, copahu, eaux de Carlsbad, veratr. viride, bryon., gelsem, ferrum, cham, ignatia, calomel, calc. carb., colchic.

Sciatique par affection osseuse. Iod. kali.

Sciatique double. Douche écossaise d'eau tiède, coccus cacti.

Sciatique droit (Névralgie du). Tellurium.

Sciatique hémorrhoïdaire. Æsculus hippocast.

Sciatique par infection palustre. China.

Sciatique rebelle. Pointes de feu, bains simples prolongés, injection profonde de chloroforme, coccus cacti, ignatia.

Sciatique avec tic ou contractions musculaires. Thuya, plumb., caust., arsen., lycopod., tellurium.

Scintillements des yeux avec bruits d'oreilles. Coffea.

Scléreme, sclérome, endurcissement du tissu cellulaire. Aconit, bains chauds, merc., puls., caust., sulf., vip. redi, massage, arsen., calc. carb., veratr., laches., silicea, enveloppement d'ouate, température élevée de la chambre.

Sclérotite. Aconit, spigelia.

Sclérose cérébrale et spinale en général. Phosph.

Sclérose en plaques. Fève de Calabar, lolium temulentum, aconit, agar. musc., vip. redi, ergotine, sulfate de strychnine.

Sclérose spinale, ataxie locomotrice. Plumbago europœa, arg. nit., bell., phosph., agar. musc., hell. nig., ars., nux vom., iod., cham., angust. spur., tarentula, silicea, brom. kali, arnica, fève de Calabar, lolium temulentum, plumb., asar. europ.

Scorbut. Natrum mur., lachesis, ars., carbo. veg., merc., phosph., végétaux frais, fruits, oranges, citrons, nitri acid., chelid. maj., agave americana, lacto-phosphate de chaux, nux vom., nitrum, acid. muriat., causticum, kali chloricum, cistus canadensis, sulf., sepia, vipera redi, carb. d'ammoniaque, allium sativum, staphys.

Scrofule en général. Calc. carbonica. cistus canadensis, sulf., iod., ars., dulcamara, viol. tric., con. mac., pommade à l'iod. de fer, viola arvensis, con. macul., glycérine à l'intérieur, silicea, hep. sulf., aur., argent., asa fœtida, mezer., merc., bell., baryta carb., phelland. aquat., frictions huileuses, phosph. calc., bains d'acét. de fer, buffo rana, iod. kali, eau de Kreutznach, curare, lycop., phosph., eau ou sel de Krankenheil intus et extra, salamandra, clematis, eau de Bourboule, oleum jecoris morrhuæ, huile de squale, kali carb., ammon. carb., iod. merc., eaux minérales de Cauterets, eaux de Celles, bains de mer du Croisic, bains de Pennès, anthrakokali, staphysagria, Forges-les-Bains, Eaux mères de Salins (Jura) ou de Salies (Hautes-Pyrénées), solub., lotions perchl. de fer.

Scrofuleuses (Affections). Iodium, sulf., calc., merc., bell., silic., baryta carb., iod. kali, eau de Kreutznach, cistus canad., dulc., viol. tric , con. mac., hep. sulf., ars., aur., arg., asa fœtida, mezer., phosph.

Scrofuleuses (Opthalmies). Ars., merc.

Scrofulide cutané. Phosph., sulf.

Scrofulide de la face. Aurum muriat.

Scrofulide ganglionnaire ou secondaire. Alnus

rubra, sepia, rhus, cistus canad., phosph., aur., calc. carb., iod., acétate de potasse 2 à 4 grammes, clematis, ruta grav., bell., merc., con. mac., argent. nitr., phytolac., sulf., hydrast. can., carb. anim., kal. carb., silicea.

Scrofulide maligne. Ars., aur.

Scrofulide osseuse ou tertiaire. Sulf., argent. nit., phosph., ars., silicea, aurum mur.

Scrofulide d'une phalange. Silicea, arg.

Scrofulide primitive ou des muqueuses. Alnus rubra, sepia, rhus, sulf., cistus canadensis, kali carb., con. mac., calc., merc., clém., silicea.

Scrofulide quaternaire ou des viscères. Aur. mur., sulf., phosph., arg., magnes. carb.

Scrofulide tuberculeuse. Magnes. carb.

Scrofulide ulcéreuse. Lacto-phosphate de chaux, antim. crud., silicea, calc., phosph., perchlor. ferri.

Scrofulide ulcéreuse du nez et de la lèvre supérieure. Aurum mur.

Scrofulide viscérale. Phosph., aur. mur., sulf., argent., magnes. carb.

Scrotum (Cancer du). Ars.

Sécheresse des muqueuses. Alum.

Sécheresse de la peau. Ammon. carb., graph., natr. mur., thuya, lycop., dulc. graphite, secate corn., æthusa cynap.

Sécheresse de la peau par amaigrissement. Eaux de Cauterets.

Sécheresse du vagin. Alumina, graphite.

Sécrétions impures. Carbo veg., carbo anim.

Sécrétion lactée faible. Agnus cast., calc. carb, dulcam., zinc., caust.

Sécrétion lactée supprimée. Galvanisme, agnus cast., calc., carb., caust., dulcam.

Sécrétion abondante des muqueuses. Goudron, essence de térébenthine, bell., merc., puls., petrol., sepia, sulf.

Sédiment purulent de l'urine. Clematis erect., sulf., cupr., verat., hep. sulf.

Seins (Cancer des), tumeur maligne. Hydrastis canad., ars., con. mac., phosph., murex purp., merc., sulf., iodium.

Seins (Engorgement des). Carbo anim., phyto-lacca, bryonia, merc., con. mac., iodium, silicea.

Seins (Fistules des). Phosph., merc., fluor. ac., silicea.

Sein (Fluxion du). Bell., cham.

Sein (Ganglions indurés du). Clemat. erecta, carbo anim., sulf., iod., merc., hydrast. canad.

Seins (Tumeurs des). Carbo anim., conium, hydrast., merc., iod., silicea, phytolacca.

Sein (Tumeur bénigne du). Murex purp., con. mac.

Selles blanches. Aconit, verat. alb.

Selles cendrées. Digit.

Selles d'odeur repoussante. Hypochlorite de soude.

Selles maronnées difficiles. Magnes. muriat.

Selles naturelles fréquentes. Podophyll., rheum.

Selles noires. Septandria.

Selles vertes des enfants. Solub.

Sensation de grattement ou de brûlure à la gorge. Arnica.

Sensations voluptueuses (Absence de). Fluor. acid.

Sensibilité au moindre attouchement. Apium virus.

Sensibilité exagérée. Tarentula.

Sensibilité exaltée des tissus. Lauro cerasus, tarentula.

Sensibilité narcotique. Affusion froide.

Septicémie, diathèse purulente. Arnica, aconit, ars., bell., cham., sulf. chinæ, nux vom., bryon., puls., rhus radic., gelsem., brom. kali, acide muriatique, acide phénique, sabina, ipeca, hyosc. nig.

Séreuses (Inflammation des). Spongia.

Séreux (Épanchement). Bryonia, phosph. ac., can thar., ranun. scel.

Sevrage. Bryon. pulsat.

Sialorrhée, flux de salive. Puls., sulf., euphorbium, merc., opium, nitr. acid., gargarisme de tannin.

Sifflements d'oreilles. Digit., bell., nitri acid.

Soda, pyrosis, dyspepsie acide. Arnica, sulf. acid., lycop., bismuth., sulf., capsicum ann., carbo veg., nux vom., china, ricinus communis, pulsatilla.

Soif (Absence de), adipsie. Puls., arsen., sepia, tabac., merc., stramon., helleb. nig., china.

Soif excessive. Calc. carb., phosph. calc., acon., arsen., bell., cham., verat., merc., opium, con. mac.

Soif continuelle. Phosph. calc., calc. carb.

Soif inextinguible. Conium maculatum.

Sommeil agité. Phosph., lycopod., oranges amères, camphre, acon., verat., coccul.

Sommeil agité et plein de rêves. Argent. nitric., arnica.

Sommeil irrésistible à la même heure. Tarentula.

Sommeil léthargique ou profond. Opium, bellad., camphr., puls., tarentula, tart. emet., bryon., laches.

Sommeil ronflant. Opium, con. mac., stram.

Somnambulisme. Cicuta virosa. stram., cannabis ind., tarent., chloroforme, éther, buffo rana, salamandra, cuprum, aurum, arg., phosph., platina, ferrum, cocculus, brom. kali, aconit, bryon., crocus sat., secal. cornut., bellad., hyosc. nig.

Somnambulisme extatique. Cicuta virosa.

Somnolence. Gelsem., opium, arnica, coffea.

Somnolence après les repas. Lycop., opium, coffea.

Sons de cloches dans les oreilles. Sulfure de carbone.

Soubresauts du cœur. Sulfate de cinchonine.

Souffrances à la suite du coït. Agaricus musc.

Souffrances soulagées par la musique. Tarentula.

Souffrances utérines. Opium, iod. kali, iodium.

Souffrances utérines périodiques. China, tarent.

Spasmes ou convulsions. Agaric. musc., cham., stram., ignat., ipeca, cina, opium, cuprum, zinc., nux vom., curare, cuprum, hyosc., secal. corn.

Spasmes abdominaux. Cocculus.

Spasmes paraménorrhée. Caulophyllum.

Spasmes des extrémités. Secale corn.

Spasmes cloniques, contractions musculaires

irrégulières et tumultueuses. Agaricus musc., cham., stram., ignat., ipéca, cina, cuprum, zincum.

Spasmes des femmes enceintes. Cocculus.

Spasmes de la glotte. Moschus, platina, zinc, cuprum, ipéca, plumb, esérine, bellad., merc., samb., coralia rubra.

Spasmes locaux. Aconit.

Spasmes musculaires, contractures musculaires. Brom. kali, bell., graph., merc., plumb., calc. carb., nux vom.

Spasmes des muscles de la face et des yeux, Hyosc., verat. alb., hell. nig.

Spasmes du sphincter anal. Lachesis, plumb., brom. kali.

Spasmes toniques, contractions musculaires permanentes. Curare, cuprum, hyosc., nux vom., opium, secal. cor.

Spasmes de l'utérus. Caulophyllum.

Spasme utérin dans l'accouchement. Injections morphinées.

Spasme de la vessie. Terebenthina.

Spermatorrhée, pertes séminales. Argent. metallic., cantharis, digit., nuphar lutea, staphysagria, incision du frein de la verge, brom. kali, oxyde de zinc, électricité, tarent., con. mac., phosph. zinc, ferr., phosph. ac., sulf., calc. carb., caust., selenium.

Spermatorrhée atonique. Argent. met., nuphar lutea, arg. oxyd.

Spermatorrhée chez les hypocondriaques Actæa racemosa.

Spermatorrhée par irritation des canaux. Bell., terebenthina.

Sphincters (Contracture des). Arsen., bell., plumb., nux vom.

Spina bifida, hydrorachis. Ponction et injection d'eau iodée, sulf., ponction aspiratrice avec l'aiguille n° 1, canth., arsen., calc. carb., iodium, kali hydriod.

Spina ventosa, tumeur fongueuse de la partie interne d'un os. Calc. carb., phosph., silicea, sulf., merc.

Spinale (Commotion). Hypericum.

Spinale (Congestion). Gelsemin.

Spinale (Irritation). Actæa racem., naja.

Splénalgie, rate douloureuse. Arnica, sulf., acon., china, ars., ignatia.

Splénite. Apis, bryon., sulf., china, ignat., acon., ars., capsi. ann.

Squirrhe, tumeur dure dégénérant en cancer. Conium mac., iod., mercur., scilla maritima, clematis, hippomanes, silicea, sepia, apium virus.

Staphylôme, saillie convexe de la cornée distendue par l'humeur aqueuse. Ponction de l'œil, ap. vir., phosph., euphrasia, bell.

Staphylôme de la cornée. Phosph., euphrasia, apocyn. cannab., ligature.

Staphylôme de l'iris. Bell.

Staphylôme de la sclérotique. Euphrasia.

Stérilité. Con. macul., borax, cannab. sat., cina, merc., phosph., graph., sulf., caust.

Stérilité par absence d'utérus ou d'ovaires. Incurable.

Stérilité par affection scrofuleuse. Iodium, iodure de fer.

Stérilité par affection syphilitique. Iod. kal., platin., bi-iod. d'hydrarg.

Stérilité par atonie utérine ou ovarique. Nux vom., acid. phosph., sulf. strychn.

Stérilité par atrésie ou étroitesse du col utérin. Incision cruciale du col, dilatation avec tiges Symson d'éponge ou de bois.

Stérilité par déviation utérine. Coït en rapport avec la déviation, médicaments des déplacements utérins.

Stérilité par excès vénériens. Supprimer la cause.

Stérilité par froideur de tempérament. Nux vom., acid. phosph., phosph., strych.

Stérilité par hystérie. Ignatia, plat., as. fœtida., croc. sat., brom. kal., brom. camph., castor.

Stérilité par leucorrhée abondante. Borax, iodium.

Stérilité par lésion utérine. Traitement propre à cette dernière.

Sternalgie, angine de poitrine. Acide hydrocianique, aconit, cuprum, zinc, actæa racemosa, tabac, sambucus, ars., nux vom., spigelia, coffea, cocculus.

Sternutation prolongée. Tabac.

Stomacace, cancer de la bouche. Nit. acid., phosph., arsen., carb. veg.

Stomatite. Iodium, kali carb., ap. vir., kali chlorat.

Stomatite aphtheuse. Merc., borax, arsen., laches., muria. acid., iodium.

Stomatite chronique. Nux vom., borax, nit. acid., staphys., carbo veg.

Stomatite érythémateuse. Borax, acon., bell., nux vom., merc., sulf. acid.

Stomatite gangréneuse, charbon des joues. Cautérisation au fer rouge, arsenic intus et extra, laches., phosph.. nit. acid. calomel, api. vir., china, carb. veg., lotions à l'eau phéniquée.

Stomatite mercurielle. Iodium, thuya, carb. veget., nit. acid., aurum, hep. sulf., staphys.

Stomatite ulcéreuse. Merc. corros., nitri acid., nat. mur., iod., carbo veg., nux vom., sulfur., arsenic, kal. carb.

Strabisme, direction anormale de l'axe visuel. Cupr., rhus, spigel., puls., secal. corn., ferrum, gelsem., sulf., cina, bel., alumina, hyosc., tabac., stramon., cyclamen.

Strabisme chronique. Hyosc. nig., phosph.

Strabisme externe. Phosph.

Strangurie, sortie de l'urine goutte à goutte. Camph., cantharis, apis, bellad., antim. crud., tereb., nux vom., coff. cr., phosph., opium, hyosc. nig., china, phosph.

Stricture de l'anus, constriction de l'anus. Bellad., brom. kali, æsculus hippocast.

Strophulus, lichen des enfants. Chamom., sulf., acon., bell., calc. carb.

Stupeur, suspension des facultés intellectuelles. Verat. alb., hell. nig., valer., opium, hyosc. nig.

Sudamina, hydroa, échauboulure. Rhus, canthar., crot. tiglium, graph., arsen.

Suette miliaire. Aconit, merc., ars., puls., carb.

veg., bell., bryonia, ipeca, hura brasiliensis, cham., secale cornut., sulf., tarentula, sambucus, coffea crud.

Suette maligne. Aconit, puls., ars., silicea, veratr., phosph.

Sueur abondante, diaphorèse. Sambucus cortex, tarentula, jaborandi, acon., merc., calc. carb., ar. diadem., bellad. T. M.; atropine.

Sueur arrêtée. Jaborandi en tisane chaude, colchic. autum., silicea.

Sueurs exagérées. Jaborandi, tarent., solubilis, salvia, opium, china, gymnastique, camphora.

Sueurs fétides. Petroleum.

Sueurs fétides des aisselles. Petroleum.

Sueurs fétides des pieds. Silicea, petrol., acet. plumb., graphite, silicea, secale corn.

Sueurs froides aux mains et aux pieds. Cantharis.

Sueurs hystériques. Sepia, tarent.

Sueurs hystériques fortement odorantes des aisselles et des pieds. Sepia, petrol.

Sueurs des mains. Acide fluorique.

Sueurs nerveuses. Arsen., plumb., ignat., valerian., bell., platin.

Sueurs pathologiques. Belladon. T. M., atropine.

Sueurs des phthisiques. Phosph. calc., un plastron en peau de chat, merc., phosph., plumb.

Sueurs des pieds. Silicea.

Sueurs supprimées. Silicea, colchic. autumn.

Sueurs supprimées par l'eau froide. Colchicum.

Sueurs de la tête. Silicea.

Sueurs pénétrantes de la tête. Calc. carb.. phosph. calc.

Suffocation cardiaque. Nicot., tab.

Suicide (Impulsion au). Aurum, merc., puls , nux vom., lycop.

Suicide anxieux. Ars., aur., bell., carbo veg., hep sulf., solub., nux vom., puls., rhus, silicea, lycop.

Suicide lypémaniaque. Ars., carbo veg.

Suicide maniaque. Bell.. aurum.

Suicide (Tendance au). Aur. mur.

Suites de couches, période lochiale. Arnica, agn. cast., puls., hyperic., ruta graveol.

Suites de débauches. Opium.

Suites de lésions traumatiques. Sulf., ars., calendula, staphysagria, sulf. acid., hypericum, ammonium, ruta graveolens, eau de Tœplitz.

Suites de la répercussion des exanthèmes. Apis.

Sujets gras (Médicaments des). Calc. carb.

Sujets maigres (Médicaments des). Calc. iodata.

Suppression des règles. Aconit, kali carb., glonoïne, aloès, borax, caulophyllum, con. mac., gelsem. semp., ipeca, pulsat., bryon., sepia.

Suppression des règles depuis longtemps. Kali chloricum.

Suppression de transpiration. Silicea, actæa spicata.

Suppression des urines, anurie. Ricinus comm., bellad., borax, tereb., acon., pulsat., lycop., canthar., hyosc., rut. graveolens.

Suppuration. Hep. sulf., merc., silicea, cham. intus.

et extra, sulfate de quinine à haute dose, lachesis, arnica, phosph., puls., sulfur.

Suppuration abondante. Sulfate de quinine à haute dose.

Suppuration des glandes bronchiques. Solub.

Suppuration du tissu cellulaire. Cham. intus et extra.

Suppuration avec exsudation plastique ou pseudo-membraneuse. Nitri acid., bryon., chlor., brom., iod., cantharis, acid. chromic.

Suppuration fistuleuse. Antim. crud.

Suppurations (Grandes). Verat. alb., arnica, cham. intus et extra, sulfate de quinine.

Suppurations osseuses. Aur., arg., silicea, asa fœtida, phosph. acid.

Suppuration profonde. Lachesis.

Suppuration dans les séreuses. Solub.

Suppuration dans les viscères. Solub., lachesis.

Surdité. Phosph. acid., anacard., chinin. sulf., iodium, puls., elaps corallinus, nitri acid., électrisation d'une apophyse mastoïde à l'autre, arnica, aconit, capsic., verat. alb., hell. nig., électricité continue, hep. sulf., bryon., phosph., sulf., asarum europ., injections de lait tiède, hypochlorite de soude.

Surdité par accumulation de cérumen Enlever le cérumen avec de la glycérine.

Surdité par affection de trompe d'Eustache. Gelsem. semper.

Surdité par arrêt de la transpiration. Sulf. quin., bonnet de caoutchouc, silic.

Surdité avec bourdonnements. Salicylate de soude.

Surdité avec bruits dans les oreilles. Chinin. sulf., petroleum, pulsat., bellad., crocus, caust., aurum, sulf. carb.

Surdité avec bruits de cloches dans les oreilles. Sulfure de carbone.

Surdité par carie du rocher. Asa fœtida, arg., calc. carb., silicea, sulf., injections d'eau iodée ou d'acide sulfurique étendu.

Surdité catarrhale chronique. Iodium intus et extra.

Surdité goutteuse. Fraxinus excelsior.

Surdité nerveuse. Lachesis, graphite, ledum palustre, mur. acid., chinin. sulf., silicea, phosph., caust., petrol., nitri acid., elaps corallinus, électricité.

Surexcitation des désirs sexuels. Cinnamon., cannab. ind., china, platin., sulf., merc., carb. veget.

Sycose (Affection constitutionnelle de la). Thuya, nitri. acid., lycop., platina, calc. carb., silicea, sabina, bismuth.

Sycose, excroissances, verrues. Thuya intus et extra, solution concentrée de bichromate de potasse, dulcam., caust., lycop., nit. ac., calc. carb.

Sycose, fics, végétations, poireaux, choux-fleurs, condylomes, crêtes de coq. Teucrium marum, thuya, nit. acid., calc. carb.

Sycose maligne, ulcéreuse. Thuya intus et extra, nit. acid., arsen., silicea.

Sycosis, mentagre. Épilation suivie de lotions de sublimé, pommade au turbith minérale, thuya, arsenic, rhus, ant. crud., graph., calc. carb. lycop., silicea, mangan.

Syncope, défaillance, lipothymie. Position horizontale, marteau de Mayor, une goutte de cire à cacheter sur la région du cœur, éther, chloroforme, aconit, ignat., cham., opium, veratr. alb.

Syncope chloroformique. Morceaux de glace dans le rectum, électricité.

Syncope (Disposition à la). Nux mosch., aconit, ars., lachesis, vipera torva, curare.

Syncope subite. Sepia.

Synovite crépitante, crépitation douloureuse des tendons. Iod. intus et extra et compression.

Synovite fongueuse des tendons. Iod. intus et extra et compression.

Syphilides. Bi-iod. d'hydrarg., thuya, cinab., salsaparilla, gaïac, mezereum, fluor. acid., sublim. corros., nitri acid., precip. rubr.

Syphilides crustacées ulcéreuses. Précipité rouge.

Syphilides érythémateuses. Bi-iod d'hydrarg.

Syphilides papuleuses. Bi-iod. d'hydrarg.

Syphilides profondes. Cubeb., bi-iod. d'hydrarg., pommade au bi iod. de mercure.

Syphilides pustuleuses. Merc. solub.

Syphilides ulcéreuses. Merc., précipité rouge.

Syphilides vésiculeuses. Merc.

Syphilis. Merc., nitri acid., bichrom. kali, ars., sulf., chlor. d'arg., chlor. d'or, iod. kali, lachesis, iode, vipera redi, bains de Barèges, buffo rana, liquide Rodet, gayac, mezereum, brom. kali, antim., nux juglans.

Syphilis bénigne, chancre mou. Merc., iod., iodoforme en pansements, ars., nitri acid., cautériser avec nitri acid.

Syphilis chronique. Platina, nux vom., lachesis, aurum, iod. kali, phytolacca.

Syphilis commune, chancre induré. Merc., iod., iod. kali, aur., bi-iod. d'hydrarg., nitri acid., sulf. staphysagria.

Syphilis constitutionnelle. Iod. d'ammonium.

Syphilis de la gorge. Fluor. acid., kali bichrom.

Syphilis infantile. Iod. kali.

Syphilis invétérée. Sel ou eau de Krankenheil intus et extra.

Syphilis du larynx. Iod. kali, bi-iod. d'hydrarg., bichrom. kali.

Syphilis linguale. Fluor. acid., aur., merc., iod. kali.

Syphilis maligne. Laches., phosph., arsen., thuya, nitri acid., silicea.

Syphilis phagédénique. Nitr. acid., silicea, arsenicum.

Syphilis quaternaire. Arsen., bichrom kali, aur. mur., nit. acid., hep. sulf., fluor. acid., kali hydriod., kreosot., platina.

Syphilis secondaire. Fluor. acid., bi-iod. d'hydrar., nitri acid., ars., aur., iod. kali, perchlor. ferri, merc. cor., iod., sulf.

Syphilis tertiaire. Créosote, platina, iod. kali, ars., fluor. acid., nitri acid., ars., aur., nux juglans, bi-iod. d'hydrarg., perchl. fer, cyanure de mercure, merc. corr., sulfur.

Syphilis viscérale. Iod. kali.

Syphilitiques (Végétations). Thuya, nit. acid., calc. carb., teucr. mar., iod. kali ; cautériser avec nitri acid., nitrate d'arg., chlor. de zinc liquide, ou le nitrate acide de mercure.

T

Tabes dorsalis, phthisie, consomption pulmonaire. Brom. kali, dros., kali carb., hep. sulf., iod., lachesis, lycop., phosph., ars., digit., stannum, china, sepia, phelland., sulf. quin., sirop de lacto phosphate de chaux, camph., sulf., alumina, crotal, silicea, calc. carb.. myrrha, natrum mur., bichrom. kali, nitr. acid., merc.

Tabes dorsalis, consomption pulmonaire par excès sexuels. Brom. kali.

Tabes mésentérique, carreau. Iod., phos., calc. carb., con. mac., hep. sulf., baryta carb., bell., merc., sulf., kali hydriod., arsen.

Taches de la cornée (albugo, leucoma, néphélion). Senega, phosph. calc., cannab. sativ., calc. carb., spong. tost., sulf., natr. mur., opium, nit. acid.

Taches chroniques de la cornée. Nitri acid., nitri arg., euphrasia.

Taches cuivrées. Nitri acid.

Taches hépatiques, éphélides hépatiques. Ant.

crud., natr. carb., nat. mur., dulcam., sulf., nit. acid.,
phosph., hep. sulf., kal. bichrom.

Taches hémorrhagiques, pétéchies. Arsen.,
carb. veg., phosph. acid.

Taches scorbutiques, hémorrhagies livides.
Rhus, phosph., sulf. acid.

**Taches hépathiques des femmes enceintes,
chloasma.** Lotions de sublimé, calc. carb., sepia, colocynth., hyosc., con. mac.

Taches de rousseur, éphélides solaires. Ant.
crud., lycop., sepia, hep. sulf., digital., nit. acid.

Tænia, ver solitaire. Kousso en poudre, 15 à
25 grammes ; écorce de racine de grenadier, 60 grammes,
eau 750 grammes ; huile éthérée de fougère mâle 2 à
8 grammes, le lendemain 30 grammes d'huile de ricin ;
looch avec 3 amandes amères, en augmentant d'une tous
les matins ; tous les matins, purger le malade avec rhu-
barbe et jalap, de chaque, 90 centigrammes, et tous les
jours dans 500 grammes d'eau, mettre dix gouttes d'acide
phénique en augmentant de 10 gouttes quotidiennement
jusqu'à guérison complète ; pilules à l'extrait éthéré
de fougère mâle, et au calomel, tous les jours un
loch de 25 semences de citrouille, ailanthus glandulosa ; 30, 40, 50 et 60 gouttes d'éther et 2 heures après
un purgatif ; 8 gouttes par jour d'essence de térébenthine en 3 fois, pendant six semaines ; stannum, sulf.,
merc., tænia 4e, cina, spigel., calc. carb., sabadill., cicut.
virosa.

Taies de la cornée. Voyez *Taches de la cornée.*

Tarentisme. Tarent.

Teignes en général. Alcool de sublimé au 1/1000ᵉ pour lotions et compresses ; frictions avec phénate de soude 1 gramme, axonge 10 grammes ; frictions d'huile de croton tiglium, et pansements à la glycérine consécutifs ; panser avec eau distillée 5 grammes, acide acétique 2 gr. 50, acide phénique 6 gr. 50 ; panser avec sulfate de cuivre 1 gramme, axonge 10 grammes ; pansements avec la pommade à l'acétate de plomb, ou au sel marin ; coriaria myrtifolia, agar. musc., rhus, sulf., calc. carb., ars., baryt. carb., brom., merc.

Teigne faveuse, favus. Sulf., sepia, épilation et lotions de sublimé, panser 4 fois par jour avec eau phé_niquée, pommade d'Helmerich, compresses de cresson pilé, rhus toxicod., lycop.

Teigne pelade, pelade. Sepia, lycop., fluor. aci l., épilation et lotions de sublimé, sclerotium zeinum, panser 4 fois par jour avec de l'eau phéniquée, pommade d'Helmerich ; phénate de soude 1 gramme, axonge 4 grammes.

Teigne tondante, herpès tonsurant, trichophyton. Arsen., sepia, graphites, tellurium, épilation et lotions de sublimé, pommade d'Helmerich, panser 4 fois par jour avec de l'eau phéniquée, ammon. mur., baryta carbonica, bichrom. kali, tellurium, rhus, sulf.

Teint bistré (Femme ayant le). Sepia.

Température (La) du corps à l'état normal étant de 37°. Le bain d'eau simple doit être à 34°, c'est-à-dire 3° au-dessous.

Tempérance (La). A pour racine le contentement de peu, et, pour fruits, la santé et le calme, disent les Arabes. Voyez *Nutrition*.

Temps critique, ménopause. Actæa racemosa, ammon. carb., lachesis, glonoïne, sepia, ars., aur., nux vom., calc. carb.

Tendance ou prédisposition à l'avortement. Actæa racem., sepia, graph., bell., secal. corn.

Ténesme anal, épreintes de l'anus. Merc., arsenicum, nux vom., aloès, ipeca, collins., arnica, ignat.

Ténesme rectal, vaginal et vésical. Ambr. gris., aloès.

Ténesme utérin. Ferrum, puls., bell., sabina, merc., nux vom., cham.

Ténesme vésical. Bellad., capsicum, ferrum, cantharis, mezer., nux vom., puls., tarent., digit., ambra grisea, uva ursi, arnica, merc., cannab. sativa.

Ténesme vésical après la miction. Lilium tigrinum.

Ténesme vésical diurne. Ferrum.

Testicule (Cancer du). Castration, aurum, spongia.

Testicule droit (Gonflement et sensibilité du). Aurum, chel. maj.

Testicules (Induration des). Agnus castus. aur., alumina, con. mac., iodium, merc., calc. carb., phosph.

Testicules (Névralgies des). Hamam., arnica, bell., phosph., colocynth.

Testicule syphilitique. Merc., iod., iod. kali, nit. acid., sulf., aur., staphys., bi-iodure d'hydrarg., puls., clemat., rhodod.

Testicules (Tubercules des). Sulf., con. mac., iod., silicea, tarent., phytolacca.

Tétanie, contractures. Bell., graph., merc., calc. carb., plumb., nux vom.

Tétanos. Acid. hydrocyan., aconit, nux vom., strychnine, angust. spur., opium, bell., stram., bains tièdes, curare, inhalations de chloroforme et des compresses extérieurement, caust., arnica, brom. kali, fève de Calabar, chloral, lobélie, bromure de camphre, cannabis indica, chlorof., baryta carb., bains chauds prolongés, verat. alb., camph., secal. corn.

Tétanos du côté droit, pleurosthotonos. Arnica.

Tétanos maxillaire, trismus. Arnica, opium, veratrum, mercur., aconit, gelsem., crotalus, cascarilla, curare, bell., camphora, laches.

Tétanos avec sa plaie fermée. Débrider et panser au laudanum.

Tétanos avec sa plaie ouverte. Pansements au laudanum de Sydenham.

Tétanos traumatique. Fève de Calabar, chloral, section du nerf entre son origine et la plaie, dulc., arnica, verat. alb., helleb. niger, curare.

Tête (Sueurs de la). Silicea.

Tête grosse des enfants. Calc. carb.

Thyroïde (Hypertrophie de la glande), bronchocèle, goître. Iodium, fluor. acid., spong. tosta, calc. carb., bary. carb., lycop., ammo. carb., natr. mur.

Tics convulsifs. Hyosc., agar. musc.

Tics douloureux de la face, prosopalgie, névralgie trifaciale. Spigelia, nux vom, verbasc., aconit, aconitine, thuya et china alternés, brom. kali, ars., électricité continue, puls., alum., mezer., cocc. cacti, bell., calc. carb., gelsem., oleand.

Tics et mouvements rythmiques. Graphite, lycop., sepia, crocus, ignatia, bell., calc., causticum, cuprum, iodium, agaricus musc.

Tintements d'oreilles. Pulsat., aurum mur., nux vom., aconit. lycocl., bell., crocus sat., causticum, sulf. carbon.

Tiraillements d'estomac. Arnica, nux vom., ars., cham.

Tiraillements dans les jambes. Oranges amères, camphora.

Tophus, concrétions tophacées. Clem. erect., calc. carb., lycop., iod., graph., sulf., nit. acid.

Torpeur, engourdissement. Verat. alb., helleb. nig.

Torpeur léthargique. Opium.

Torpeur de la peau. Ambra grisea.

Torticolis. Merc., calc. carb., plumb., coccul., rhus, laches. mercurius, actæa racem., asar. europ., rhodod., carb. veget., lycopod., aconit, bryonia, colchic., bell., nux vom., électricité, massage, compresses d'eau froide, glace ou neige, compresses chaudes après frictions.

Torticolis par contracture musculaire. Bellad., merc., calc. carb., plumb., nux vom.

Torticolis par paralysie musculaire. Coccul., caust., rhus., nux vom., laches.

Torticolis par affection rhumatismale. Bryon., merc., rhus.

Tournis. Œstres des moutons, bell., tarent.

Tour de reins, lumbago. Bryon., rhus, colch. aut., nux vom., colocynth., actæa racem., sulfur.

Tours de reins (Facilité aux). Bains de mer, hydrothérapie, gymnastique.

Toux en général. Naja, cham., ammon. carb., colch. autom., coffea crud., dulcam., puls., nux vom., rhus tox..merc., hep. sulf., cina, acid. hydrocyan., allium sat., bryon., bell., caust., conium, cuprum, ipeca, senecio aureus, rumex, droscra, actæa racemos·, brom. kali, carragaheen, sulf., tarentula, verat. alb., crotal., viol. odor., coral. rub., calc. carb., spong. tosta.

Toux d'affection cardiaque. Laches., aconit, naja, tarent.

Toux catarrhale. Bellad., bryon., ipeca, dulcam., puls., nux vom., rhus, merc., hep. sulf.

Toux chronique. Nitri acid., solanine, ammon. carb.

Toux convulsive. Lauro cerasus, tarent., corallia rubra, nit. acid., ipeca, bell., droser., cupr., cina, verat. alb., pulsat., crotal., viol. odorata.

Toux courte. Apocyn. cannab.

Toux avec émission involontaire d'urine. Caust.

Toux férine. Viola odor. et coffea alternés.

Toux férine ou sèche des phthisiques. Brom. kali.

Toux grasse. Puls., bell., sulf., calc., carb., allium sat., con. mac., naja, spong. t.

Toux grasse chez les enfants. Allium cepa, tart. emet.

Toux hystérique. Ambra grisea, asa fœt., bromure de camphre, corallium rubrum, moschus, naja.

Toux incessante avec sensation de duvet dans le larynx. Mangan., ammon. carb., ammon. acet.

Toux infantile. Cham., arnica.

Toux laryngée chronique. Nitri acid.

Toux laryngée irritante. Mangan., caustieum, lachesis.

Toux laryngo-trachéale. Rumex, spongia, brom. kali.

Toux nerveuse. Ammon. carb., drosera, hyosciam., laches, viola odorata, ars., électricité, aurum, tarentula, cuprum, bromure de camphre, corallium rubrum, ambra grisea, succin.

Toux nocturne. Puls., verbasc. thapsus, hyosc.

Toux opiniâtre. Agaricus musc.

Toux avec oppression et anxiété précordiales. Tarent.

Toux des phthisiques. Crotal, lachesis, naja, lycop., acid. hydrocyan.

Toux avec picottement laryngien. Drosera.

Toux avec picottement laryngien et vomissement. Drosera, ipeca.

Toux quinteuse. Brom. kali.

Toux sèche. Cham., drosera, ammon. carb., caust., colch. aut., nux vom., coffea cruda.

Toux sèche, brève, laryngée, pire la nuit et au lit. Con. mac., jusq., cicuta virosa, ipeca, sulf., puls., cham., bellad., opium.

Toux sèche ébranlante et douloureuse. Polygala senega, tarent.

Toux sèche quinteuse. Brom. kali, hypericum.

Toux spasmodique. Ant. tart., corall. rubr., cham., brom. kali, acid. hydrocyan., viola odorata, ambra grisca.

Toux spasmodique intermittente. Ammon. muriat.

Toux striduleuse. Bellad.

Trachéite. Bichrom. kali, spong. tost., acon., mezer., merc.

Trajets fistuleux. Calc., carb., silicea, crayon de nitrate d'argent, verat. alb., hell. nig., pâte de Vienne dans un stylet cannelé, cistus canadensis, perchlorure de fer et de manganèse au 12°, merc. iod., caust., graph., pœonia.

Tranchées utérines. Coffea, acet. d'ammon., collodion loco dolenti.

Tranchées utérines à l'apparition des règles. Coffea.

Tranchées utérines post partem. Collodion loco dolenti, bellad.

Transpiration fétide. Petrol., sepia.

Transpiration fétide des pieds. Onctions avec glycérine 30 grammes, acide phénique 0,50 centig.

Transpiration hystérique. Sepia.

Transpiration palmaire. Acid. fluor.

Transpiration des phthisiques. Phosph. calc., samb., calc. carb., merc., aconit, diadema.

Transpiration des pieds. Silicea, baryta carb.

Transpiration des pieds supprimée. Silicea.

Transpiration supprimée. Silicea, colchic. aut., chlorhyd. d'ammon.

Transpiration de la tête. Silicea, calc. carb.

Traumatisme. Arnica pendant trois jours, puis aconit, canthar., graphite, sulf. acid.

Travail d'accouchement lent. Caulophyllum, uva ursi.

Tremblement alcoolique. Nux vom., opium, phosph. zinc, arsen., bellad., laches., calc. carb.

Tremblement des doreurs. Arnica.

Tremblement essentiel. Merc., plumb., lachesis, sepia, tarent., tabac., arsen., coccul., caust., nux vom.

Tremblement général. Oranges amères, camphora.

Tremblement des membres. Galvanisme, agnus castus, verat. alb., ars., helleb. nig., agaricus musc., merc., rhus, carbo veg., tabac.

Tremblement partiel des membres. Bellad., stramonium.

Tremblement mercuriel. Arnica, hyosciamine, phosph., phosph. de zinc.

Tremblement musculaire. Fève de Calabar.

Tremblements nerveux. Cuprum, nux vom., ferr., oxyd. zinc, stramon., ignatia, secal. corn., caust.

Tremblement symptomatique de sclérose. Iod., oranges amères, camph.

Tremblement sénil. Fève de Calabar, agar. musc., hyosciamine.

Trichine. Acid. carbolic.

Trichoma, plique polonaise. Apis.

Trichophyton, teigne tondante, herpès tonsurant. Graph., sepia, tellurium, épilation et lotions de sublimé, pommade d'Helmerich, ammon. mur., rhus, sulf., ars., panser la plaque quatre fois par jour avec de l'eau phéniquée.

Tricocéphale. Semen cont., calomel, kousso en poudre 20 à 25 grammes.

Trismus, tétanos maxillaire. Aconit, gelsem.,

crotalus, cascarilla, curare, bell., camphora, arnica, opium, verat., merc., laches.

Trismus hystérique. Gelsem.

Trismus traumatique. Crotalus, cascarilla, arnica, verat. helleb. nig., curare, calabar., chloral, section du nerf entre son origine et la plaie.

Tristesse. Cocculus.

Troubles cérébraux. Gelsem., glonoïn.

Troubles de la circulation utérine. Aconit. arnic., puls., murex purp.

Troubles menstruels. Calc. carb., aconit, coffea, opium, veratr.

Troubles mentaux. Ambra grisea, arnic., glonoïn, hyperic.

Troubles nerveux de l'utérus. Hyosciamine, bell., hydroferro-cyanate de quinine.

Troubles visuels. Brom. kali, hyosc. nig., bell., menyanth. trifol.

Tuberculeuses (Cavernes). Acide oxalique, silicea, lycop., stann.

Tubercules muqueux, plaques muqueuses. Thuya, nit. acid., kal. brom., ammon. mur., cautérisations avec la pierre infernale.

Tubercules de la peau. Antim. crud., solution concentrée de bichromate de potasse.

Tubercules des testicules. Sulf., con. mac., iod., silicea, tarent., phytolacca.

Tuberculose, phthysie. Voyez ce mot.

Tumeurs en général. Thuya, calc. carb., dulc., caust., lycop., nit. acid.

Tumeur blanche. Silicea, sulf., hep. sulf., iod.,

calc. carb., immobilisation de la jointure, eaux de Cauterets, source le Bois, phosph. calc., eau de Kreutznach,
bufo rana, salamandra. compresses de ouate, arg. met.,
bellad., merc., silicea, acid. fluor.

**Tumeur bénigne du sein, tumeur cellulo-fi-
breuse ou adénoïde.** Con. mac., murex purpur.,
merc., graph., silicea.

Tumeur champignonneuse, frambœsia. Pâte
de Canquoin, thuya, kali bichrom., calc. carb., sulf.,
ars., silicea.

Tumeur douloureuse. Con. mac.

**Tumeur épithéliale, épithélioma, cancroïde,
noli me tangere.** Thuya, nitri acid. intus et extra., silic.,
phosph., ap. vir., merc., cham., bellad., aur., arsen.
1 gramme, amidon 8 grammes (faites une pâte) ; pansements et injections avec une solution saturée de chlorate
de potasse.

Tumeur épithéliale (période stationnaire).
Thuya, silicea, phosph.

**Tumeur épithéliale (période douloureuse
aiguë).** Apis mell., arsen., merc., cham.

Tumeur épithéliale (période ulcéreuse). Ars.,
ap. vir., bell., thuya, phosph., silicea.

Tumeurs érectiles. Piqûres de vaccin, stylet rougi,
galvano cautère, nitrate de potasse en frictions.

Tumeur fibreuse du cou. La résorber par l'électro-
puncture quotidienne.

Tumeur fibreuse de l'utérus. Eau de Kreutznach,
tarent., chlorure d'ammonium, magnésie, chlorure de
lithium, merc. corros., arsen.

Tumeur fibreuse de l'utérus et de ses annexes Tarent.

Tumeur lacrymale. Apis, calc. carb., puls., silicea, sulf., hep. sulf., agaricus musc., natr. carb.

Tumeur de la grande lèvre. Apis.

Tumeur maligne du sein, cancer du sein. Merc., con. mac., sulf., phosph., iodium, arsenic intus et extra, flèches de Maisonneuve, application d'une pâte de caustique de Vienne, d'arsenic, de beurre, d'antimoine, ou d'acide nitrique mélangé à du talc de Venise, hydrast. canadensis intus et extra.

Tumeurs mammaires. Iodium, conium, hydrast., ars., aur., phytolacca.

Tumeurs mésentériques. Lapis albus.

Tumeurs multiples de l'abdomen. Lapis albus.

Tumeur du bord des paupières. Calcarea.

Tumeurs enkystées des paupières. Staphysag., calc.

Tumeurs de la peau. Rhus.

Tumeur du rectum. Phosph., silicea, caust.

Tumeur ulcérée. Clemat. erecta intus et extra, hydrastis canadensis intus et extra.

Tumeur utérine. Iod., iod. kali.

Tumeur péri-utérine. Iod.

Tympanite. Taraxac., asa fœtida, colchic., arsen., nux vom., aconit, cicuta virosa, paracenthèse de l'estomac, arnica, purgatifs drastiques, china, colocynth., carb. veg., phosph. acid., sulf., lycop., lilium tigrinum.

Tympanite hystérique, gonflement du ventre, gros ventre. Plumb., nux vom., cupr., hell., taraxac.

leontod., ambr. gris., borax, sepia, bryon., carb. veg.,
colocynth., thuya, verat. alb.

Tympanite intestinale. Ponction de l'intestin.

Tympanite stomacale et intestinale. Lilium
tigrin.

**Typhlite, inflammation du cæcum, phlegmon
péri-utérin, pelvi-péritonite.** Canthar., laches.,
merc., hydrarg. dulcis, ipeca, bryon., colocynth., bell.

Typhoïde (État). Rhus tox.

Typhoïde bénigne (Fièvre). Mur. acid., arsen.,
cham., acon., bryon., ethiops min.

Typhoïde commune (Fièvre). Lait pour tisane,
bryon., rhus tox., hyosc. nig., arsen., acid. mur., nitri
acid., phosph. acid., baptisia tinct., merc., ethiops min.,
terebenthina.

Typhoïde maligne (Fièvre). Ignat., ars., mur. ac.,
phosph. ac., rhus tox., ethiops min.

Typhus, peste d'Europe. Phosph. acid., rhus toxicod., arsen., bell., opium, hyosc. nig., baptisia, carb.
veg., calc. carb., terebent., nitri. ac.

Typhus (Début et période d'état). Rhus, bellad.,
opium, arsen., phosph. acid.

Typhus (période putride). Rhus tox., arsen..
phosph. acid., hyosc., phosph., baptisia.

Typhus ataxique. Agaric. musc., bryonia.

Typhus (Suites du). Ars., carb. veg., terebenth.,
nit. acid.

Typhus cérébral. Apis mellif., rhus, zinc.

Typhus fever. Aconit, bell., opium, ars., china,
lachesis, valeriana, phosph.

U

Ulcérations en général. Solution de xyloïdine ; iodoforme 2 grammes, poudre de riz 2 grammes, en pansements.

Ulcérations aux aisselles. Ars., nitr. acid., iod., sulf.

Ulcérations des coins de la bouche. Graphite.

Ulcérations buccales. Muriati acid., nitri acid., baptisia, merc. et nit. acid. alternés, ars., laches., iod.

Ulcérations buccales phagédéniques. Arsen., nit. acid., thuya, laches.

Ulcérations chroniques. Asterias rub.

Ulcérations de la gorge. Nitri acid., muriati acid., kali mang., nux vom., iod. kali.

Ulcérations profondes de la gorge. Bi-iod. d'hydrarg. avec persévérance.

Ulcérations scrofuleuses de la gorge. Cautériser avec acid. chromique, silic., con. mac., ars., merc., sulf., calc. carb.

Ulcérations superficielles de la gorge. Bichrom. kali.

Ulcérations syphilitiques de la gorge. Lachesis, bichrom. kali, iod. kali, bi-iod. d'hydrarg., nit. ac., aur. mur., carb. veg., arg. fol.

**Ulcérations granuleuses et fongueuses de

l'utérus avec engorgement de son col. Courants continus constants, solution de nitri, arg., thuya, nitri acid., cautérisation au fer rouge, ars., phosph., con. mac., sulf., calc. carb., ap. vir, murex purp.

Ulcérations intestinales. Tereb., kali bichrom.

Ulcérations de la langue. Acid. muriat., clemat. erecta.

Ulcérations du mamelon. Baudruche gommée.

Ulcérations mercurielles. Acid. muriat., nitri acid.

Ulcérations de l'intérieur du nez. Thuya, bell., bovista, bromum, aurum mur., sulf., merc., nit. acid., calc. carb.

Ulcérations perforantes du voile du palais. Iod. kali, aur. mur.

Ulcérations de la peau. Asterias rubr., hydrast. canad. intus et extra.

Ulcérations cancéreuse de la peau. Asterias rub., hydrast. canad. intus et extra, bell., kreos., sulf , ars., silic., ap, vir., brom. kal.

Ulcérations phagédéniques. Sublim. corros., clematis, irrigations continues, nit. acid., arsen., thuya, laches.

Ulcérations du rectum. Phosph.

Ulcérations du col de l'utérus. Pansement de teinture d'iode, de poudre dioscoride, d'acide phénique, rana buffo, murex purp., hydrocot. asiat., mercur. corros., mang., solub., kréosote 3e, hydrast. canad., xyloïdine en solution, thuya, nit. acid., arsen., phosph., con. mac., sulf., calc. carb., ap. vir., kali carb., iod., argent., platina, aur. mur., hypochlorite de soude.

Ulcérations chroniques de l'utérus. Badigeonner le col avec du sulfure de carbone, de l'acide phénique, de la teinture d'iode.

Ulcérations utérines arthritiques. Bains alcalins, saison à Vichy, kali carb., natrum carb., bryon., sulf., lycop., china, mur. acid.

Ulcérations utérines cancéreuses. Acide phénique intus et extra, glace en petits morceaux dans le vagin, secal. corn., arsen.

Ulcérations utérines dartreuses. Bains sulfureux ou d'Enghien avec canule trouée, sulf., hep. sulf., mangan., clemat. erect., selen., ars., zinc.

Ulcérations utérines douloureuses. Opium intus et extra.

Ulcérations utérines fongueuses ou en crête de coq. Exciser les excroissances avec des ciseaux allongés, et cautériser avec de l'acide nitrique, merc., silicea, phosph. acid., petrol., staph.

Ulcérations utérines indolentes. Alun intus et extra.

Ulcérations utérines phagédéniques. Badigeonnages de teinture d'iode et de glycérine, pansements avec poudre d'alun calciné, subl. corr., clem. erect., bains locaux prolongés avec mes canules trouées, irrigations continues, nitri acid.. arsen., thuya, lachesis.

Ulcérations utérines profondes. Ars., hydrocot. asiat., ferrum, cautérisations au nitrate d'argent, au nitrate acide de mercure, au caustique Filhos, cautère actuel, pansement avec poudre arséniquée au 1/1000ᵉ; merc., silic., phosph. acid., petrol., staphys., iod., auripigm.

Ulcérations utérines scrofuleuses. Muriate d'or intus et extra, silicea, con. mac., arsen , merc., sulf., calc. carb.

Ulcérations utérines superficielles. Cautérisations au nitrate acide de mercure, au nitrate d'argent, pansement avec poudre arséniquée au 1/1000e, caustique Filhos, cautère actuel, ars., hydrocot. asiat., ferrum.

Ulcérations utérines syphilitiques. Cautériser avec le nitrate acide de mercure, le nitrate d'argent ou le muriate d'or, nit. acid., aur. mur., carb. veg., argent. fol.

Ulcérations utérines tuberculeuses. Merc., sulf., iodium, calc. carb.

Ulcérations utérines variqueuses. Lotions et injections au perchl. de fer., nux vom., gelsem., æsculus hippocast., sulf., carb. veg., puls., lycop., arsen.

Ulcérations utéro-vaginales. Pansements au glycérolé de tannin.

Ulcères en général. Hydrast. canad. intus et extra, capsicum, lachesis, pœonia, silicea, phytolacca, arsen., sulf., rhus, puls , phosph., calc., graphite, bellad., chlorate de potasse, irrigation continue, clematis erecta , panser avec eau 500 grammes, farine 125 grammes, gomme 30 grammes, gomme adragante 15 grammes, œuf n° 1, craie pulv. 8 grammes. cuire jusqu'à ébullition; vipera redi.

Ulcères atoniques et chroniques. Compresses de permanganate de potasse., hydrast. canad. intus et extra, inciser tout au tour de l'ulcère et panser avec l'eau arniquée, panser la plaie avec du sous-carbonate de fer, pansements à l'eau phéniquée, calendula intus et extra, compresses d'eau froide, ars., sulf., silic., laches., calc. carb., carb. veg., kali bichrom., pœonia.

Ulcère de la bouche. Merc., ars., laches., muria. acid., iodium.

Ulcères brûlants. Capsic. annuum intus et extra, lycop., ars., urtic. urens intus et extra.

Ulcères calleux. Laches., caust., sulf., petrol., merc., arsen., carb. veg., hydrast. canad.

Ulcères cancéreux. Hep. sulf., ars.. lachesis.; glycérine 30 grammes, acide phénique 0,50 centig. en pansement; hydrastis canad. intus et extra, bell., kreos., sulf., silicea, ap. vir., kali carb.

Ulcères de la cornée. Cannab. indica, cannab. sativa, plumb., euphrasia, calc., carb., hep. sulf., silicea, nitri acid., sulf., sublimé corrosif, ap. vir., arsen., æthusa cynap., bellad., argent. nitricum.

Ulcères cutanés. Antim. crud., hydrast. can. intus et extra.

Ulcères aux doigts. Ranuncul. bulb.

Ulcères douloureux la nuit. Rhus toxicod.

Ulcères du duodénum. Kali bichrom.

Ulcères de l'estomac. Atropine, bichrom. kali, ars., lycop., mezer., phosph., nitri acid., plumb., opium, carbo veg., nux vom., graphite, régime lacté, bell., cuprum, uranium nitricum, argent. nitric., sous-nitrate bismuth, ratanhia, ammon. muriaticum, hydrate de chloral.

Ulcères fistuleux. Sulf., calc. carb., silic., phosph., carb. veg.

Ulcères fongueux. Merc., silicea, phosph. acid., petrol., staphys.

Ulcères à fond dentelé. Phosph. acid.

Ulcères gangréneux. Clematis ; panser avec alcool à 90° 1 gramme, acide phénique 1 gramme ; arsen., laches., carbo veget., bell., sulf., chin.. vipera red.

Ulcères de la gorge. Iod. kali.

Ulcères goutteux. Bryon., sulf., lycop., china, mur. acid.

Ulcères indolents. Sulf., euphorbia.

Ulcères des intestins. Bichrom. kali.

Ulcères invétérés et opiniâtres. Buffo rana, salsaparilla, rannum. sceler.

Ulcères des jambes. Kali bichrom. pœonia, calc. carb., lachesis, clematis.

Ulcères de la langue. Sulf., met. alb., silicea.

Ulcères (Larges). Vipera redi.

Ulcères du larynx. Kali bichrom., plumb., ap. vir., laches., droser., sulf., mur. acid.

Ulcères malins. Merc.

Ulcères des membres inférieurs. Pœonia.

Ulcères mercuriels. Nitri acid., acid. muriat., salsaparilla, thuya, fluor. acid. lycop., sulf., aur. mur., plumb., carb. veg.

Ulcères de mauvaise nature. Nitrate de plomb en poudre, lycop.

Ulcères douloureux la nuit. Rhus toxic., merc.

Ulcères des orifices muqueux. Hydrast. canad.

Ulcères putrides et fétides. Arsen., clem. erect., acide muriatique, graphite, carbo veg., asa fœtida, acide phénique intus et extra.

Ulcères rouges bleuâtres. Arnica.

Ulcère du sacrum de la fièvre typhoïde. Arsen. intus et extra, arnica ou calendula intus et extra.

Ulcères saignants. Laches., hep. sulf.

Ulcères scorbutique. Silicea, ars., acid. sulf., muriat. acid., staphys.

Ulcères scrofuleux. Cistus canad., bell., silicea, con. mac., ars., merc., sulf., calc. carb.

Ulcères serpigineux de tout le corps. Clem. erecta.

Ulcères superficiels. Clemat. erecta.

Ulcères syphilitiques. Panser avec poudre de camphre, merc., bi-iod. d'hydrarg., hep. sulf., nitri acid., carbo anim., clem. erecta, aur. mur., carb. veget., argent. fol. ; compresses de chloral 5 grammes, eau 25 grammes.

Ulcères syphilitique de la gorge. Lachesis.

Ulcères tuberculeux. Alumina.

Ulcère du col utérin. Kreos., sublim corros. 3ᵉ, courants continus constants, badigeons à l'eau chloralée, coton iodé en pansement.

Ulcères variqueux aux jambes. Clem. vit., acid. hydroc., sulf., merc., rhus, silic., calc. carb., lycop., arsen., hamam., pœonia, lachesis., bains de mer, arnica, perchl. ferr., comprimer les jambes avec des bandes de flanelle, carb. veg., pulsat.

Ulcères variqueux chroniques. Lachesis, clem. vitalba.

Ulcères de la vulve, noma pudendi. Arsen.

Urémie, urée en excès. Cantharis.

Urèthre (Prurit de l'). Nitri acid.

Urèthre (Rétrécissement de l'). Clematis.

Uréthrite non blennorrhagique. Copah. bals., puls., tereb., sulf.. azot. d'uran., berberis.

Uréthrite, gonorrhée, blennorrhagique. Cannab., sat., cantharis, copahu, hydrast. canad.; tereb., cubeb., nux vom., helonias.

Uréthrite chez la femme. Canth., cubèbes, atropine, merc., cannab. sativ.

Uricémie, excès d'acide urique. Silicate de soude.

Urines abondantes. Scilla maritima.

Urines alcalines. Phosph. acid.

Urines chyleuses. Phosph. acid.

Urines avec grand dépôt de phosphates. Phosph. acid., sepia.

Urines (Émission involontaire des). Caust., acid. benzoïque, cina, ferrum.

Urines (Emission involontaire nocturne des), incontinence nocturne d'urine. Bell., sepia, natr. mur., puls., cina, ignatia, sulf., silicea, causticum, ars., carbo veg., ferrum, acid. benzoïque, brom. kali, thuya, plumb., calc. carb., merc.

Urines épaisses. Con. macul., sepia.

Urines (Fétidité des). Acid. benzoïque, agaricus.

Urines laiteuses. Acid. phosph.

Urines pâles et abondantes. Ambr. gris.

Urines purpurines. Acétate de potasse 2 à 4 grammes, acide benzoïque, fluor. acid.

Urines purulentes. Busserole, clem. erecta, acid. benzoïque.

Urines (Putridité des). Acid. benzoïque, clem. erecta., busserole.

Urines rares. Apocyn. cannab.

Urines sucrées, diabète sucrée. Phosph. acid., tarent., merc., nitr. ac., helon. dioi., uran. nit., phosph., arsen., nat. mur., ap. virus:

Urines (Suppression des). Cantharis, nux vom., coffea crud., phosph., chimaphyll., hyosc. nig., opium.

Urticaire, fièvre ortiée. Magn. sulf., ignatia, colchic., con. mac., carbo veg., anthrakokali, magnesia, acid. benzoïque, anacard., antim. crud., apis, dulc., natr. mur., ars., urtica urens, rhus tox., ledum palustre, camphora, croton tiglium, cancer fluviatilis, apium vir., dulc., chloral, nux vom., salsap., puls., merc., petrol., nitri acid., plumbum, berberis, bryonia, ipeca, calc. carb., thuya, sulf., créosote, lachesis, china.

Urticaire chronique. Clematis, rhus, lycop., calc. carb., bryonia, urtica dioïca, cancer fluvial., dulcam.

Urticaire fugace. Camphora.

Urticaire nocturne. Merc.

Urticaire tenace. Croton tiglium.

Urticaire tuberosa. Anacard. orient.

Utérines (Affections) avec altération digestive. Tisanes amères, eaux de Vals, eaux de Vichy.

Utérines (Affections) avec grande faiblesse. Eaux de Sylvanès (Aveyron), d'Uriage, eaux de mer, hydrothérapie.

Utérines (Affections) avec troubles nerveux. Brom. kali, eaux d'Ussat, de Néris, de Bigorre, de Capvern.

Utérines (Contractions). Voyez *Contractions uté-rines.*

Utérines (Crampes). Voyez *Crampes utérines.*

Utérines (Tranchées). Voyez *Tranchées utérines.*

Utérus (Cancer de l'). Thuya, nit. ac., arsen., phosph. ac., argent. mur., vinca minor, arg. met., secale corn., merc.

Utérus (Congestion de l'). Bell., murex, arni., puls.

Utérus (Déplacements de l'). Ferrum, sepia, iod. ferr.

Utérus douloureux, hystéralgie. Bellad., ignatia. gelsem., hydrothérapie, bryon., xanthox. fr., chlorhydrate de morph., brom. kal.

Utérus irritable. Actæa racemosa, brom. kali.

Utérus (Prolapsus de l'). Secale corn., stannum, collins., helon. dioïca, nux vom.. aur. mur., merc., sepia.

Utérus (Tonique de l'). Helonias dioïca.

Utérus (Tumeur de l'). Iodium, iod. kali.

V

Vaginisme. Plumb., dilatation du vagin avec la racine de gentiane, l'éponge préparée, ou le bois de lamaria, ferrum, ambra grisea, injections d'eau blanche, ignat., bell., platina.

Vaginisme par fissure. Dilatation forcée, astringents.

Vaginisme par hyperesthésie. Section de l'hymen.

Vaginite aiguë. Bains de siège émollients d'abord, matin et so'r, puis, avec tannin, alun ou sulf. zinc; merc., bell., puls., sulf., stann.

Vaginite chronique. Bains de siège avec 90 grammes d'alun ; injection avec tannin 8 grammes, ou alun 15 grammes, ou sulfate de zinc 15 grammes, dans eau 1 litre ; merc. corr., sulf.

Varices. Acid. fluor., hamam., puls., china, lycop., arsen., clemat. vit., bas en caoutchouc, lachesis, calc. carb., compresses avec eau 250 grammes, perchlorure de fer 10 grammes ; causticum, carbo veg., eau de Carlsb.id, sulfur.

Varices enflammées. Arsen., puls., hamamelis, merc., sulf.

Varices des femmes enceintes. Lycop.

Varicocèle. Hamam., puls., carbo. veg., clem. erecta, anneau en caoutchouc de Richard du Cantal, acide phénique intus et extra, hydrast. canad., placer le malade dans l'obscurité, sulf., lycop.

Variole, varioloïde. Aconit., hep. sulf., sulf., croton tiglium, carbo veg., bell., bryonia, solub., ipeca, hura brasiliensis, rhus, tart. emet., puls., antim. crud.

Variole. Antim. tart., causticum, veratrum viride, zincum 30°, bell. aconit, opium, rhus, thuya, aération, piquer chaque pustule avec une épingle trempée dans une solution de nitrate d'argent, variolin, hyosciam. nig., merc., ars., silicea, hep. sulf., nitri acid., sarracenia purp., sumac vénéneux, vaccinium, ant. crudum, cicuta virosa, ruta graveolens, phosph., ap. vir., silic., opium, laches.

Variole avant l'éruption. Acon., bryon., ipeca, coff. cr., rhus tox., bellad.

Variole confluente. Caust., solubilis, calomel, sarracenia purp.

Variole avec délire. Opium.

Variole grave. Sulf. chinin.

Variole hémorrhagique. Solan. nigr., lachesis, phosph., secale corn., bell., sulf. chinin., ars.

Variole maligne. Arsen., laches., muriat. acid., phosph. acid., sulf. chin., sulf., secale corn., rhus. vipera redi, phosph., ap. vir., merc., opium.

Variole pendant l'éruption. Sulf., merc., thuya.

Variole pendant la dessiccation. Sulf., puls., bell., cham.

Variole pendant la suppuration. Merc., acid. phénique, crever les pustules et laver à l'eau légèrement phéniquée, sulf., thuya, puls., rhus, silicea.

Variole (Préservatif de la). Vacciner, vaccinum.

Variole (répercussion de l'éruption). Ars., laches., phosph.; silicea.

Varioleuse (Méningite). Calomel.

Varioloïdes, varicelle. Aconit, hep. sulf., crot. tiglium.

Végétations, crêtes de coq. Nit. acid., nit. arg., poudre de Sabine, chelid. maj., thuya, cautériser avec acide thymique, insuffler de la poudre d'acétate neutre de plomb.

Végétations du col utérin. Nit. acid., nitr. arg., nitrate acide de merc.

Végétations vénériennes. Cautériser avec le nitrate acide de mercure, le nitrate d'arg. ou le chlorure de zinc liquide; kali nitric., solution concentrée de bichrom. kali.

Vénériens (Excès). Natr. mur., sepia, china, phosph., acid. sulf., staphysagr., calc.

Ventre gros ou exubérant. Tussilago farfara.

Ventre gros par tympanite hystéralgique. Sepia, nux vom., cupr., ambr. gris., borax.

Vermineuses (Affections). Cina, stannum, lotions avec verat, alb., sabadill., merc., phosph.

Vers intestinaux, lombrics. Cina, spigelia, acid.. phénique 2 à 5 gouttes en potion, aconit, lycop. sulf., sabab., stann., merc., verat., phos. calc. carb.

Versions utérines. Nux vom., ignatia am., asper., aurum, merc., ferrum, senecio aureus, hydrothérapie, secal. corn., sepia, collins., helonias dioïca.

Versions utérines par corps fibreux sous-péritonéaux. Thuya.

Verrues, sycose. Thuya, calc. carb., sulf., rhus, natrum mur., nitri acid., berb., baryta carb., carbo anim., lycop., lachesis, causticum, antim. crud., ammon. carb., ars., chelid. maj., sepia, veratr. alb., ruta grav.; deux frictions par jour avec bi-chromate de potasse 0,10 grammes, axonge 14 grammes ; dulcam.

Verrues abondantes. Sassap.

Verrues des doigts. Berber.

Verrues lisses. Thuya, calc. carb.

Verrues aux mains des onanistes. Thuya, sulf.

Verrues aux parties génitales. Thuya.

Ver solitaire. Voyez *Tænia*.

Vertiges. Valeriana, arnica, verat. alb., helleb. nig., aconit, opium. glonoïne, gelsem., iode, digitalis, hydrocyan. acid., plumb., cyclamen. europ., arg. nit., coffea, asterias rubra, caust., zinc., agar. musc., sulf., bell., nux vom., coccul., phosph., puls , tabac., verat. alb.

Vertiges par anémie cérébrale. Ferrum, met. alb., nux vom., brom. kali.

Vertiges par congestion passagère du cerveau. Met. alb., brom. kali, nux vom.

Vertiges par le moindre effort mental ou corporel. Nitri arg.

Vertiges épileptiques. Acid. hydrocyan., cocculus, iodium, nux vom., tabacum, staphysagria, brom. kali.

Vertiges de fatigue intellectuelle. Supprimer la cause. anacard. orient.

Vertiges par lésions cérébrales syphilitiques. Iod. kali.

Vertiges avec nausées. Staphys.

Vertiges nerveux ou a sensibus lœsis. Ignatia, bains tempérés, Néris, valeriana, cubebæ, agaricus musc.

Vertiges de suppression de transpiration. Silicea.

Vertiges du tabac, de l'alcool, de l'opium, etc. Supprimer la cause, nux vom., camphor.

Vertiges avec titubation. Sulf. chin.

Vertigo a stomacho lœso. Tabac., nux vom.. graphite, bell., magnesia carb., quassia am., bi-carb. de soude.

Vertiges ténébreux. Nitr. acid., acid. hydrocy., tabac., coccul., staphys.

Vésanie, affection mentale sans fièvre. Bell.. hyosc.

Vésical (Ténesme). Bell., capsic., ferrum, cantharis, nux vom., mezer., puls., tarent., digitalis, ambra grisea, merc., cann. sat.

Vésiculeuses de la peau (Affections). Rhus tox., antim. crud.

Vessie (Catarrhe de la). Dulc., indigo, lycop., seneg., uva ursi, canthar., merc., puls., hep. sulf., copah. bals., stann.

Vessie irritable. Apis, cupat. purp., ferrum, nux vom., berberis.

Vessie (Paralysie de la). Secale corn., phosph., nux vom., laurocer.

Vie (Dégoût de la). Lycop., aurum, stram., ignatia, merc., puls., nux vom.

Vieillards épuisés. Coca.

Vieillesse (La). A des plaisirs réservés : elle nous guérit des passions, nous donne la sagesse, l'expérience, l'indulgence, etc. Pour y arriver il faut suivre les conseils hygiéniques suivants : repas peu copieux, mastication lente ; alimentation légère le soir ; régularité extrême des repas ; exercice modéré après chacun d'eux, usage de bons vins étendus d'eau ; éviter les repas prolongés et les mets de difficile digestion.

Vitiligo. Verat. alb., ruta graveolens, helleb. nig.

Voile du palais (Paralysie du). Ferrum, baryt. carb., aur. mur., arg. nit., coccul.

Voix abolie accidentellement. Acon., carb. veg., caust., arnica.

Voix enrouée. Spong. tost., carb. veg., hep. sulf., phosph., selenium, veratr., caustic., drosera, apium vir., kali bichrom.

Voix (Rudesse de la). Selenium.

Voix voilée, tremblante. Veratr., ignat., arsen., samb., drosera.

Volvulus, ileus, passion iliaque, étranglement interne, coliques de miserere. Plumb., nux vom., électricité anale et ventrale, café noir, bell., opium, rhus, secale corn., gratiola off., thuya, cocculus, hyosc. nig., aconit, asa fœtida, coffea, acid. sulf., cham., china, alum., verat. alb., nicot. tabac., ars., cuprum, capsicum, vomitif et lavement drastique.

Vomissements. Tart. emet., bismuth, cocculus, kreos., ferrum, ipeca, iris versic., nux vom., petrol., brom. kali, électricité, acide carbolique, apomorphine, diastase, dilatation du col utérin.

Vomissements acides. Sulf., calc. carb., phosph., kreos., nux vom., pulsat.

Vomissements d'affection rénale. Kréos.

Vomissements dans les affections de matrice. Jodium, traiter l'affection utérine.

Vomissements d'aliments. Ferrum, bryon., nux vom. arsen., bismuth, phosph.

Vomissements bilieux. Arsen., merc., puls., cham., ipeca, nux vom.

Vomissements du cancer de l'estomac. Kreos., bismuth.

Vomissements du cancer du foie. Kreos.

Vomissements du cancer de l'utérus. Kreos.

Vomissements chroniques. Hyosc. nig., nux vom., ipeca, puls.

Vomissements des enfants. Sulf. zinc, æthusa cynapium.

Vomissements des femmes enceintes. Natr. mur., petról., kreos., ipeca, iod., collodion, traiter la lésion utérine.

Vomissements des femmes en dehors de la grossesse. Pilules pancréatiques de Defresne, traiter la lésion utérine, nux vom., iodium, kreos.

Vomissements de l'hystéricisme. Kreos., nicol. tabac.

Vomissements incoercibles de la grossesse. Ipeca, brom. kali, iod., iod. kali, électricité, chloral, hyosciamus, natrum mur., petrol., kreos., pilules pancréatiques de Defresne, nux vom. lilium tigrin.

Vomissements muqueux. Puls., drosera, aconit., nux vom., arsen., graph.

Vomissements nerveux. Nux vom., graph., ars., verat., ipeca, plumb., puls., tabac, sepia, bell., aconit, platina, coffea, natrum muriat., staphys., laches., castor., hep. sulf., iod., cocculus, brom. kali, strychnine, électricité, acid. cyanhydrique, collodion loco dolenti.

Vomissements noirs. Arsen., nux. vom., plumb., phosph., lycopod., ipeca.

Vomissements opiniâtres. Nux vom., ipeca, puls., ars., verat., graph., cham., bell., aconit, sepia, plumb., nat. mur., platina, sulf., douches tièdes, staphys., hep. sulf., con. mac., borax, bismuth, calomel, azotate d'urane.

Vomissements de la phthisie. Kreos.

Vomissements pituiteux. Ipeca.

Vomissements rebelles. Calendula, calomel, kréosole, nux mosch.

Vomissements sanguinolents. Arnica, phosph., plumb., acon., ferrum.

Vomissements séreux. Veratr., antim. tart., hep. sulf., graph.

Vomissements stercoraux. Opium, sulf., plumb., nux vom.

Vomissements de la syphilis héréditaire. Kreos.

Vomissements de vers. Acon., sabad., ferrum, hyosc., merc.. cicut. vir.

Vomissements et vertiges. Coccul. ind.

Vomituritions convulsives. Ipeca, tabac., verat., arnic., nux vom.

Vue (Faiblesse de la). Asar. europ., arnica, bellad., phosph. acid.

Vue (Obscurcissement de la). Cyclamen europ.

Vue (Troubles de la). Nux vom.

Vulnérabilité de la peau. Graphites.

Vulve gonflée. Merc.

Vulve (Prurit de la). Collins., hydrocot. as., nit. acid., sulf., merc., chelid. maj.

Y

Yeux cernés chez les femmes. Sepia.
Yeux convulsés en haut. Cicuta virosa.

Yeux fatigués par travaux fins. Santonine.
Yeux (Mouches volantes dans les). Lithium., ammon. mur., bellad., ruta graveolens.

Z

Zona, herpès zoster. Cantharis intus et extra, rannunc. sceler., causticum, graphite, arsen., poudre d'amidon, rhus, clemat., merc., croton tigl., lotions de perchlor. de fer, apis, buffo rana, rannuncul. bulb., sulf., pulsat., mezereum.

LISTE ALPHABÉTIQUE

DE TOUS LES MÉDICAMENTS

INDIQUÉS DANS CET OUVRAGE

Noms abrégés.	Noms latins.	Noms français.
ACAL. IND.	Acalypha Indica.	Bouleau de l'Inde.
ACID. ACET.	Acidum aceticum.	Acide acétique.
— BENZ.	— benzoïcum.	— benzoïque.
— BORIC.	— boricum.	— borique.
— CHROM.	— chromicum.	— chromique.
— CITRIC.	— citricum.	— citrique.
— FLUOR.	— fluoricum.	— fluorique.
— GALLIC.	— gallicum.	— gallique.
— HIPPUR.	— hippuricum.	— hippurique.
— HYDROCH.	— hydrochloricum.	— hydrochlorique.
— HYDROCYA.	— hydrocyanicum.	— hydrocyanique ou prussique.
— HIPONIT.	— hyponitricum.	— hyponitrique.
— MURIA.	— muriaticum.	— muriatique.
— NITRIC.	— nitricum.	— nitrique.
— OXALIC.	— oxalicum.	— oxalique.
— PHENIC.	— phenicum.	— phénique.
— PHOSPH.	— phosphoricum.	— phosphorique.
— PICRIC.	— picricum.	— picrique.
— SULFUR.	— sulfuricum.	— sulfurique.
— TANNIC.	— tannicum.	— tannique, tannin
— TARTRIC.	— tartricum.	— tartrique.
— URIC.	— uricum.	— urique.

Noms abrégés.	Noms latins.	Noms français.
Aconitina.	Aconitina.	Aconitine.
Acon. lycoct.	Aconitum lycoctonum.	Aconit tue-loup, herbe au loup.
— napell.	— napellus.	— napel, madriette.
Actæa racem.	Actæa racemosa.	Cimicaire, chasse-punaise.
— spic.	— spicata.	Christophoriane, herbe aux poux.
Æscul. glab.	Æsculus glabra.	Marronnier glabre.
— hippoc.	— hippocastanum.	— d'Inde.
Æthiops min.	Æthiops mineralis.	Éthiops minéral.
Æthus. cynap.	Æthusa cynapium.	Petite ciguë.
Agar. bulb.	Agaricus bulbosus.	Agaric bulbeux.
— emet.	— emeticus.	— purgatif.
— laric.	— laricis.	— blanc.
— musc.	— muscarius.	— moucheté.
Agav. americ.	Agave Americana.	Abécédaire d'Amérique.
Agn. cast.	Agnus castus.	Gatillier commun.
Ailan. gland.	Ailanthus glandulosa.	Ailanthe glanduleux.
Alcoo.	Alcool.	Esprit-de-vin.
Alco. sulf.	— sulfuris.	Sulfure de carbone.
Aletr. farin.	Aletris farinosa.	Aletris farineux.
All. cep.	Allium cepa.	Oignon, ail anguleux.
— porr.	— porrum.	Poireau ou porreau.
— sativ.	— sativum.	Ail cultivé, ail commun.
Alox.	Alloxane.	Substance retirée de l'acide urique.
Alo. gomm.	Aloes gummi.	Aloès.
Aln. rubr.	Alnus rubra.	Aulne ou aune rouge.
Alumina.	Alumina.	Alumine.
Alumini.	Aluminium.	Aluminium (métal).
Ambr. gris.	Ambra grisea.	Ambre gris.
— lut.	— lutea.	Ambre jaune, succin.
Ammon. gom.	Ammoniacum gummi.	Gomme ammoniaque.
— ars.	Ammonium arsenicum.	Arséniate d'ammoniaque.
— carb.	— carbonicum.	Sous-carbonate d'ammoniaque.
— caust.	— causticum.	Ammoniaque liquide.
— mur.	— muriaticum.	Hydrochlorate d'ammoniaque.

Noms abrégés.	Noms latins.	Noms français.
AMPEL. QUINQ.	Ampelopsis quinquefolia.	Vigne vierge, vigne folle d'Amérique.
ANACARD. OCCID.	Anacardium occidentale.	Anacarde d'Occident, acajou à fruit.
— ORIEN.	— orientale.	Anacarde d'Orient, anacardier, fève de Malac.
ANAGALL. ARVEN.	Anagallis arvensis.	Mouron mâle.
ANANAS.	Ananas.	Ananas.
ANGELIC. ARCHAN.	Angelica archangelica.	Angélique.
ANGUST.	Angustura.	Angusture vraie.
— SPUR.	— spuria.	— fausse.
ANIS VIRID.	Anisum viride.	Anis vert.
— STELLAT.	— stellatum.	Anis étoilé, badiane.
ANTHEM. NOB.	Anthemis nobilis.	Camomille romaine.
ANTHRAC.	Anthracites.	Anthracite.
ANTHRAKOK.	Anthrakokali.	Charbon potassé.
ANTIM. ARSEN.	Antimonium arsenicum.	Arséniate d'antimoine.
— CRUD.	— crudum.	Antimoine cru, sulfure d'antimoine.
— METALL.	— metallicum.	Antimoine métallique.
— SULF. AUR.	— sulfuratum auratum.	Soufre doré d'antimoine.
— TARTAR.	— tartaricum.	Émétique, tartre stibié.
APIS MELLIF.	Apis mellifica.	Abeille.
AP. VIR.	Apium virus.	Venin des abeilles.
APOCYN. ANDROS.	Apocynum androsæmifolium.	Apocyn attrape-mouche.
APOCY. CANNAB.	Apocynum cannabinum.	Chanvre du Canada.
AQUIL. VULG.	Aquilegia vulgaris.	Ancolie vulgaire.
ARAL. RACEM.	Aralia racemosa.	Aralie à grappes.
ARAN. DIAD.	Aranea diadæma.	Araignée porte-croix.
ARGENT. CHLOR.	Argentum chloruretum.	Chlorure d'argent.
— FOL.	— foliatum.	Argent en feuilles.
— NITR.	— nitricum.	Nitrate d'argent.
— OXYD.	— oxydatum.	Argent oxydé.
ARISTOL. CLEMAT.	Aristolochia clematitis.	Aristoloche vulgaire.
ARMOR. RUST.	Armoracia rusticaria.	Raifort officinal, grand raifort.
ARNIC. MONT.	Arnica montana.	Arnica des montagnes.
ARSEN. ALB.	Arsenicum album.	Acide arsénieux.

Noms abrégés.	Noms latins.	Noms français.
ARSEN. CITRIN.	Arsenicum citrinum.	Orpiment, sulfure jaune d'arsenic.
— IODAT.	— iodatum.	Iodure d'arsenic.
— METALL.	— metallicum.	Arsenic métallique.
— RUBR.	— rubrum.	Réalgar, sulfure rouge d'arsenic.
ARTEM. ABSIN.	Artemisia absinthium.	Absinthe.
— VULG.	— vulgaris.	Armoise vulgaire.
ARUM MAC.	Arum maculatum.	Gouet, aron tacheté, pied-de-veau.
— TRIP.	— triphyllum.	Gouet à trois feuilles.
ASA FŒT.	Asa fœtida.	Gomme résine de la férule.
ASAR. CANAD.	Asarum canadense.	Azaret du Canada.
— EUROP.	— europæum.	— d'Europe, cabaret, oreille d'homme.
ASCLEP. INCARN.	Asclepias incarnata.	Asclépiade.
— SYRI.	— syriaca.	— de Syrie.
— TUBER.	— tuberosa.	— tubéreux.
ASPAR. OFFIC.	Asparagus officinalis.	Asperge.
ASPER. ODOR.	Asperula odorata.	Aspérule odorante.
ASTER.	Asterias.	Étoile de mer.
ATHAM.	Athamanta.	Athamante, persil de montagne.
ATROPINA.	Atropina.	Atropine.
ATROP. SULF.	— sulfurica.	Sulfate d'atropine.
— VALER.	— valeras.	Valérianate d'atropine.
ATRIP. OLID.	Atriplex olida.	Ansérine fétide
AURANT.	Aurantium.	Oranger.
AUR. ARSEN.	Aurum arsenicum.	Arséniate d'or.
— FOL.	— foliatum.	Or en feuilles.
— FULM.	— fulminans.	Or fulminant.
— MURIA.	— muriaticum.	Chlorure d'or.
— SULF.	— sulfuricum.	Sulfure d'or.
BALLOT. LAN.	Ballota lanata.	Ballote laineuse.
BALSAM. PERUV.	Balsamum peruvianum.	Baume du Pérou.
BAPT. TINCT.	Baptisia tinctoria.	Podalyria des teinturiers.

Noms abrégés.	Noms latins,	Noms français.
Barb.	Barbus.	Barbeau.
Baryt. acet.	Baryta acetica.	Acétate de baryte.
— carb.	— carbonica.	Sous-carbonate de baryte.
— mur.	— muriatica.	Hydrochlorate de baryte.
Bell.	Belladona.	Belladone.
Berb. vulg.	Berberis vulgaris.	Épine-vinette.
Beton offic.	Betonica officinalis.	Bétoine officinale.
Bism. metall.	Bismuthum metallicum.	Bismuth métallique.
— nitr.	— nitricum.	Sous-nitrate de bismuth.
Bolet. satan.	Boletus satanas,	Bolet satan.
Bor. ven.	Borax veneta.	Borax.
Bounaf.	Bounafa.	Bounafa.
Bovist.	Bovista.	Boviste.
Brassic. oleif.	Brassica oleifera.	Colza.
Brom.	Bromum.	Brôme.
Bruc. antidys.	Brucea antidysenterica.	Brucée.
Bry. alb.	Bryonia alba.	Bryone blanche.
Cact. grand.	Cactus grandiflorus.	Cactier ou cierge à grandes fleurs.
Cadm. carb.	Cadmium carbonicum.	Carbonate de cadmium.
— sulf.	— sulfuricum.	Sulfate de cadmium.
Cahin.	Cahinca.	Caïnça (racine).
Cajep.	Cajeput.	Huile volatile de cajeput.
Calad. seg.	Caladium seguinum.	Pediveau véneneux.
Calc. acet.	Calcarea acetica.	Acétate de chaux.
— ars.	— arsenica.	Arséniate de chaux.
— benzoï.	— benzoïca.	Benzoate de chaux.
— caust.	— caustica.	Chaux vive.
— carb.	— carbonica.	Sous-carbonate de chaux.
— mur.	— muriatica.	Hydrochlorate de chaux.
— bi-phosp.	— bi-phosphorica.	Bi-phosphate de chaux.
— phosph.	— phosphorica.	Phosphate de chaux.
— sulfur.	— sulfurica.	Sulfate de chaux.
Calend. offic.	Calendula officinalis.	Souci des jardins.
Calt. palust.	Caltha palustris.	— d'eau, populage.
Camph.	Camphora.	Camphre.
— brom.	Camphora bromuretum.	Bromure de camphre.

Noms abrégés.	Noms latins.	Noms français.
CANCERINE.	Cancerine.	Cancerine.
CANC. FLUV.	Cancer fluviatilis.	Écrevisse commune.
CANC. OCUL.	Cancrorum oculi.	Yeux d'écrevisse.
CANN. INDIC.	Cannabis indica.	Chanvre indien.
— SATIV.	— sativa.	— cultivé.
CANTHAR.	Cantharis.	Cantharides.
CAPS. ANN.	Capsicum annuum.	Poivre de Cayenne.
CAPS. JAMAÏC	— jamaïcum.	— de la Jamaïque.
CARAP. TOUL.	Carapa touloucouna.	Carapa de Guinée.
CARB. ANIM.	Carbo animalis.	Charbon animal.
— VEG.	— vegetabilis.	— végétal.
CARDU. MARIAN.	Carduus marianus.	Chardon Marie ou Notre-Dame.
CASCAR.	Cascarilla.	Cascarille.
CASTAN.	Castanea.	Châtaignier.
CAST. EQ.	Castor equi.	Châtaigne des chevaux.
CASTOR.	Castor um.	Castoreum.
CATALP. BIG.	Catalpa Bignonoïdes.	Bignone, bois néphrétique noir.
CAULOPHYLLIN.	Caulophyllin.	Caulophyllin.
CAULOPHYLL.	Caulophyllum thalictroïdes.	Cohosh bleu.
CAUST.	Causticum.	Causticum.
CEDR.	Cedron.	Cédron.
CEDRUS DEOD.	Cedrus deodora.	Cèdre acajou.
CENTAUR.	Centaurea.	Centaurée.
CETON. AUR.	Cetonia aurata.	Cétoine dorée.
CERAS. VIRG.	Cerasus virginiana.	Cerisier de Virginie, prunier de Virginie.
CHAM. VULG.	Chamomilla vulgaris.	Camomille vulgaire.
CHEL. MAJ.	Chelidonium majus.	Grande chélidoine.
CHENOP. BOT.	Chenopodium Botrys.	Ansérine, herbe à printemps.
— GLAU.	— glaucum.	— ou patte d'oie fétide.
— VULV.	— vulvaria.	Arroche puante, herbe de bouc.
CHIMAP. UMBELL.	Chimaphila umbellata.	Herbe à pisser.
CHIN.	China.	Quinquina.
CHINI. ARS.	Chinina arsenica,	Arséniate de quinine.
— MUR.	— muriatica.	Hydrochlorate de quinine.

Noms abrégés.	Noms latins.	Noms français.
Chini. sulf.	Chinina sulfurica.	Sulfate de quinine.
Chinin. valer.	Chininæ Valeras.	Valérianate de quinine.
Chlor. hydr.	Chloralum hydratum.	Chloral hydraté.
Chlorof.	Chloroformicum.	Chloroforme.
Chlor.	Chlorum.	Chlore.
Cholest.	Cholesterina.	Cholestérine.
Cichor. intyb.	Cichorium intybus.	Chicorée sauvage.
Cicut. viros.	Cicuta virosa.	Ciguë d'eau.
Cimex.	Cimex.	Punaise.
Cina.	Cina.	Semen-contra d'Alep.
Cinnamom.	Cinnamomum.	Cannelle.
Citr. acid.	Citri acidum.	Jus de citron.
Cist. canad.	Cistus canadensis.	Ciste hélianthème.
Clem. erect.	Clematis erecta.	Clématite droite.
— vital.	— vitalba.	Clématite, barbe de Dieu, barbe de chèvre.
Coca	Coca.	Coca du Pérou.
Coccin.	Coccinella.	Coccinelle.
Coccul.	Cocculus.	Coque du Levant.
Cocc. cact.	Coccus cacti.	Cochenille du Mexique.
Cochlea. arm.	Cochlearia armoracia.	Raifort sauvage.
Codeïna.	Codeina.	Codéine.
Coff. crud.	Coffea cruda.	Café cru.
— tost.	— tosta.	Café brûlé.
Colch. autum.	Colchicum autumnale.	Colchique.
— (sem.).	— (semen).	— (semences).
Collin. canad.	Collinsonia canadensis.	Collinsonie du Canada, guérit-tout.
Colocynth.	Colocynthis.	Coloquinte.
Columb.	Columbo.	Colombo.
Como. dent.	Comocladia dentata.	Comocladia denté.
Con. mac.	Conium maculatum.	Grande ciguë
Con. mac. (sem.).	— — (semen).	— — (semence).
Convol. arv.	Convolvulus arvensis.	Liseron des champs.
Copah. bals.	Copaivæ balsamum.	Baume de copahu.
Corall. rub.	Corallium rubrum.	Corail rouge.
Coriar. myrt.	Coriaria myrtifolia.	Redoul corroyère.
Cornine.	Cornine.	Cornine (substance retirée de l'écorce du cornouiller).

Noms abrégés.	Noms latins.	Noms français.
CORN. CIRC.	Cornus circinata.	Cornouiller à feuilles rondes
CORYD. BULB.	Corydalis bulbosa.	Fumeterre bulbeuse, crête de coq.
COTYL. UMB.	Cotyledon umbilicus.	Cotylédon, nombril de Vénus.
CROC. SAT.	Crocus sativus.	Safran cultivé.
CROT. TIGL.	Croton tiglium.	Graine de tigli.
CUBEB.	Cubebæ.	Cubèbes.
CUCUM. SAT.	Cucumis sativus.	Concombre cultivé.
CONDUR.	Condurango.	Condurango.
CUPR. ACET.	Cuprum aceticum.	Acétate de cuivre.
— ARS.	— arsenicum.	Arséniate de cuivre.
— CARB.	— carbonicum.	Carbonate de cuivre.
— METALL.	— metallicum.	Cuivre métallique.
— OXYD.	— oxydatum.	Oxyde de cuivre.
— SULF.	— sulfuricum.	Sulfate de cuivre.
CURAR.	Curare.	Curare.
CYCLAM. EUROP.	Cyclamen Europæum.	Pain de pourceau.
CYNAR. SCOL.	Cynara scolymus.	Artichaut cultivé.
CYNOGL. OFF.	Cynoglossum officinale.	Cynoglosse officinale.
CYPRIPED.	Cypripedium.	Cypripedium, marjolaine bâtarde, sabot de la Vierge.
CYTIS. LAB.	Cytisus laburnum.	Aubour, faux ébénier.
DAPH. IND.	Daphne indica.	Daphné des Indes.
DATUR. FEROX.	Datura ferox.	Datura à grosses épines.
— TATU.	— tatula.	Datura tatula.
DAUC. CAROT.	Daucus carota.	Carotte cultivée.
— — (SEM.)	— — (semen).	— — (semences).
DELPHIN.	Delphina.	Delphine.
DERRIS.	Derris.	Derris.
DICTAM. ALB.	Dictamus albus.	Dictame blanc.
DIGITALINA.	Digitalina.	Digitaline.
DIGIT. PURP.	Digitalis purpurea.	Digitale pourprée.
DIOSCOR. VILL.	Dioscorea villosa.	Igname.
DOLICH. PRUR.	Dolichos pruriens.	Pois à gratter.
DORST. CONTRAY.	Dorstenia contrayerva.	Contrayerva du Pérou, herbe aux serpents.

Noms abrégés.	Noms latins.	Noms français.
Dros. rotund.	Drosera rotundifolia.	Drosère à feuilles rondes.
Dulc.	Dulcamara.	Douce amère.
Elater. momor.	Elaterium momordica.	Concombre sauvage.
Electric.	Electricitas.	Électricité.
Emetina.	Emetina.	Émétine.
Ergotina.	Ergotina.	Ergotine.
Eriger. canad.	Erigeron canadense.	Érigeron du Canada.
Erv. ervil.	Ervum ervilia.	Orobe officinale.
Erv. lens.	— lens.	Lentille cultivée.
Eryng. aquat.	Eryngium aquaticum.	Panicault aquatique.
Erysim. off.	Erysimum officinale.	Erysimum, herbe au chantre.
Eserina.	Eserina.	Ésérine.
Eucalypt. glob.	Eucalyptus globulus.	Eucalyptus globuleux.
Eugen. jamb.	Eugenia jambos.	Jame rosade.
Eupat. arom.	Eupatorium aromaticum.	Eupatoire aromatique.
— perf.	— perfoliatum.	— perfoliée.
— purp.	— purpureum.	— pourpre.
Euphor. coroll.	Euphorbia corollata.	Euphorbe à corolles.
— cypar.	— cyparissias.	Rhubarbe des pauvres.
— lathy.	— lathyris.	Épurge.
— officin.	— officinarum.	Euphorbe officinale.
Euphras. offic.	Euphrasia officinalis.	Euphraise officinale.
Evonym. jap.	Evonymus japonicus.	Fusain.
— europ.	— europæus.	Bonnet de prêtre.
Fel. taur.	Fel tauri.	Fiel de bœuf.
Ferr. acetic.	Ferrum aceticum.	Acétate de fer.
— arsen.	— arseniatum.	Arséniate de fer.
— carb.	— carbonicum.	Carbonate de fer.
— iodat.	— iodatum.	Iodure de fer.
— magnet.	— magneticum.	Fer magnétique.
— metall.	— metallicum.	Fer métallique.
— muriat.	— muriaticum.	Perchlorure de fer.
— oxalic.	— oxalicum.	Oxalate de fer.
— oxyd. hydr.	— oxydatum hydratum	Oxyde de fer hydraté.

Noms abrégés.	Noms latins.	Noms français.
FERR. PHOSPH.	Ferrum phosphoricum.	Fer phosphaté
— SULFUR.	— sulfuricum.	Sulfate de fer.
FIL. MAS.	Filix mas.	Fougère mâle.
FORM. RUFA.	Formica rufa.	Fourmi rouge.
FRAG. VESC.	Fragaria vesca.	Fraisier commun.
FRASER. CAROL.	Frasera carolinensis.	Faux colombo.
FRAX. MAS.	Fraxinus mas.	Frêne mâle.
FUCUS VESIC.	Fucus vesiculosus.	Fucus vésiculeux.
FUMAR.	Fumaria.	Fumeterre.
GADUS MORR.	Gadus morrhua.	Morue cabillaud.
GALEG. OFFIC.	Galega officinalis.	Galega, faux indigo, herbe aux chèvres.
GAL. ALB.	Galium album.	Caille-lait.
— LUT.	— luteum.	— jaune.
— MOL.	— molugo.	Croisette noire, grosse croisette.
GELSEM. SEMP.	Gelseminum sempervirens.	Jenêt à balai.
GENIS. SCOP.	Genista scoparia.	Jasmin jaune ou sauvage.
— TINCT.	— tinctoria.	Genêt des teinturiers, genestrolle.
GENT. CRUC.	Gentiana cruciata.	Gentiane croisette.
— LUT.	— lutea.	— jaune, grande gentiane.
GERAN. MAC.	Geranium maculatum.	Geranium maculé.
GEUM URB.	Geum urbanum.	Galiote, sanicle de montagne.
GLAUC. FLAV.	Glaucium flavum.	Pavot cornu, glaucienne jaune.
GNAPHAL.	Gnaphalium.	Immortelle.
GRANAT. (RAD.).	Granatum (radix).	Grenadier (racine).
GRAPHIT.	Graphites.	Graphite.
GRATIOL. OFF.	Gratiola officinalis.	Gratiole.
GUACO.	Guaco.	Guaco, herbe aux serpents.
GUAÏAC.	Guaïacum.	Gaïac.
GUARAN.	Guarana.	Paullinia ou Paulinie.
GUAREA.	Guarea.	Gouaré, bois rouge.
GUMM. GUTT.	Gummi gutta.	Gomme-gutte.

Noms abrégés.	Noms latins.	Noms français.
Gymno. canad.	Gymnocladus canadensis.	Gymnoclade du Canada, chicot, gros févier.
Hœmat. camp.	Hæmatoxylum campechianum.	Campêche commun.
Hamam.	Hamamelis.	Hamamelis de Virginie.
Heder hel.	Hedera helix.	Lierre commun, lierre d'Europe.
Hekl. lav.	Hekla lava.	Lave du mont Hekla.
Helian. ann.	Heliantus annuus.	Fleur du soleil.
Heliot. peruv.	Heliotropium peruvianum.	Héliotrope du Pérou.
Helix pomat.	Helix pomatia.	Limaçon, escargot.
Helleb. niger.	Helleborus niger.	Ellébore noir.
Helon. dio.	Helonias dioïca.	Helonias dioïque.
Hep. sulf.	Hepar sulfuris.	Foie de soufre.
Hepat. trilob.	Hepatica triloba.	Anémone, trinitaire, hépatique trilobée.
Heracl. sphon.	Heracleum sphondylium.	Berce, angélique sauvage.
Hierac. pilos.	Hieracium pilosissimum.	Épervière très velue.
Hippom.	Hippomanes.	Hippomanès.
Hordeum sat.	Hordeum sativum.	Orge cultivé.
Humul. lup.	Humulus lupulus.	Houblon.
Hur. crepit.	Hura crepitans.	Sablier, noyer d'Amérique.
Hydras. can.	Hydrastis canadensis.	Hydrastis du Canada.
Hydroc. asia.	Hydrocotile asiatica.	Hydrocotyle asiatique.
Hyosc. nig.	Hyosciamus niger.	Jusquiame noir.
Hyper. perfor.	Hypericum perforatum.	Millepertuis.
Hyssop. off.	Hyssopus officinalis.	Hysope officinale.
Ignat. am.	Ignatia amara.	Fève Saint-Ignace.
Imper. ost.	Imperatoria ostruthium.	Impératoire.
Indig.	Indigo.	Indigo.
Iodium.	Iodium.	Iode.
Ipecac.	Ipecacuanha.	Ipeca.
Iris fœt.	Iris fœtida.	Iris fétide, glaieul puant.
— germ.	— germanica.	— des jardins, glaieul bleu.
— vers.	— versicolor.	— bigarré.
— xiph.	— xiphium.	— d'Angleterre.

Noms abrégés.	Noms latins	Noms français.
JABORAND.	Jaborandi.	Jaborandi.
JACAR. CAROL.	Jacaranda caroliniana.	Bignone bleue.
JALAP.	Jalapa.	Jalap.
JATROP. CUR.	Jatropha curcas.	Figue infernale.
JUGL. CINER.	Juglans cinera.	Noyer cendré.
JUNC. EFF.	Juncus effusus.	Jonc élancé.
JUNC. PILOS.	— pilosus.	— poilu.
KAL. ACET.	Kali aceticum.	Acétate de potasse.
— ARSEN.	— arseniatum.	Arséniate de potasse.
— BICHROM.	— bichromaticum.	Bichromate de potasse.
— BROMIC.	— bromicum.	Bromure de potassium.
— CARBON.	— carbonicum.	Sous-carbonate de potasse.
— CAUST.	— causticum.	Potasse caustique.
— CHLOR.	— chloricum.	Chlorate de potasse.
— HYDROCIAN.	— hydrocianicum.	Hydrocyanate de potasse.
— HYDRIOD.	— hydriodicum.	Hydriodate de potasse.
— IODAT.	— iodatum.	Iodure de potassium.
— NITR.	— nitricum.	Nitrate de potasse.
— OXAL.	— oxalicum.	Oxalate de potasse.
— PERMANG.	— permanganas.	Permanganate de potasse.
— SILIC.	— silicatum.	Silicate de potasse.
— SULF.	— sulfuricum.	Sulfate de potasse.
KALM. LATIF.	Kalmia latifolia.	Kalmie à larges feuilles.
KERM. MINER.	Kermes mineralis.	Kermès minéral.
KOUSSO.	Kousso.	Kousso.
KREOS.	Kreosolum.	Kréosote.
LACERT. AGIL.	Lacerta agilis.	Lézard gris des murailles.
— VIRID.	— viridis.	Lézard.
LACHES.	Lachesis.	Trigonocéphale à lozanges (vénin du).
LACTUC. SAT.	Lactuca sativa.	Laitue cultivée.
— VIROS	— virosa.	— vireuse.
LAMIUM ALB.	Lamium album.	Ortie blanche.
LAPATH.	Lapathum.	Oseille des prés, surelle.

Noms abrégés.	Noms latins.	Noms français.
Lap. alb.	Lapis albus.	Pierre blanche.
Lathy. cic.	Lathyrus cicera.	Gesse sillonnée, gessette.
Laur. ceras.	Lauro cerasus.	Laurier cerise.
Lavend.	Lavandula.	Lavande.
Led. pal.	Ledum palustre.	Ledon des marais, romarin sauvage.
Lilium alb.	Lilium album.	Lis blanc.
— tigrin.	— tigrinum.	Lis de Chine
Limax. at.	Limax ater.	Limace noire.
Linar. arv.	Linaria arvensis.	Linaire des champs.
Lithium benzoïc.	Lithium benzoïcum.	Benzoate de lithine.
Lithium carb.	— carbonicum.	Carbonate de lithine.
Lobel. infl.	Lobelia inflata.	Lobélie enflée.
Lolium temul.	Lolium temulentum.	Ivraie des blés.
Lonicer. xyl.	Lonicera xylosteum.	Chèvrefeuille sauvage.
Lycop. clav.	Lycopodium clavatum.	Lycopode.
— virid.	Lycopus viridis.	Lycope vert, marrube.
Lysim. numm.	Lysimachia nummularia.	Lysimachie, nummulaire monnoyère.
Madar.	Madar.	Madar.
Magnes. acet.	Magnesia acetica.	Acétate de magnésie.
— calcin.	— calcinata.	Magnésie calcinée.
— carbon.	— carbonica.	Carbonate de magnésie.
— mur.	Magnesia muriatica.	Magnésie muriatée.
— sulf.	— sulfurica.	Sulfate de magnésie.
Major. vulg.	Majorana vulgaris.	Marjolaine vulgaire.
Mancinell.	Mancinella.	Mancenillier vénéneux.
Mandrag. off.	Mandragora officinalis.	Mandragore officinale.
Mang. acet.	Manganum aceticum.	Acétate de manganèse.
— carb.	— carbonicum.	Carbonate de manganèse.
— metall.	— metallicum.	Manganèse.
— oxyd.	— oxydatum.	Oxyde de manganèse.
— sulf.	— sulfuricum.	Sulfate de manganèse.
Marrub. alb.	Marrubium album.	Marrube blanc, herbe vierge.
Matec.	Mateca.	Matico.
Melilot. alb.	Melilotus alba.	Melilot blanc.
Meloe maïal.	Meloe maïalis	Vers de mai.

Noms abrégés.	Noms latins.	Noms français.
MELOLON VULG.	Melolontha vulgaris.	Hanneton vulgaire.
MENTH. PIPE.	Mentha piperita.	Menthe poivrée.
MENYAN. TRIF.	Menyanthes trifoliata.	Menyanthe trèfle d'eau.
MEPH. PUTOR.	Mephitis putorius.	Putois ou mofette de l'Amérique du Nord.
MERCUR. PERENN.	Mercurialis perennis.	Mercuriale vivace, sauvage.
MERC. ACET.	Mercurius acetatus.	Acétate de mercure.
— BROM.	— bromatus.	Bromure de mercure.
— CHLOR. IOD.	— chloro iod.	Bi-chloro-iodure de mercure.
— CORROS.	— corrosivus.	Sublimé ou deuto-chlorure de mercure.
— DULC.	— dulcis.	Mercure doux, calomel.
— HYDROC.	— hydrocianicus.	Cyanure de mercure.
— PRŒCIP. ALB.	— præcipitatus albus	Précipité blanc.
— — RUB.	— — ruber	— rouge.
— DEUTO—IODAT.	— deuto iodatus.	Deuto-iodure de mercure.
— PROTO—IOD.	— proto iodatus.	Proto-iodure de mercure.
— SOLUB. HAH.	— solubilis Hahnemanni.	Mercure soluble d'Hahnemann.
— SULF. NIGR.	— Sulfuretum nigrum.	Sulfure noir de mercure, éthiops minéral.
— SULF. RUB.	— sulfuratus ruber.	Sulfure rouge de mercure, cinabre,
— VIVUS.	— vivus.	Mercure vif ou métallique.
MEZER.	Mezereum.	Mézéréon.
MICA.	Mica.	Mica.
MILLEF.	Millefolium.	Millefeuille.
MIMOS.	Mimosa.	Acia mimosa.
MOLYB.	Molybdænum.	Molybdène.
MORING.	Moringa.	Moringa, noix de ben.
MORPHIUM.	Morphium.	Morphine.
MORPH. ACET.	— acelicum.	Acétate de morphine.
— MUR.	— muriaticum.	Chlorhydrate de morphine.
— SULF.	— sulfuricum.	Sulfate de morphine.
MOSCH.	Moschus.	Musc.
MUR. PURP.	Murex purpurea.	Pourpre antique.
MYRIC. CERIF.	Myrica cerifera.	Cirier de la Louisiane, laurier sauvage.

Noms abrégés.	Noms latins.	Noms français.
MYRIST. SEBIF.	Myristica sebifera.	Muscadier de Cayenne, porte-suif.
NAJA TRIP.	Naja tripudians.	Serpent à lunettes.
NASTURT. AQUAT.	Nasturtium aquaticum.	Cresson de fontaine.
NATR. ARSEN.	Natrum arseniatum.	Arséniate de soude.
— CARB.	— carbonicum.	Carbonate de soude.
— CAUST.	— causticum.	Soude caustique.
— MUR.	— muriaticum.	Soude muriatée, sel de cuisine.
— NITR.	— nitricum.	Nitrate de soude.
— PHOSPH.	— phosphoricum.	Phosphate de soude.
— SILIC.	— silicatum.	Silicate de soude.
— SULFURAT.	— sulfuratum,	Soude sulfurée.
— SULFURI.	— sulfuricum.	Sulfate de soude.
NICCOL. CARB.	Niccolum carbonatum.	Carbonate de nickel.
— OXYD.	— oxydatum.	Oxyde de Nickel.
NIGELL. SATIV.	Nigella sativa.	Nigelle cultivée.
NICOTINA	Nicotina.	Nicotine.
NICOT. TAB.	Nicotiana tabacum.	Tabac.
NITR. SPIR. DULC.	Nitri spiritus dulcis.	Esprit de nitre dulcifié.
NITR. GLYCER.	Nitro glycérine.	Nitro glycérine.
NUX JUGL.	Nux juglans.	Noix royale.
— MOSCH.	— moschata.	— muscade.
— VOMIC.	— vomica.	— vomique.
NYMPH. ALB.	Nymphæa alba.	Nénuphar blanc.
— LUT.	— lutea.	— jaune.
— ODOR.	— odorata.	— odorant.
ŒNAN. CROC.	Œnanthe crocata.	Œnanthe safrané.
OLEAND.	Oleander.	Laurier rose.
OLEUM ANIM. DIPPEL.	Oleum animale Dippelii.	Huile animale de Dippel.
OLEUM HARL.	— Harlem.	— de Harlem.
OLEUM JEC. MORR.	— jecoris morihuæ.	— de foie de morue.
ONISC. ASELL.	Oniscus asellus.	Cloporte.
ONON. SPIN	Ononis spinosa.	Arrête-bœuf.
OPIUM.	Opium.	Opium.

Noms abrégés.	Noms latins.	Noms français.
Oreosel. min.	Oreoselinum minus.	Persil sauvage.
Origan vulg.	Origanum vulgare.	Origan vulgaire.
Osmium.	Osmium.	Osmium.
Pad. avium.	Padus avium.	Putier.
Pœon. offic.	Pœonia officinalis.	Pivoine.
Pareir. brav.	Pareira brava.	Herbe Notre-Dame, liane à serpent.
Pariet. off.	Parietaria officinalis.	Pariétaire.
Par. quadr.	Paris quadrifolia.	Parisette à quatre feuilles.
Parn. hep.	Parnassia hepatica.	Parnassie, hépatique blanche.
Paull. pinn.	Paullinia pinnata.	Paulinie à feuilles pennées.
Pers. flor.	Persici flores.	Fleurs de persicaire.
Petrol.	Petroleum	Pétrole.
Petros. sat.	Petroselinum sativum.	Persil cultivé.
Phelland. aquat.	Phellandrium aquaticum.	Phellandrie aquatique.
Phosph.	Phosphorus.	Phosphore.
Physal. alkek.	Physalis alkekengi.	Alkekenge commun.
Physost. venen.	Physostigma venenosum.	Fève de Calabar.
Phytolacc. dec.	Phytolacca decandra.	Phytolaque, épinard des Indes.
Pichurim.	Pichurim.	Fève pichurim.
Picrotoxina.	Picrotoxina.	Picrotoxine.
Pilosell.	Pilosella.	Piloselle.
Pimpin. saxif.	Pimpinella saxifraga.	Petite boucage, persil de bouc.
Pin. lar.	Pinus larix.	Pin de Corse.
Pin. sylv.	— sylvestris.	— sauvage.
Piper nig.	Piper nigrum.	Poivre noir.
Pix. liq.	Pix liquida.	Goudron végétal.
Plantag.	Plantago.	Plantain.
Plat.	Platina.	Platine.
Plumbag. europ.	Plumbago europæa.	Dentelaire d'Europe, herbe au cancer.
Plumb. acet.	Plumbum aceticum.	Acétate de plomb.
— carb.	— carbonicum.	Carbonate de plomb.
— metall.	— metallicum.	Plomb métallique.

Noms abrégés.	Noms latins.	Noms français.
PLUMB. IODAT.	Plumbum iodatum.	Iodure de plomb.
PODOPH. PELL.	Podophyllum peltatum.	Podophylle pelté.
PODOPHYLLINA.	Podophyllina.	Podophylline.
POLYGON. HYDR.	Polygonum hydropiper.	Poivre d'eau, persicaire âcre.
— MARIT.	— maritimum.	Renouée ou polygone maritime.
POLYPOR.	Polyporus.	Polypore.
POTHOS FŒT D.	Pothos fœtidus.	Pothos fétide.
PRŒN. ALTISS.	Prænanthes altissima.	Prænanthes très élevé.
PROPYLAM.	Propylamina.	Propylamine.
PRUNUS SPIN.	Prunus spinosa.	Épine noire.
PSORIASIS.	Psoriasis.	Psoriasis.
PSORICUM.	Psoricum.	Gale.
PTEL. TRIF.	Ptelea trifoliota.	Ptelea à trois feuilles.
PULM. OFF.	Pulmonaria officinalis.	Pulmonaire officinale, herbe aux poumons.
PULSAT. NIGR.	Pulsatilla nigricans.	Pulsatille noire.
PUSL. VULG.	Pulsatilla vul_aris.	Coquelourde, fleur du vent.
QUASS. AMAR.	Quassia amara.	Quassie amère.
RABIES.	Rabies.	Rage.
RANA BUF.	Rana bufo.	Crapaud commun.
RANUN. ACRIS.	Ranunculus acris.	Renoncule âcre.
— BULB.	— bulbosus.	— bulbeuse.
— FLAMM.	— flammula.	Petite daude.
— GLACIAL.	— glacialis.	Renoncule des glaciers.
— REP.	— repens.	Renoncule rampante.
— SCELER.	— sceleratus.	— scélérate.
RAPHAN. RAPH.	Raphanus raphanistrum.	Ravenelle.
— SATIV.	— sativus.	Rave, petite rave.
RATANH. PERUV.	Ratanhia peruviana.	Ratanhia du Pérou.
RHABARB.	Rhabarbarum.	Rhubarbe.
RHAMN. ALAT.	Rhamnus alaternus.	Nerprun, alaterne.
RHODOD. CHRYS.	Rhododendron chrysanthum.	Rosage à fleurs.
RHUS GLAB.	Rhus glabrum.	Sumac glabre.

Noms abrégés.	Noms latins.	Noms français.
Rhus radicans.	Rhus radicans.	Sumac radicant, lierre du Canada.
— toxic.	— toxicodendrum.	Sumac vénéneux.
— vern.	— vernix.	— vernicifère.
Ricin. comm.	Ricinus communis.	Ricin commun.
Robin. acac.	Robinia acacia.	Faux acacia.
Rosmar. off.	Rosmarinus officinalis.	Romarin officinal.
Rubid. mur.	Rubidium muriaticum.	Chlorure de rubidium.
Rumex cris.	Rumex crispus.	Patience crépue, patience sauvage.
— patien.	— patientia.	Patience, oseille des prés.
Ruta graveol.	Ruta graveolens.	Rue des jardins.
Sabad.	Sabadilla.	Sébadille.
Sabin.	Sabina.	Sabine.
Sacch. lact.	Saccharum lactis.	Sucre de lait.
Sal crois.	Sal croisici.	Sel du Croisic.
Salamand.	Salamandra.	Salamandre.
Samb. cort.	Sambucus cortex.	Écorce de sureau.
— nigr.	— nigra.	Sureau.
Sanic. europ.	Sanicula europæa.	Sanicle d'Europe.
Sapium.	Sapium.	Sapium.
Sap. domest.	Sapo domesticus.	Savon de ménage.
Sarrac. purp.	Sarracenia purpurea.	Sarracenie, tassé indienne.
Sassaf.	Sassafras.	Sassafras.
Scroful. nod.	Scrophularia nodosa.	Scrofulaire noueuse.
Scutell. later.	Scutellaria lateriflora.	Scutellaire à fleurs latérales.
Sec. corn.	Secale cornutum.	Seigle ergoté.
Sed. acr.	Sedum acre.	Sedon âcre.
Selen.	Selenium.	Selenium.
Selin. past.	Selinum pastinaca.	Panais, grand chervi cultivé.
Senec. aure.	Senecio aureus.	Seneçon, herbe dorée.
Seneg. polyg.	Senega polygala.	Polygala de Virginie.
Senn.	Senna.	Séné.
Sep.	Sepia.	Encre de sèche, sepia.
Serpent. virg.	Serpentaria virginiana.	Serpentaire de Virginie.
Serpyll.	Serpyllum thymus.	Serpolet.
Silic.	Silicea.	Silice.

Noms abrégés.	Noms latins,	Noms français.
SIUM LALIF.	Sium latifolium.	Berle, ache d'eau.
SOLAN. INSAN.	Solanum insanum.	Aubergine.
— LYCOP.	— lycopersicum.	Tomate, pomme d'amour.
— MAMM.	— mammosum.	Pomme poison, morelle molle.
— NIGR.	— nigrum.	Morelle noire.
SPIGEL.	Spigelia anthelmia	Spigélie anthelminthique.
SPIRŒA ULM.	Spiræa ulmaria.	Ulmaire, reine des prés.
SPONG. FLUV.	Spongia fluviatilis.	Éponge des fleuves.
— TOST.	— tosta.	— grillée.
SQUILL. MAR.	Squilla maritima.	Scille maritime.
STACHY. RECT.	Stachys recta.	Crapaudine.
STANN.	Stannum.	Étain.
— MUR.	— muriaticum.	Chlorure d'étain.
STAPHYS.	Staphysagria.	Staphysaigre.
STIC. PULM.	Sticta pulmonaria.	Pulmonaire de chêne, herbe aux poumons.
STILL. SYLV.	Stillingia sylvatica.	Stillingie des bois.
STRAM.	Stramonium.	Stramoine, pomme épineuse.
STRON. CARB.	Strontiana carbonica.	Carbonate de strontiane.
— CAUST.	— caustica.	Strontiane caustique.
STRYCHNINA.	Strychnina.	Strychnine.
SULF.	Sulfur.	Soufre lavé.
SULF. IOD.	Sulfuris ioduretum.	Iodure de soufre.
SUMBUL.	Sumbula.	Racine de sumbul.
SYLPHIUM.	Sylphium.	Sylphium.
SYMPHYT. OFF.	Symphytum officinale.	Grande cousoude.
TABAC.	Tabacum.	Tabac.
TALPA.	Talpa.	Taupe.
TANACET. VULG.	Tanacetum vulgare.	Tanaisie vulgaire.
TARAXAC.	Taraxacum.	Pissenlit.
TARENT. FEM.	Tarentula femina.	Tarentule femelle.
— MAS.	— mas.	— mâle.
TART. EMET.	Tartarus emeticus.	Tartre stibié, émétique.
TAXUS BAC.	Taxus baccata.	If.
TEREBENT.	Terebentinæ oleum.	Essence de térébenthine.
TEUCRIUM MAR.	Teucrium marum.	Germandrée maritime.

Noms abrégés.	Noms latins.	Noms français.
THALL. SULF.	Thallium sulfuricum.	Sulfate de thallium.
THAPS. GARG.	Thapsia garganica.	Thapsie, panacée d'Esculape.
THEA SIN.	Thea sinensis.	Thé de Chine.
— VIR.	— viridis.	— vert.
THERID. CURASS.	Theridium curassavicum.	Araignée noire de Curaçao.
THLASPI.	Thlaspi bursa pastoris.	Bourse à pasteur, boursette, tabouret.
THUYA.	Thuya occidentalis.	Thuya du Canada.
TILIA EUROP.	Tilia Europæa.	Tilleul, fleurs de tilleul.
TINCT. SULF.	Tinctura sulfuris.	Teinture de soufre,
TONGO.	Tongo.	Fève tonka.
TORMENT. ERECT.	Tormentilla erecta.	Tormentille droite.
TRAGOPOG. PRAT.	Tragopogon pratense.	Salsifis des prés, barbe de bouc.
TRIFOL. ARV.	Trifolium arvense.	Trèfle des champs.
TRIOST. PERF.	Triosteum perfoliatum.	Triosteum.
TUBERC. PULM.	Tubercules pulmonaires.	Tubercules pulmonaires.
TUSSIL. FARF.	Tussilago farfara.	Tussilage, pas d'âne.
— PETAS.	— petasites.	Petasite, herbe aux teigneux,
ULMUS CAMP.	Ulmus campestris.	Orme, ormeau.
URAN NITR.	Uranium nitricum.	Azotate d'urane.
URT. DIOÏC.	Urtica dioïca.	Ortie dioïque,
— URENS.	— urens.	— grièche.
UPAS TIEUT.	Upas tieute.	Extrait mélangé, préparé à Java et retiré du strychnos tieuté.
UVARIA.	Uvaria.	Canang.
UVA URS.	Uva ursi.	Raisin d'ours.
VACCIN. HUMAN.	Vaccinicum humanum.	Vaccin humain.
— VACC.	— vaccæ.	— de génisse.
VALER. OFF.	Valeriana officinalis.	Valériane officinale.
VAMMAR.	Vammarei.	Vammarei.
VARIOL.	Variola.	Variole.
VERATRINA.	Veratrina.	Veratrine.
VERAT. ALB.	Veratrum album.	Ellébore blanc, varaire.

Noms abrégés.	Noms latins.	Noms français.
VERAT. VIRID.	Veratrum viride.	Ellébore vert.
VERBASC. THAP.	Verbascum thapsus.	Bouillon blanc.
VEERB. LIPP.	Verbena lippia.	Verveine citronelle, verveine à trois feuilles.
VERBEN OFFIC.	— officinalis.	Verveine commune.
VETIVER.	Vetiveria.	Vetiver, barbon odorant.
VIBURN.	Viburnum.	Viorne, thé de Caroline.
— ROSEUM.	— roseum.	Boule de neige, pain blanc.
VINC. MIN.	Vinca minor.	Pervenche, petite pervenche.
VINCETOX.	Vincetoxicum.	Dompte-venin.
VIOL. ODOR.	Viola odorata.	Violette de mars.
— TRIC.	— tricolor.	Pensée sauvage.
VIPER RED.	Vipera redi.	Vipère d'Europe.
VIRG. AUR.	Virga aurea.	Verge d'or,
VISC. ALB.	Viscum album.	Gui, verquet.
XANTHOXYL. FRAX.	Xanthoxylum fraxineum.	Frêne épineux.
YLANG—YL.	Ylang–Ylang.	Poivre d'Éthiopie, parfum des parfums.
ZEA.	Zea.	Maïs, blé de Turquie.
ZINC. ACET.	Zincum acetatum.	Acétate de zinc.
— FERRO-HYDROC.	— ferro hydrocianicum	Cyanure de fer et de zinc.
— HYDROCIA.	— hydrocyanicum.	— de zinc.
— METALL.	— metallicum.	Zinc métallique.
— MURIAT.	— muriaticum.	Hydrochlorate de zinc.
— OXYD.	— oxydatum.	Oxyde de zinc.
— SULF.	— sulfuricum.	Sulfate de zinc.
— VALER.	— valeras.	Valérianate de zinc.
ZINGIB. OFF.	Zingiber officinale.	Gingembre.
ZONA.	Zona.	Zona.

[20825] — Typographie A. Lahure, rue de Fleurus, 9, à Paris.

PRINCIPAUX TRAVAUX DU Dr CRAMOISY

L'alcoolature d'aconit napel dans le traitement du choléra-morbus épidémique, mémoire présenté à l'Académie de médecine le 16 janvier 1866, et à l'Académie des sciences, le 22 du même mois.

Deuxième mémoire sur la même question, avec 12 observations détaillées. (*Bulletin de la Société médicale homœopathique de France*, 1865).

Troisième mémoire, ibidem, avec 70 nouvelles observations détaillées. (*Bull. de la Soc. médic. homœop. de France*, 1867.)

Quatrième mémoire, ibidem, avec 15 observations détaillées et tirage à part. (*Journ. art médical*, 1879).

Du Trichophyton, des affections qu'il détermine sur l'homme et les animaux, ou recherches et observations sur l'herpès circiné, l'herpès tonsurant, la mentagre, etc. (Thèse inaugurale, Paris, 1851).

Première réponse aux observations du docteur Audouit sur le Trichophyton. (*Journ. soc. Gallicane*, 1857).

Deuxième réponse aux nouvelles observations du docteur Audouit sur le même sujet. (*Journ. soc. Gall.*, 1858).

De la scrofulide cutanée superficielle, impetigo figurata. (*Journ. soc. Gall*, 1857).

De la scrofulide cutanée profonde, lupus tuberculeux de Willans. (*Journ. soc. Gall.*, 1857.)

De l'action du manganèse dans les affections squammeuses de la peau. (*Journ. soc. Gall.*, 1857).

Du traitement de la pleurésie purulente et d'autres affections pyohémiques par l'aspiration pneumatique. (*Bull. de la Soc. méd. homœop. de Fance*, 1873).

De l'hystéricisme localisé au larynx. (*Journ. soc. Gall.*, 1858).

Du traitement de la chorée par le bromure de potassium, d'après la méthode de l'auteur. (*Bull. de la Soc. méd. homœop. de France*, 1874).

Mémoire sur le protoxalate de fer, avec plusieurs observations sur la chlorose rebelle guérie par le nouveau sel ferrugineux. (*Bull. de la Soc. méd. homœop. de France*, 1873).

De la blépharite glandulo-ciliaire et de son traitement radical par l'épilation (*Courrier médical*, 1860).

Conférences sur les phénomènes de la vie faites aux ouvriers de l'Association polytechnique. (*Magasin du foyer, journal des bonnes lectures*, 1867).

Application hygiénique des canules trouées inventées par l'auteur pour le traitement des maladies des femmes. (Mémoire lu à l'Institut, Académie des sciences, le 27 septembre, 1858).

Des ulcérations du col de l'utérus et de leur traitement rationnel. (*Bull. de la Soc. méd. homœop. de France*, 1861).

Etudes des fongosités ou granulations internes de l'utérus. (*Congrès médical de Paris*, 1867).

Quelques remarques pratiques sur les maladies des femmes. (J.-B. Baillière et fils, 19, rue Hautefeuille).

20 825. — Typographie A. Lahure, rue de Fleurus, 9, à Paris.